INTELIGÊNCIA CORPORAL

Edward Abramson

INTELIGÊNCIA CORPORAL

Redescubra as verdadeiras necessidades de seu corpo e revolucione definitivamente sua alimentação e forma física

Tradução
Claudia Gerpe Duarte

BestSeller

CIP-BRASIL. CATALOGAÇÃO-NA-FONTE
SINDICATO NACIONAL DOS EDITORES DE LIVROS, RJ.

Abramson, Edward E.
A14i Inteligência corporal / Edward Abramson; tradução de Claudia Gerpe Duarte. – Rio de Janeiro: Best*Seller*, 2006.

Tradução de: Body intelligence
Inclui bibliografia
ISBN 85-7684-102-9

1. Emagrecimento - Aspectos psicológicos. 2. Hábitos alimentares. I. Título.

06-2199 CDD 613.25
CDU 613.24

Título original norte-americano
BODY INTELLIGENCE

Capa: Sérgio Campante
Editoração eletrônica: Abreu's System

Direitos exclusivos de publicação em língua portuguesa para o Brasil adquiridos pela
EDITORA BEST SELLER LTDA.
Rua Argentina, 171, parte, São Cristóvão
Rio de Janeiro, RJ – 20921-380
que se reserva a propriedade literária desta tradução

Impresso no Brasil

ISBN 85-7684-102-9

Dedico este livro a Morris, Helen e Bob Abramson.
Que sua lembrança seja abençoada!

SUMÁRIO

PREFÁCIO

Este livro e a idéia da inteligência corporal tiveram origem em minha frustração ao tentar discutir métodos eficazes de controle do peso. Onde quer que eu estivesse, fosse apresentando um seminário para profissionais da área da saúde, conduzindo um grupo de controle de peso, trabalhando individualmente com um paciente com distúrbios alimentares ou apenas batendo um papo informal, sempre que eu sugeria que as dietas são estratégias imperfeitas que não resultam em perda de peso permanente, qualquer pessoa que estivesse escutando automaticamente pressupunha que eu defendia o abandono de todas as tentativas de emagrecimento. Parecia haver apenas duas alternativas: fazer dieta, restringir enormemente as escolhas alimentares e sentir fome durante grande parte do tempo *ou* desistir de todo e qualquer esforço e aceitar o peso como "natural". A inteligência corporal é uma terceira alternativa. É uma nova maneira de entender as estratégias que não fazem uso da dieta e que promovem o controle permanente do peso. A inteligência corporal se baseia em um grande acervo de pesquisas científicas que estudam o controle do peso aliado às minhas experiências com pessoas que conseguiram emagrecer e mantiveram a perda de peso.

Muitas pessoas contribuíram para este livro. Centenas de pacientes em situações de atendimento médico e internação hospitalar compartilharam comigo suas dificuldades relacionadas com alimentação e peso. Alterei detalhes que poderiam identificar algumas dessas histórias e as descrevo neste livro. Recuando até meus dias na pós-graduação, tenho uma grande dívida para com Richard Wunderlich, Ph.D., pela introdução às alegrias e frustrações de fazer pesquisas sobre alimentação, dieta e obesidade. Chico, Marv Megivow, Ph.D., e Paul Spear, Ph.D., da Universidade do Estado da Califórnia, incentivaram meu trabalho com questões sobre peso. Mais recentemente, Kris Picklesimer, Ph.D., ajudou-me quando abri meu consultório em Lafayette, na Califórnia. Minha agente, Shelley Roth, ajudou-me a aperfeiçoar minha proposta e torná-la mais objetiva, além de me apoiar durante todo o processo de redação do livro. Judith McCarthy e Michele Pezzuti, minhas editoras na McGraw-Hill, ofereceram *feedback* e muitas sugestões proveitosas. Seu entusiasmo genuíno me ajudou a permanecer motivado quando parecia que "a luz no fim do túnel" não estava nem um pouco mais próxima.

Vários colegas, amigos e familiares me ajudaram com sugestões e conversas interessantes ou apoiando-me de modo geral durante o tempo em que escrevia *Inteligência corporal*. Sou especialmente grato a Alan e Nancy Bernstein, Scott Cheesman, Ron Rifkin, Barbara Deutsch, Lewis Dobson, de Te Anau, Nova Zelândia, e a Jennifer Johnson. Quero agradecer também a Anne Abramson, M.S.W., minha filha, que me foi de grande auxílio nas seções sobre crianças, a Jeremy, meu filho, por me orientar na área de informática, e a Crystal, minha mulher, que sempre serve a salada em primeiro lugar.

CAPÍTULO 1

DIETA *VERSUS* INTELIGÊNCIA CORPORAL

Na próxima vez que você for a um *shopping*, ou andar por uma rua movimentada, dê uma boa olhada à sua volta. Quantas pessoas você vê com excesso de peso? Segundo os Centers for Disease Control and Prevention (CDC), mais de 64 por cento dos adultos norte-americanos estão acima do peso e cerca de 59 milhões (um em cada três) são obesos. Uma pesquisa da Rand Corporation mostra que entre 1986 e 2000 o número de pessoas com obesidade mórbida (mais de 45kg acima do peso ideal) quadruplicou, chegando a colossais 4 milhões. Esse espantoso ganho de peso aconteceu apesar do fato de que 64 por cento dos homens americanos e 78 por cento das mulheres fazem dieta ou estão atentos a seu peso. Visto que o quadro nem sempre foi esse, como a maioria das pessoas engordou? E, se você está entre essa maioria com excesso de peso e fazer dieta não está funcionando, o que fazer para pertencer à minoria magra?

Apesar das estatísticas sombrias, muitas pessoas, inclusive um grande número de indivíduos previamente acima do peso, são capazes de manter um peso desejável sem fazer dieta. Um estudo de 32 mil leitores realizado pela *Consumer Reports* descobriu que 4 mil deles foram capazes de manter uma perda média de 17kg durante no mínimo cinco anos com "mudanças específicas no estilo de vida". Essas mudanças abarcam um novo conjunto de atitudes e comportamentos necessários a um controle de peso permanente. Como essas mudanças são menos restritivas do que a típica dieta, é mais provável que sejam mantidas indefinidamente. Essa abordagem eficaz pode ser descrita como *inteligência corporal.*

Examinemos Cindy, uma assistente social, divorciada, com 33 anos. Ela pesa atualmente 50kg e mede 1,58m. Cindy nem sempre foi tão magra. Quando se casou, com 20 anos, ela pesava 75kg. Cindy entrou para um time de *softball** no trabalho, mas com aquele peso não conseguia ser muito ativa. Três anos depois, ela teve um aborto espontâneo, ficou deprimida e o seu peso subiu para 84kg. Cindy procurou um psicólogo, superou sua dor e começou a entender por que estava comendo em excesso. Embora mantivesse um diário para registrar o que comia, ela nunca fez dieta. Dez anos depois, perguntei a Cindy como ela perdera todo aquele peso. Eis o que ela respondeu:

> *Já não me preocupo muito com a comida. No começo foi difícil conseguir ter certo controle sobre minha alimentação. Foi complicado para mim entender por que eu não parava de engordar, mas, depois de conversar com o psicólogo e manter um diário da minha alimentação, compreendi a maneira como eu estava usando a comida e pouco a pouco ficou mais fácil desistir de certos hábitos. Não segui qualquer dieta na época em que fiz terapia, nem tinha uma lista de alimentos proibidos. Em vez disso, eu perguntava a mim mesma quando comia: "O que estou fazendo?" Depois verificava por que queria comer. Fazendo isso, eu ficava satisfeita com uma quantidade menor de comida e, às vezes, até chegava à conclusão de que na verdade não queria comer nada. Hoje, essa maneira de pensar se tornou automática. Não luto com a comida. Simplesmente, como quando estou com fome.*

Cindy nunca participou de um programa de emagrecimento e não fazia dieta. Ela não sofria de anorexia, nem de bulimia. Ela gostava de comer, especialmente pratos mexicanos. Quando perdeu peso, passou a jogar *softball* com mais freqüência e tornou-se mais ativa durante o jogo, mas não era fanática por exercícios.

Será que tinha apenas a sorte de ter herdado a tendência de ser magra? Não há como determinar com precisão a predisposição genética de uma pessoa à obesidade (existem mais de 250 genes que podem contribuir

---

*Variação do beisebol jogada em um campo menor com uma bola maior. (*N. da T.*)

para o aumento de peso), mas o pai de Cindy não era magro, e tanto a mãe quanto a avó materna eram gordas, de modo que é pouco provável que ela possua um gene que a tenha deixado magra. A melhor explicação para a capacidade de Cindy de manter um peso normal é um conjunto de comportamentos, hábitos e atitudes que pode ser chamado de *inteligência corporal.*

Marty, um professor do segundo grau, casado, com 56 anos, também exibe inteligência corporal, embora seu histórico seja bem diferente do de Cindy. Ele tem 1,83m de altura e pesa 80kg. Marty não é magro, mas também não é gordo, embora costume brincar a respeito de sua barriga de chope.

Marty não é um asceta culinário. Adora sorvete e seu prato predileto é espaguete com bastante pão de alho para comer com o molho que sobra. Ele não foi um atleta na escola, não gosta de se exercitar atualmente e, decididamente, não é um corredor compulsivo. Não faz dieta e para ele não existem alimentos proibidos. Será que ele tem os "genes bons" ou sua capacidade de controlar o peso encerra algum segredo?

Os pais de Marty e seu irmão estavam todos acima do peso, o que sugere que ele também possua pelo menos alguns dos genes que tornam fácil ganhar peso. Se você perguntasse a Marty qual o segredo de seu sucesso, ele responderia que simplesmente não existe nenhum, pois ele não está fazendo nada fora do comum. Apenas "cuida do peso". No entanto, se você o interrogasse com mais rigor, perceberia que "cuidar do peso" na verdade envolve vários hábitos, práticas e atitudes específicos: *inteligência corporal.*

O que é inteligência corporal e como alcançá-la

No *best-seller Inteligência emocional*, Daniel Goleman afirmou que a visão tradicional da inteligência como simples função cognitiva era excessivamente restrita. Ele usou o termo *inteligência emocional* para reunir várias linhas de pesquisa que mostravam que as emoções e as relações sociais eram partes importantes do desempenho intelectual. A inteligência corporal é uma conceituação semelhante no que diz respeito ao peso. Em vez de focalizar exclusivamente as qualidades nutricionais dos alimentos que ingerimos, a inteligência corporal integra as pesquisas sobre psicologia da alimentação, imagem corporal e exercícios para oferecer uma visão mais completa do controle do peso. A inteligência corporal contém três componentes.

- *Comer de modo inteligente: você sabe por que deseja comer e só usa a comida para satisfazer esse objetivo particular.* Você ficará surpreso ao descobrir que apenas uma pequena parte do que come é na verdade determinada pela fome física. Por meio da conscientização e de novos hábitos, grande parte do que você ingere pode ser reduzida ou evitada.
- *Examinar sua inteligência corporal: você desenvolve uma imagem de seu corpo não-punitiva, porém realista.* Pensar sobre seu corpo de uma forma irracional pode ser uma das razões pelas quais suas tentativas anteriores de perder peso falharam. É difícil persistir quando não vemos todas as mudanças esperadas. Desenvolver uma imagem corporal saudável o ajudará a definir metas realistas para que você não desanime e seja capaz de manter a motivação.
- *Usar o corpo de maneira inteligente: você passa a se sentir bem com a atividade e uma quantidade razoável de esforço físico.* O mais provável é que suas tentativas anteriores com o exercício tenham sido desagradáveis. Quando você compreender a origem de seu desconforto, será capaz de descobrir um jeito mais fácil de incluir a atividade física em sua rotina diária.

Algumas palavras a respeito das palavras

Quando você descreve seu peso, emprega palavras como *grande*, *pesado* ou *cheio*? Tipicamente, o uso dessas palavras ou outras semelhantes tem a intenção de reduzir a negatividade e a inibição associadas a vocábulos como *gordo* e *obeso*. Para aumentar a inteligência corporal, você precisa se sentir à vontade para discutir seu peso e a imagem do seu corpo sem constrangimento. Como passaremos a nos concentrar nesses dois assuntos nas próximas páginas, seria proveitoso adotarmos uma linguagem com a qual estejamos de acordo.

Em primeiro lugar, *gordura* é uma palavra perfeitamente aceitável. Ela se refere ao tecido adiposo que fornece energia ao corpo quando necessário. Ela também o mantém aquecido no inverno; e, se você for mulher, ela é essencial para as curvas que definem que você é do sexo feminino. Se você se encolhe cada vez que ouve a palavra *gordura*, precisa passar por um processo de dessensibilização em relação a ela. A gordura é apenas tecido adiposo e não tem nada a ver pessoalmente com você, com seu caráter moral, com o fato de você ser uma pessoa esforçada ou com qualquer outro atributo diferente da adiposidade. Se você ainda não se sente à vontade com essa palavra inofensiva, procure neutralizar o efeito que ela exerce em você repetindo várias vezes o vocábulo "gordura" até ele parecer engraçado e perder o significado.

As palavras *acima do peso* e *obeso* são mais bem definidas se usarmos os resultados-limite do Índice de Massa Corpórea (IMC). O Índice de Massa Corpórea é a razão da altura com relação ao peso e substitui as antigas tabelas de altura-peso, as quais eram difíceis de usar e se baseavam em dados questionáveis do seguro de vida das seguradoras. O Índice de Massa Corpórea é um método em regra preciso para estimar a gordura do corpo, embora homens muito musculosos possam parecer mais gordos do que realmente são. Tanto para os homens quanto para as mulheres, alguém com um IMC acima de 25 é considerado acima do peso, ao passo que 30 ou mais é considerado obesidade. Use a Tabela 1.1 para descobrir seu IMC ou, se você estiver perto de um computador, entre na página nhlbisupport.com/bmi e o dispositivo ali existente o calculará para você.*

Para usar a tabela, encontre a altura apropriada na linha superior e, em seguida, desloque-se na coluna até encontrar seu peso. O número que se encontra no alto da coluna é o IMC para altura e peso. As libras foram arredondadas.

O dispositivo de cálculo do IMC encontrou hoje um IMC de 20,1 para Cindy, o que está dentro da faixa normal, enquanto sua pontuação mais elevada foi de 33,8, que estava claramente na categoria da obesidade. O IMC de Marty é 24, ou seja, dentro da faixa normal, mas logo abaixo da pontuação-limite para o excesso de peso.

À semelhança de Cindy e de Marty, as pessoas com inteligência corporal ativa não fazem dieta, mas não se descuidam de sua alimentação. Elas podem ter fantasias a respeito de ter o corpo de uma estrela do cinema, mas dão a permissão a si mesmas para se sentir bem com rela-

*No *site* considera-se a medida da altura em polegadas e a do peso em libras. (*N. da T.*)

Tabela 1.1 Índice de Massa Corpórea (IMC)

Altura (m)	Peso (kg)										
	57	**59**	**61**	**63**	**66**	**68**	**70**	**73**	**75**	**77**	**79**
1,47	26	27	28	29	30	31	32	34	35	36	37
1,52	24	25	26	27	28	29	30	31	32	33	34
1,57	23	24	25	26	27	27	28	29	30	31	32
1,62	22	22	23	24	25	26	27	28	28	29	30
1,67	20	21	22	23	23	24	25	26	27	28	28
1,72	19	20	21	21	22	23	24	24	25	26	27
1,77	18	19	19	20	21	22	22	23	24	24	25
1,82	17	18	18	19	20	20	21	22	22	23	24
1,87	16	17	17	18	19	19	20	21	21	22	23

Altura (m)	Peso (kg)										
	82	**84**	**86**	**88**	**91**	**93**	**95**	**98**	**100**	**102**	**104**
1,47	38	39	40	41	42	43	44	45	46	47	48
1,52	35	36	37	38	39	40	41	42	43	44	45
1,57	33	34	35	36	37	38	38	39	40	41	42
1,62	31	32	33	34	34	35	36	37	38	39	40
1,67	29	30	31	32	32	33	34	35	36	36	37
1,72	27	28	29	30	30	31	32	33	34	34	35
1,77	26	27	27	28	29	29	30	31	32	32	33
1,82	25	25	26	27	27	28	29	29	30	31	31
1,87	23	24	24	25	26	26	27	28	28	29	30

ção ao corpo que têm, mesmo que ele seja imperfeito. Analogamente, essas pessoas podem não ser fanáticas por exercício, nem mesmo gostar de se exercitar, mas desenvolveram rotinas em suas vidas que lhes permitem ficar fisicamente ativas. A inteligência corporal se faz acompanhar pelo reconhecimento de que não existe uma cura milagrosa para a gordura. Em vez disso, desenvolvemos hábitos e atitudes que se transformam em uma segunda natureza e nos ajudam a regular o peso de maneira confortável e permanente.

O histórico de sua dieta

Se você é uma das inúmeras pessoas que ganharam peso mesmo fazendo dieta por anos a fio, está na hora de recuar, dar uma olhada no histórico de sua dieta para verificar o que estava errado e encontrar uma alternativa melhor. Para começar, em cada uma das dez perguntas seguintes, faça um círculo em volta da resposta mais adequada:

1. Com que freqüência você faz dieta?

Nunca Raramente Às vezes Geralmente Sempre

2. Qual o peso máximo (em quilos) que você já perdeu em um mês?

0-1,8 2,3-4 4,5-6,3 6,8-8,6 9+

3. Qual o peso máximo que já ganhou em uma semana?

0-0,454 0,5-0,9 0,953-1,36 1,4-2,26 2,31+

4. Em uma semana comum, qual é a flutuação de seu peso?

0-0,454 0,5-0,9 0,953-1,36 1,4-2,26 2,31+

5. Uma flutuação de peso de 2,5kg afetaria seu modo de vida?

Nada Ligeiramente Moderadamente Extremamente

6. Você come de forma razoável na frente dos outros e exagera quando está sozinho?

Nunca Raramente Com freqüência Sempre

7. Você pensa muito em comida?

   Nunca Raramente Com freqüência Sempre

8. Você se sente culpado depois que come demais?

   Nunca Raramente Com freqüência Sempre

9. Você é consciente do que está comendo?

   Absolutamente não Levemente Moderadamente Extremamente

10. Qual o número máximo de quilos que você já adquiriu além do peso que gostaria de ter?

    0-0,5 0,5-2,3 2,7-4,5 5-9 9,5+

Você acaba de completar a Escala Revisada de Restrição, que mede a tendência de fazer dieta e é utilizada em muitas pesquisas. Para calcular sua pontuação de restrição, atribua 0, 1, 2, 3 ou 4 às suas respostas. Para cada pergunta, atribua um 0 se você colocou um círculo em volta da resposta na primeira coluna à esquerda (tipicamente "De jeito nenhum", "Nunca" ou "0-0,454"). Se você pôs o círculo em volta da segunda resposta, deve atribuir 1; da terceira resposta, 2; da quarta, 3; e da quinta, 4. A seguir, some os números encontrados nos dez itens para chegar à sua pontuação de restrição.

No caso das mulheres, uma pontuação de restrição de 16 ou mais geralmente indica uma pessoa que restringe a comida ou faz dieta de modo crônico. Várias dezenas de pesquisas demonstram que fazer dieta de forma crônica não resulta em perda de peso. Embora as pessoas que normalmente restringem a alimentação informem que comem menos do que as pessoas que não fazem dieta, e que apresentam maiores flutuações no peso, com o tempo elas não perdem efetivamente peso algum.

Além da incapacidade de a dieta gerar perda de peso, várias conseqüências negativas inesperadas têm lugar. Em vez de se apoiar nas dicas físicas internas da fome para determinar quando e o que devem comer, a pessoa que faz dieta sempre depende de uma lista imposta de alimentos e quantidades aprovados. Enquanto a pessoa segue a dieta, a perda de peso é possível, mas, assim que a dieta acaba, a pessoa não possui diretrizes internas e pode comer demais ou até cometer excessos. Algumas pesquisas demonstram, por exemplo, que, quando uma pessoa que não faz dieta ingere uma refeição altamente calórica, tende a compensar comendo menos na refeição seguinte. Por outro lado, quando a pessoa que faz dieta come demais, continua a comer demais. O fenômeno "Por que não? Já que furei a dieta, posso muito bem continuar a comer" resulta em períodos de restrição irrealista acompanhados de irritabilidade, seguidos por períodos de comilança acompanhados de culpa e baixa autoestima. Trata-se do clássico padrão de dieta do tipo ioiô, engorda-emagrece. Uma pesquisa da Universidade de Toronto revelou que as pessoas que apresentavam uma pontuação elevada na Escala de Restrição se permitiam comer *mais* antes de iniciar uma nova dieta. A pesquisa mostra que as pessoas que fazem dieta não perdem peso, mas que sofrem terrivelmente tentando perdê-lo.

Compare a inteligência corporal de Cindy e Marty com a dieta de Allison. Allison S., secretária divorciada, 32 anos, teve uma pontuação de 27 na Escala de Restrição. Ela descreveu um longo histórico de tentativas de fazer dieta que recuava ao início da adolescência. A mãe dela, que também fazia habitualmente dieta, ficou preocupada com a incapacidade de Allison de perder a "gordura de bebê" quando ela estava com dez anos e a obrigou a fazer uma dieta. Além de restringir os alimentos que Allison podia ingerir, sua mãe freqüentemente fazia discursos a respeito da importância da magreza. Quando Allison cedia às inevitáveis tentações, sua mãe se mostrava desapontada e lembrava à filha que a magreza era um pré-requisito para a beleza, a popularidade e o sucesso. Durante toda a adolescência, Allison tentou seguir todas as dietas que a mãe sugeria, mas qualquer peso perdido era inevitavelmente recuperado, freqüentemente com alguns quilos adicionais.

Depois que se formou, Allison casou-se com Derek, seu namorado durante o ensino médio, e foi trabalhar como secretária. O marido assumiu o papel de que a mãe de Allison havia largado mão, chamando a atenção para novas dietas que ela poderia tentar, lembrando-a de não comer certos alimentos e fazendo comentários "divertidos", porém mordazes, a respeito do corpo da mulher, especialmente das coxas. Para tentar agradar Derek, Allison ingressou no grupo dos Vigilantes do Peso e perdeu 9kg, mas, passados vários meses, ela perdeu o estímulo quando seu peso estacionou e Derek ainda não estava satisfeito com suas coxas. Ela experimentou fazer dietas sugeridas nos *best-sellers* e algumas que encontrou em revistas femininas, mas acabava recuperando qualquer peso que conseguisse perder. Apesar dos contínuos reveses, Allison nunca perdeu a esperança. Como uma amiga do trabalho havia perdido um pouco de peso com um suplemento dietético "totalmente natural", Allison se dirigiu a uma loja de produtos naturais. O vendedor, entusiasmado, vendeu a ela vários produtos naturais, fornecendo informações detalhadas sobre como ela deveria usá-los. Uma vez mais, Allison se decepcionou.

Além de não conseguir perder peso, Allison exibia vários dos lamentáveis efeitos colaterais da dieta. Quando fazia dieta, Allison sentia que alguma coisa estava faltando e sempre sentia fome. Inevitavelmente, quando interrompia a dieta, Allison ingeria todos os alimentos dos quais havia se privado, sentindo-se culpada e desesperançosa. Além disso, Derek se queixava de que Allison ficava irritadiça quando fazia dieta. Embora o conflito entre Allison e Derek encerrasse várias outras causas, ela reconheceu que seu temperamento piorava quando fazia dieta.

Para modificar o comportamento alimentar, bem como para muitos dos exercícios deste livro, será útil que você use um caderno separado – vamos chamá-lo de caderno de *Inteligência corporal* – para registrar seus pensamentos, pontuações e respostas. Recapitule o histórico de sua dieta anotando em seu caderno as respostas às seguintes perguntas:

- Suas experiências são mais semelhantes às de Allison, Marty ou Cindy?
- Com que freqüência você faz dieta?
- Qual foi sua dieta mais bem-sucedida?
- Como você se sentiu física e emocionalmente durante essa dieta?
- Você tentou não dar atenção à fome?
- Quando você saiu da dieta?
- Olhando para trás, o que fez com que desistisse?
- Depois que você interrompeu a dieta, fez extravagâncias ou comeu tudo o que deixou de comer enquanto estava de dieta?

- Como você se sentiu física e emocionalmente depois da dieta?
- Quanto tempo levou para você recuperar o peso perdido durante a dieta?
- Se você é uma pessoa que restringe a alimentação e passou por algumas ou todas as experiências negativas com a dieta, está pronta para fazer algo diferente?

Em vez de esperar pela próxima dieta milagrosa, talvez esteja na hora de você se desligar de todo o processo da dieta e passar a trabalhar para aumentar sua inteligência corporal.

É possível que você não esteja convencido. Talvez esteja depositando suas esperanças em uma descoberta revolucionária que tornará desnecessários a dieta, o exercício e qualquer esforço. Certamente, alguém vai descobrir a "cura" da obesidade.

Procurar nos lugares errados

Os artigos sobre obesidade que você vê nos jornais chamam sua atenção? Parece que a busca da "cura" da obesidade é notícia todas as semanas. Você, provavelmente, já leu vários das centenas de artigos que relatam novas constatações médicas a respeito da obesidade e do controle de peso. Você talvez esteja um pouco descrente em relação a algumas das afirmações, mas, mesmo assim, nutre a esperança de que, desta vez, alguém tenha descoberto um método indolor para a perda de peso.

Em dezembro de 1994, Natalie Angier, do *The New York Times,* relatou, em um artigo de primeira página intitulado "Resarchers Link Obesity in Humans to Flaw in Gene" [Pesquisadoras relacionam a obesidade humana a um gene imperfeito], que "Com o tempo, a descoberta poderia conduzir a terapias originais e mais eficazes para os problemas de peso", embora os "(...) pesquisadores recomendem cautela no sentido de que serão necessários pelo menos de cinco a dez anos para transformar os resultados preliminares em medicamentos eficazes." Lamentavelmente, os dez anos se passaram sem que surgisse um remédio proveitoso. O entusiasmo inicial levou a Amgen – uma empresa de biotecnologia

– a pagar 20 milhões de dólares por uma licença para desenvolver medicamentos baseados nessas constatações. Até agora, nenhuma substância foi apresentada. Ratos obesos que tomaram injeções de leptina – um hormônio protéico relacionado com o "gene da obesidade" – apresentaram uma perda de peso significativa, mas, quando os seres humanos tomaram essas injeções, as perdas de peso foram mínimas.

Talvez você tenha lido informações mais recentes sobre o hormônio grelin e o peptídio YY3-36, hormônios relacionados com a fome. Foi sugerido que substâncias que reduzam os níveis de grelin talvez possam ajudar as pessoas a perder peso. Quando administrado por meio de um *spray* nasal, o peptídio YY3-36 é capaz de reduzir a sensação de fome, embora quaisquer substâncias baseadas nesses hormônios possam levar anos para ser aprovadas e colocadas no mercado. Mesmo que alguma dessas descobertas resulte em um tratamento, é provável que este só afete uma das inúmeras variáveis que contribuem para o ato de comer. Segundo o dr. Jules Hirsh, pesquisador de obesidade da Rockefeller University, citado no artigo de Denise Grady do *The New York Times*, "Hormone Linked to Appetite, Weight Control" [O hormônio relacionado com o apetite e o controle de peso], de 23 de maio de 2002: "São tantos os circuitos redundantes que algo mais poderá assumir o comando e restaurar a gordura que as pessoas querem perder." Embora o tratamento fosse útil para reduzir a sensação de fome, a quantidade de comida que ingerimos quando não estamos com fome, mas estamos aborrecidos ou estressados, não mudaria. Mesmo com novas descobertas, é pouco provável que uma "cura" completa da obesidade tenha lugar em um futuro próximo. Em vez de esperar, você pode começar agora a aumentar sua inteligência corporal.

Já se sugeriu que a obesidade é semelhante a uma febre. Da mesma maneira que a febre pode ser provocada por dezenas de causas diferentes, podemos ganhar peso por dezenas, ou centenas, de razões distintas. Como a obesidade nos seres humanos possui muitas causas genéticas, psicológicas e sociais, é pouco provável que qualquer tratamento isolado consiga fazer uma pessoa obesa ficar magra. Não é preciso conhecer individualmente cada uma das inúmeras razões do aumento de peso, mas é proveitoso entender os mecanismos que tornam fácil o ganho de peso.

A PERDA DE PESO CLÍNICA

No final de 2004, existiam dois remédios controlados (sibutramina e orlistat) aprovados para uso contínuo, dois aprovados para serem usados por períodos curtos (fentermina e dietilpropion), vários que aguardavam a aprovação do FDA e inúmeros remédios de venda livre e suplementos alimentares que afirmam gerar perda de peso ou a "queima de gorduras".

Os dois medicamentos de uso contínuo destinam-se a adultos obesos (IMC acima de 30) que também fazem dieta e se exercitam. A sibutramina, vendida como Meridia, assemelha-se a muitos antidepressivos amplamente utilizados que elevam o nível dos neurotransmissores no cérebro produzindo a sensação de que a pessoa está satisfeita. O orlistat, comercializado como Xenical, atua no trato gastrointestinal, bloqueando a absorção de gordura. Ambos os medicamentos provocam uma perda de peso maior do que os placebos, mas só funcionam enquanto os pacientes estão fazendo uso deles. Pode haver efeitos colaterais, mas eles podem ser controlados por meio de supervisão médica.

A fentermina, aliada à fenfluramina, foi muito popular na década de 1990, até que a fenfluramina foi retirada do mercado porque a combinação causava a doença da válvula do coração. A fentermina, por si só, não causa esse problema. Tanto a fentermina (vendida como Ionamina, Fastin ou Adipex) quanto o dietilpropion (Tenuate), outra substância que intensifica o neurotransmissor norepinefrina, causaram mais perda de peso do que os tratamentos com placebo, mas encerram o potencial do uso excessivo. Como resultado, só são aprovadas para utilização a curto prazo, tipicamente menos de 12 semanas em um ano.

Os medicamentos de venda livre contêm efedrina (ephedra, mahuang) ou cafeína (guaraná, noz-de-cola), estimulantes capazes de reprimir temporariamente o apetite ou acelerar o metabolismo. A efedra era o principal componente de vários medicamentos naturais tomados por 2,5 milhões de americanos. Ela é particularmente perigosa, tendo estado envolvida na morte de vários atletas profissionais e universitários, e pode ter causado reações adversas em cerca de 100 mil pessoas. Em decorrência desses fatos, o FDA proibiu a venda da substância em 2004.

Além do depoimento de clientes entusiasmados que exibem orgulhosos a enorme calça comprida que usavam antes, não existem indícios de que os remédios de venda livre ou os suplementos alimentares, como o picolinato de cromo e o chitosan, sejam eficazes para a perda de peso. É verdade que alguém já perdeu peso de forma permanente usando esses produtos, mas também é certo que outras pessoas perderam peso usando um pé-de-coelho, uma pílula de açúcar ou algum outro tipo de placebo.

O método mais radical de perda de peso é a cirurgia bariátrica. De acordo com algumas estimativas, 144 mil dessas operações foram realizadas em 2004. O procedimento mais comum, o Roux-en-Y, reduz o tamanho do estômago de maneira que ele só possa conter duas colheres (sopa) de comida e contorna um grande segmento do intestino delgado, para que uma porção menor de alimentos possa ser absorvida. A cirurgia não é recomendada para pessoas com um IMC menor do que 40, nem para aquelas que estão gravemente deprimidas ou têm distúrbio alimentar. Dez a 20 por cento dos pacientes apresentam complicações que requerem uma cirurgia adicional e cerca de um por cento morre em decorrência do procedimento, mas quase 90 por cento relatam ter perdido mais da metade do excesso de peso. A cirurgia não é mágica. O dr. Alan Wittgrove, diretor médico do programa de cirurgia bariátrica de um importante hospital de San Diego, fez o seguinte comentário no *USA Today*, de 14 de agosto de 2003: "As pessoas comem por muitos motivos além da fome (...) A fome também é psicologicamente regulada, e não operamos o cérebro de ninguém." Em outras palavras, os pacientes precisam estar dispostos a efetuar mudanças drásticas depois da cirurgia. Com um estômago minúsculo, os pacientes só podem ingerir porções equivalentes à capacidade de colheres de sopa, e espera-se que eles se exercitem para manter a perda de peso.

É claro que não existem panacéias para a perda de peso. Para serem eficazes, os medicamentos e a cirurgia exigem grande parte das mudanças de estilo de vida necessárias para o aumento da inteligência corporal. Os remédios, especialmente a sibutramina e o orlistat, podem ser úteis a curto prazo se você for obeso (e não estiver apenas acima do peso), se conseguir tolerar possíveis efeitos colaterais e se estiver planejando tomar o medicamento enquanto aumenta a inteligência corporal.

Evolução *versus* lanche feliz

Há centenas de milhares de anos, nos primórdios da raça humana, nossos ancestrais dependiam da caça e da colheita para se alimentar. Considerando-se a inconstância das migrações dos animais, das condições atmosféricas e de outras forças da natureza, os primeiros seres humanos se viam diante de uma abundância ocasional seguida de uma escassez na qual não havia animais para matar ou plantas para colher. Para sobreviver, nossos antepassados tinham de comer o máximo possível sempre que a oportunidade se apresentava e torcer para que a gordura acumulada lhes permitisse sobreviver às inevitáveis épocas difíceis que se seguiriam. Naqueles tempos, comer o máximo possível, sempre que possível, era uma atitude adaptativa. Os primeiros seres humanos que eram bem-sucedidos no armazenamento da gordura sobreviviam e geravam uma prole com capacidade para armazenar gordura; os que tinham menos sucesso pereciam.

No decurso de centenas de milhares de anos, os seres humanos desenvolveram vários mecanismos parcialmente coincidentes para conservar com eficácia a energia sob a forma de gordura, a fim de que pudessem sobreviver e gerar uma descendência. Embora talvez você não aprecie esse legado genético que facilita o ganho de peso e dificulta a perda, temos de aceitar que sem ele nenhum de nós estaria aqui para reclamar.

A predisposição hereditária de acumular gordura foi muito útil para os nossos antepassados, mas eles não tinham de viver em um ambiente no qual a comida fosse barata, farta e fácil de obter. Nossa constituição genética nos deixa mal equipados para lidar com um mundo repleto de cadeias de *fast-food* que funcionam 24 horas por dia e que servem comida barata, saborosa, farta, com elevado teor de gordura e altamente calórica. Não fomos projetados para lidar com máquinas de venda automática, refeições que podem ser instantaneamente preparadas em microondas, controles remotos de televisão e dispositivos automáticos que abrem a porta da garagem. Segundo o dr. David Katz, professor da Yale School of Medicine, estamos tão deslocados em nosso ambiente de alimentação atual quanto um urso polar estaria no deserto do Saara no meio do verão. Poderíamos raspar o pêlo do urso, dar-lhe bebidas geladas e um ventilador, mas, mesmo assim, o urso não seria capaz de se ajustar confortavelmente a esse ambiente. As tentativas científicas de encontrar uma pílula que baixasse a temperatura do corpo ou que alterasse de alguma outra maneira a constituição biológica do urso estariam destinadas ao fracasso porque os diferentes mecanismos destinados a manter a temperatura elevada são inerentes à sua condição de urso polar. Os mecanismos que possibilitam que armazenemos a energia como gordura também fazem parte de nossa natureza humana.

Embora a idéia possa parecer pessimista, reconhecer que fomos projetados para lidar com um suprimento de comida imprevisível também nos deixa mais descontraídos. A dificuldade que você teve em perder peso não resulta de um defeito de personalidade ou de uma deficiência de seu caráter; trata-se do seu eu biológico que está tentando lidar com um ambiente para o qual não foi programado. Você talvez seja capaz de usar medicamentos para efetuar pequenas mudanças em sua biologia, mas, ainda assim, você estará vivendo em um ambiente hostil à perda de peso. Por outro lado, por meio da inteligência corporal, você pode efetuar mudanças significativas em seu ambiente, para que haja menos conflito em relação a seus genes. Desse modo, você será mais capaz de controlar o próprio peso.

O que existe em seus genes

Se a evolução deu origem a seres humanos que conseguem armazenar gordura com muita eficiência, há alguma esperança de que você consiga perder peso? O dr. George Bray, pesquisador de obesidade, deu uma resposta muito simples: "Os genes carregam a arma; o ambiente puxa o gatilho." Os 250 genes, ou mais, podem determinar sua fome, a quantidade de comida que você precisa ingerir para se sentir satisfeito, a velocidade com que o alimento será convertido em energia, o nível de atividade que o deixará à vontade e quanta energia você despenderá praticando a atividade, mas é o ambiente que suprirá a comida e a oportunidade para que você seja ativo ou sedentário. Independentemente de sua estrutura genética, é mais provável que você coma em um ambiente que oferece uma grande variedade de alimentos facilmente acessíveis e uma comida apetitosa, e menos provável que você se torne ativo em um ambiente que não faça exigências físicas.

Se você era uma pessoa que costumava fazer dieta regularmente (verifique, mais uma vez, sua pontuação na Escala de Restrição) e não perdeu peso, será que o problema está em seus genes? Embora estejamos cientes de que, de um modo geral, os genes podem tornar mais fácil ou mais difícil ganhar peso, não sabemos como medir o componente genético das pessoas.

A natureza

Você pode facilmente perceber a semelhança entre pais com excesso de peso e filhos, mas é difícil saber se a similaridade é causada por uma estrutura genética similar. A semelhança pode não ser causada por genes, mas sim por ambientes semelhantes que envolvem famílias que adotam a mesma alimentação e têm uma atividade física comparável. Para tentar resolver essa polêmica da natureza *versus* o aprendizado, os geneticistas compararam a semelhança no peso do corpo de pares de gêmeos idênticos, que possuem exatamente a mesma constituição genética, com pares de gêmeos fraternos, que possuem genes semelhantes porém não-idênticos. As pesquisas descobriram que os indícios maiores residiam na hereditariedade do peso. Os gêmeos idênticos tinham um peso significativamente mais semelhante do que os gêmeos fraternos. Essas constatações indicaram que cerca de setenta por cento do peso é determinado pela constituição genética. Outras pesquisas compararam o peso das crianças adotadas com o peso dos pais biológicos e o peso dos pais adotivos, uma vez mais apontando para o papel da hereditariedade na determinação do peso, mas, dessa feita, os pesquisadores estimaram que o peso só é determinado em 30 por cento pela constituição genética.

Quer 70 ou 30 por cento do peso seja determinado pela constituição genética (ou por algum percentual intermediário), você não deve ficar desanimado a respeito de perder peso. Como a evolução tem lugar ao longo de milhares de anos, a estrutura genética não explica por que o número de pessoas com excesso de peso é tão maior do que era há 20 anos. O mais provável é que as recentes mudanças em nosso modo de vida sejam responsáveis pela repentina epidemia de obesidade. Em 1995, uma comissão do Institute of Medicine da National Academy of Sciences publicou um relatório que chegou à seguinte conclusão:

> *Embora esteja claro que a constituição genética exerce modesta influência na base de uma população, a quantidade maior de variação no peso corporal deve-se, de longe, à influência ambiental.*

Embora você não possa fazer nada a respeito da parcela de seu peso que é determinada pela estrutura genética, pode fazer muito com relação àquela que é atribuída ao ambiente.

O aprendizado

Um grande número de pesquisas demonstra que quando pessoas de todas as partes do planeta adotam o estilo de vida americano ganham peso. Os índios Pima do Arizona, por exemplo, apresentam uma das maiores taxas de obesidade dos Estados Unidos. Uma tribo Pima, geneticamente relacionada com a do Arizona, que vive em Sonora, no México, segue um estilo de vida mais tradicional, não-americano, e exibe uma prevalência muito menor de obesidade. Nem mesmo os animais de estimação estão imunes aos efeitos da vida em um ambiente com fartura de comida e pouca exigência de atividade física. Um quarto dos gatos e cachorros americanos está acima do peso, o que indica uma vez mais que a influência do ambiente supera a da estrutura genética.

Você, agora, está perguntando a seus botões se o responsável por seu peso é a hereditariedade ou o ambiente? A melhor resposta é que é uma combinação de ambos, mas não existe uma forma precisa de dizer o que é mais importante para determinada pessoa. As futuras pesquisas tampouco responderão à sua pergunta, já que quaisquer constatações representarão uma média para a população como um todo, e não uma estimativa para uma única pessoa. O melhor que podemos fazer é uma estimativa grosseira baseada em sua resposta às seguintes perguntas:

- *Quando foi a primeira vez que você ficou acima do peso?* Se você tinha um peso excessivo quando criança ou adolescente, é mais provável que a constituição genética desempenhe um papel significativo na determinação de seu peso.
- *Seus pais são gordos?* Se tanto seu pai quanto sua mãe estão significativamente acima do peso, é provável que você possa ter herdado uma predisposição para ganhar peso. Se um dos pais está acima, é menos provável que você tenha herdado essa tendência. Se nenhum de seus pais tem peso excessivo, é mais provável que seu aumento de peso seja causado principalmente pelo estilo de vida.
- *Quando você perdeu peso em dietas anteriores, quanto tempo conseguiu sustentar a perda?* Se seu peso aumentou lentamente, isso provavelmente ocorreu porque, pouco a pouco, você retomou os hábitos alimentares anteriores. Por outro lado, se você recuperou o peso em um curto período, é mais provável que seu corpo tenha se rebelado contra as restrições calóricas anormais que você impôs a ele.

Lembre-se de que, mesmo que possa parecer que você possui uma predisposição genética para ganhar peso, seus genes não determinam um peso específico; eles instituem uma gama de pesos possíveis que você pode manter com conforto. Sua inteligência corporal determinará em que ponto dessa gama cairá seu peso.

Novamente a natureza

Sua constituição genética contribuirá parcialmente para sua perda de peso, e é ela que determina que parte de seu corpo acumulará o excesso de gordura que você possa ter. A distribuição da gordura, ou seja, a parte de seu corpo que ficará maior se você ganhar peso, é hereditária. Se ambos os pais têm o estômago grande e você engordar, é provável que você tenha a tendência de ganhar peso no meio do corpo, em vez de nos quadris e nas nádegas. Se você acumular gordura no abdômen, a prática de intermináveis exercícios abdominais não modificará esse padrão. Você apenas terá músculos muito fortes debaixo da gordura do abdômen. Bandagens, banhos de vapor e "redutores milagrosos de gordura localizada" tampouco são capazes de modificar sua constituição genética. Para ter um estômago completamente achatado, você terá de perder tanto peso que outras partes de seu corpo poderão parecer esqueléticas ou magras demais.

Cindy, a assistente social que pesava 50kg, não se considerava acima do peso ou gorda, mas se conformou em não ter coxas perfeitas. Analogamente, Marty sabe que a única maneira pela qual poderia ter um estômago totalmente plano seria reduzindo de forma drástica sua alimentação. A partir de sua experiência anterior, ele sabe que essa não é uma situação realista. Ele era 7kg mais magro na faculdade, mas, mesmo assim, não tinha o estômago achatado. Ele está satisfeito em manter o peso na faixa normal, embora preferisse ter um abdômen menor.

Por que a inteligência corporal é algo tão importante

Seus ancestrais não precisavam da inteligência corporal. Eles estavam mais preocupados com a escassez de comida do que com o excesso de gordura. Seus avós talvez tivessem tido menos necessidade de inteligência corporal porque não se viam 24 horas por dia diante de franquias de *fast-food* e, mesmo que não trabalhassem em uma fazenda ou em uma fábrica, a rotina cotidiana exigia mais atividade física. Embora sempre tenha havido homens "corpulentos" e mulheres "rechonchudas", eles eram em pequeno número e, com freqüência, o excesso de peso era encarado de forma favorável. Dependendo do período histórico e da cultura da época, o homem com excesso de peso poderia estar exibindo sua prosperidade, enquanto a mulher com excesso de peso era vista como voluptuosa. Ao contrário de suas irmãs magricelas, ela seria altamente valorizada por sua habilidade em executar tarefas na fazenda e seria considerada atraente porque sua forma arredondada sugeria a competência reprodutiva. Desde que ela continuasse a trabalhar na fazenda, era pouco provável que o excesso de peso se tornasse drástico. Como resultado, muitos dos riscos à saúde associados à obesidade eram desconhecidos 100 anos atrás.

Tudo isso mudou na segunda metade do século XX e, na década de 1980, os Estados Unidos e grande parte do mundo ocidental começaram a sofrer a atual epidemia de obesidade. Para navegar nesse "ambiente tóxico" que ameaça tornar todas as pessoas obesas, uma inteligência corporal mais desenvolvida se faz necessária.

Maçãs *versus* pêras

Além da quantidade de gordura, a parte do corpo onde a gordura se acumula pode ter importantes conseqüências para a saúde. Algumas pessoas têm a forma de uma maçã porque armazenam a maior parte da gordura na parte superior do corpo, tipicamente nos braços, no peito e no abdômen. Outras têm a forma de pêra, acumulando gordura na parte inferior do corpo, especialmente nos quadris, nas nádegas e nas coxas. Os homens têm mais tendência a ter a forma de maçã, e a forma da pêra é mais comum nas mulheres. Por azar dos homens, a forma da maçã está associada a um risco significativamente mais elevado de doenças cardiovasculares e diabetes. A forma da pêra está associada a problemas menos graves, como varizes.

Existem dois métodos para medir a distribuição da gordura. O primeiro envolve simplesmente medir a circunferência da cintura na posição ereta. Os riscos para a saúde são mais elevados se você for um homem com mais de 97cm de cintura ou uma mulher com mais de 89cm.

O segundo método de medição, a razão entre a cintura e o quadril, é utilizado de manhã, ao levantar, medindo-se a circunferência da cintura em seu menor ponto entre a caixa torácica e o umbigo, e, a seguir, dividindo esse número pela circunferência do quadril, no ponto mais largo, ao redor das nádegas. Um coeficiente maior do que 1,0 para os homens e maior do que 0,85 para as mulheres está associado ao aumento de riscos para a saúde.

Como aumentar a inteligência corporal

Não temos nenhum controle sobre os genes que estabelecem o limite superior e o inferior de nosso peso. Parafraseando o dr. Bray, a arma foi carregada antes de nascermos, mas a decisão de puxar ou não o gatilho é nossa. Quase todas as pessoas precisam de informações adicionais para evitar puxar o gatilho. O princípio básico – comer menos e fazer mais exercício – é bastante conhecido. O que não é tão bem conhecido são os motivos pelos quais é tão difícil seguir esse princípio. Quando você entender as diferentes razões pelas quais come, e conscientizar-se de como você usa a alimentação, descobrirá que algumas dessas necessidades podem ser satisfeitas sem que você coma. À medida que você desenvolver maneiras alternativas de satisfazer essas necessidades, perderá peso. Quando você tiver uma visão realista, mas não-punitiva, de seu corpo, evitará grande parte do desânimo que minou seus esforços anteriores para perder peso. Uma imagem saudável do corpo possibilitará que você converta o novo comportamento alimentar em hábitos permanentes. Analogamente, entender os maus sentimentos associados ao exercício é algo que o ajudará a superar esses sentimentos para poder desenvolver uma rotina que não seja dolorosa e que possa de fato ser agradável.

No Capítulo 2 exploramos os três componentes da inteligência corporal e como cada um deles se desenvolve, para que você possa perceber de onde vêm seus hábitos e atitudes. No Capítulo 3 descrevemos três razões para comer e examinar os processos fisiológicos e psicológicos que têm lugar quando você está com "fome". No Capítulo 4 analisamos o relacionamento entre comer e as emoções como ansiedade, depressão, raiva, tédio e solidão. Entender seus padrões emocionais exclusivos possibilitará que você desenvolva métodos para lidar com emoções que não envolvem a comida. No Capítulo 5 examinamos a dieta e suas metas de perda de peso. Você aprenderá como a psicologia da dieta afetou seus antigos esforços para perder peso e o que fazer para se libertar desse tipo de raciocínio. Incluímos também uma discussão sobre as controvérsias da dieta, independentemente de sua adequação nutricional. Quando você já tiver lido a metade do livro, será capaz de reconhecer as razões pelas quais você quer comer. Você conseguirá alterar o ambiente para reduzir muitos dos estímulos externos que ativam o ato de comer ao mesmo tempo que vai garantir que, quando comer, estará satisfazendo o objetivo pretendido.

Nos Capítulos 7 e 8 examinamos e refinamos suas convicções a respeito do corpo. Ter uma visão realista do corpo é parte fundamental da inteligência corporal; isso o ajudará a permanecer motivado, a fim de manter os novos hábitos de alimentação e atividade. No Capítulo 9 abordamos as dificuldades relacionadas com o exercício e como superar as barreiras que o impedem de ser mais ativo. No Capítulo 10 você vai descobrir qual é a sua posição no processo de se tornar ativo e também aprender métodos práticos que podem ajudá-lo a avançar para o estágio seguinte. O Capítulo 11 destina-se aos pais que desejam evitar a obesidade e garantir que seus filhos desenvolvam inteligência corporal. No Capítulo 12 você descobrirá maneiras de ajudar a promover a inteligência corporal nas escolas, no trabalho e na comunidade. No Capítulo 13 vai examinar como evitar as causas previsíveis de recaídas para que sua perda de peso se torne permanente. Nas Referências você encontrará, capítulo por capítulo, uma lista de fontes utilizadas durante o processo de redação deste livro.

CAPÍTULO 2

DE ONDE VEM A INTELIGÊNCIA CORPORAL?

Você não teve nenhuma influência na escolha dos genes que determinam parcialmente seu peso. Você também não pode culpar seus pais, visto que eles apenas passaram para você o que herdaram dos pais deles, mas aceitar os limites genéticos não significa ser fatalista a respeito de seu peso. Quando você nasceu, tinha toda a inteligência corporal que precisava para regular seu peso dentro dos limites genéticos. Quando você era bebê, sua alimentação era determinada por sua necessidade física de alimento; você gostava de seu corpo e se sentia à vontade com o esforço físico. À medida que foi crescendo e passou a conhecer seus pais e, depois, a sociedade mais ampla, algo aconteceu. Além da necessidade de nutrição, o ambiente começou a influenciar sua alimentação. Você começou a comer mesmo quando não estava com fome. Você se tornou cada vez mais insatisfeito com seu corpo e pouco à vontade com a atividade. Este capítulo contém várias oportunidades para que você reflita sobre as experiências de sua infância que o ajudarão a efetuar as mudanças necessárias para resgatar a inteligência corporal.

O Capítulo 1 mencionou que a inteligência corporal é formada por três componentes: comer de modo inteligente, olhar para o corpo de modo inteligente e usar o corpo de forma inteligente. Neste capítulo você examinará os padrões exclusivos de desenvolvimento para cada um desses três componentes. Entender como cada um deles se desenvolveu e o papel que seus pais, colegas e a sociedade mais ampla desempenharam o ajudará a desenredar algumas das experiências da infância que diminuíram a inteligência corporal que você tinha ao nascer. Embora parte dos hábitos e das convicções que debilitam a inteligência corporal tenham sido adquiridos há muitos anos, eles podem ser modificados por meio da persistência. O primeiro passo é identificar esses padrões e entender como eles se desenvolveram.

Alimentar-se de modo inteligente

Vamos começar com fatores evolucionários individuais que contribuem para a alimentação inteligente, o primeiro componente da inteligência corporal. Uma palavra de cautela se faz necessária: se você é pai ou mãe, é natural que pense em seus filhos ao analisarmos o desenvolvimento da inteligência corporal. Procure refrear essa tendência. O Capítulo 11 está repleto de sugestões práticas para que você possa criar uma criança com a inteligência corporal, de modo que, por enquanto, concentre-se na maneira como você foi criado.

Aprender a comer

Pense a respeito de suas experiências na infância. Você se lembra de ter ouvido alguma destas declarações?

- Não desperdice comida. Pense nas criancinhas que estão passando fome na China (ou na África ou em qualquer outro lugar).
- Coma todos os legumes (ou carne ou leite) se quiser crescer e ser forte (ou bonito ou saudável).
- Não coma isso. Você vai estragar seu apetite.
- Você não vai comer sobremesa (ou assistir à televisão) se não limpar o prato.
- Bom menino (ou menina), você comeu tudo. Agora, é membro do clube do prato limpo.
- Você não precisa comer tudo. Experimente só um pouquinho.
- Passei a tarde inteira preparando isso para você. O mínimo que pode fazer é experimentar.
- Você precisa se alimentar bem antes de ir para a escola.

Seus pais podem ter tido inúmeras razões para tentar controlar sua alimentação. Eles podiam estar preocupados com sua nutrição ou ter medo de que você ficasse doente se não comesse os alimentos adequados ou tomasse as vitaminas necessárias. Eles podem ter ficado preocupados com a possibilidade de você comer demais e ficar gordo. Alguns pais têm intensas convicções morais a respeito da comida. Em um de meus seminários, por exemplo, sugeri casualmente que, em vez de comer as sobras dos filhos, os pais deveriam jogá-las fora. Uma enfermeira mais velha, que quando criança passara fome na Europa depois da Segunda Guerra Mundial, expressou sincera indignação diante da idéia de desperdiçar comida dessa maneira. Outros pais podem apreciar um alimento particular e desejar que o filho compartilhe o prazer deles, ou então podem estimular a criança a ingerir um alimento associado a uma celebração cultural ou religiosa. Alguns pais podem sentir que o esforço que despendem para preparar a comida obriga a criança a comê-la.

Se você pensar um pouco, provavelmente conseguirá se lembrar de muitas tentativas bem-intencionadas de seus pais de influenciar sua alimentação. Alguns de seus hábitos e convicções a respeito da comida resultam de instruções diretas de seus pais, mas a influência deles, na verdade, começou muito antes da primeira vez que lhe disseram para comer legumes.

Não perceber a inteligência do corpo

À semelhança de todos os mamíferos, nascemos para beber leite, mas nossas preferências alimentares podem começar antes de nascermos. Existem indícios de que, baseado na alimentação da mãe, o feto é capaz de distinguir alguns sabores no líquido amniótico nas primeiras 12 ou 14 semanas de gestação. Embora as constatações não sejam definitivas, a exposição a uma variedade de sabores antes do nascimento pode aumentar a aceitação de alimentos na infância. Se você não foi exposto a diferentes sabores antes de nascer, talvez tenha resistido mais a experimentar novos alimentos e sua mãe pode ter tido uma necessidade maior de estimulá-lo a comer.

A decisão de sua mãe de alimentá-lo no seio ou na mamadeira pode ter influenciado suas preferências alimentares na infância. O leite do seio materno contém vários sabores, dependendo da alimentação da mãe. Se você mamou no seio, foi exposto a diferentes sabores, ao passo que, se mamou na mamadeira, a variedade foi menor. As crianças amamentadas no seio podem ter mais facilidade em aceitar novos sabores do que os bebês alimentados com mamadeira, que podem tornar-se pessoas mais exigentes para comer. O papel que a alimentação inicial desempenha no aprendizado de como regular o consumo de alimentos também é importante para o desenvolvimento da inteligência corporal. Se sua mãe o alimentou com mamadeira, ela era capaz de ver quanto leite você tinha tomado e podia, então, decidir a hora de parar. Se você foi amamentado no seio, ela não tinha como saber o quanto você havia mamado. Ela simplesmente esperava que você se cansasse e cochilasse, ou apenas deixasse o bico do seio escapulir da boca. Se mamou no seio, era você que decidia quando estava satisfeito. Se mamou na mamadeira, sua mãe ou seu pai sabiam o quanto você tinha consumido e o ajudavam a decidir quando parar.

Comer sob a influência dos outros

Depois que você começou a fazer a transição para alimentos sólidos, seus gostos e hábitos começaram a se desenvolver e os pais e outras pessoas passaram a ter mais oportunidades de influenciar suas escolhas. Inicialmente, você preferia alimentos doces ou salgados, rejeitando as comidas ácidas ou amargas, bem como a maioria dos alimentos que não havia experimentado antes. Embora o medo da criança de experimentar comidas novas deixe os pais frustrados, esse receio provavelmente era adaptativo no caso de nossos ancestrais pré-históricos, já que o medo os ajudava a evitar ingerir substâncias venenosas ou não-comestíveis. Quase todas as crianças aprendem a gostar de novos alimentos depois de terem sido persuadidas a experimentá-los. Embora as crianças possam requerer algum estímulo para experimentar novas comidas, existem indícios que demonstram que, quando deixadas por conta própria, as crianças pequenas são bastante competentes em saber o quanto devem comer. Em determinada pesquisa, por exemplo, as crianças foram alimentadas com refeições com muitas calorias ou com poucas calorias. Os pesquisadores da Penn State descobriram que as crianças que faziam a refeição altamente calórica comiam menos em uma segunda refeição, o que indicava que elas eram capazes de controlar o consumo de comida sem ajuda.

Além de estimular os filhos a experimentarem novos alimentos, os pais freqüentemente os desencorajam a comer tira-gostos ou alimentos com baixo valor nutritivo. Responda às seguintes perguntas em seu caderno:

- Você se lembra de alguns alimentos que seus pais tentavam evitar que você comesse?
- Eles conseguiram o intento deles?
- Agora que você é adulto, como se sente em relação a esses alimentos?

Geralmente, quando os pais tentam impedir que uma criança consuma sua comida predileta, ela passa a gostar ainda mais desse prato. Quando os pais não estão por perto e os alimentos proibidos estão disponíveis, a criança cede ao desejo, às vezes até perdendo o controle e comendo em excesso. Relembre suas experiências com as proibições e restrições de seus pais. Embora eu não esteja defendendo o acesso ilimitado às guloseimas, se você pudesse ter tido barras de chocolate (sorvete, biscoitos ou outra coisa que você prefira), sempre que tivesse sentido vontade, talvez não se mostrasse tão atraído por elas agora.

O padrão da dieta crônica descrito no Capítulo 1 com freqüência pode ser retrospectivamente associado às tentativas de pais bem-intencionados de controlar a alimentação de uma criança. Pelo menos uma pesquisa demonstrou que as meninas (mas não os meninos) ficavam mais gordas quando os pais tentavam exercer mais controle sobre sua alimentação. Em 2002, os psiquiatras Robert Berkowitz e Albert Stunkard reviram a pesquisa sobre o controle dos pais na ingestão de comida e concluíram que: "Motivar e recompensar o comportamento alimentar pode neutralizar a auto-regulação da ingestão de comida pela criança e estimular o consumo exagerado de alimentos. A redução das recomendações e recompensas na hora das refeições pode ajudar a reduzir o risco da obesidade infantil. Esta questão precisa ser mais detalhadamente analisada."

Kelly S. é um bom exemplo de jovem adulta que passou grande parte da infância brigando com os pais por causa de comida. Quando a conheci, ela era uma moça de 22 anos que largara a faculdade e pesava quase 105kg. Desde quando conseguia se lembrar, seus pais se preocupavam com o peso dela. A mãe, que freqüentemente fazia dieta, dividia com Kelly os alimentos dietéticos e proibia a filha de comer sobremesa e tira-gostos. Com certo constrangimento, Kelly relatou que esperava que os pais saíssem para pegar escondido as guloseimas que a mãe havia proibido. Várias vezes, a mãe voltou de forma inesperada, encontrou Kelly devorando um pacote de biscoitos e passou-lhe um sermão, ameaçando castigá-la. Outras vezes, quando a infração não era tão séria, a sra. S. apenas demonstrava estar desapontada com a falta de "força de vontade" de Kelly. Quando Kelly estava na terceira série, a sra. S. ficou frustrada com a incapacidade da filha de perder peso, de modo que a obrigou a fazer uma dieta, definindo metas de peso. Kelly reagiu roubando uma quantidade maior de alimentos proibidos, o que levou a sra. S. a periodicamente revirar as gavetas e os armários de Kelly em busca das guloseimas tabus. Kelly sempre ganhava essas competições. Tudo o que a sra. S. fazia para restringir a alimentação de Kelly era ineficaz; Kelly sempre dava um jeito de comer o que queria e um pouquinho mais para contrariar a mãe.

O exemplo de Kelly e abundantes pesquisas demonstram um princípio muito importante: *Comer é uma das poucas coisas na vida que está inteiramente sob o nosso controle.* A não ser que você seja amarrado e alguém o obrigue a comer à força (um método menos brutal, porém igualmente coercivo é às vezes empregado no tratamento hospitalar das pessoas que sofrem de anorexia), ou seja, encarcerado e deixado sem comida, em última análise ninguém pode determinar o que ou quanto você vai comer. A inteligência corporal requer que você reconheça que, embora outras pessoas possam ter opiniões a respeito do que você deve ou não deve comer, por mais bem-intencionadas que essas pessoas possam estar, quem toma as decisões é *você.*

Grande parte de sua alimentação adulta é determinada por algo diferente da fome física (ver o Capítulo 3). Essa alimentação não-nutritiva começa cedo. Quando bebê, você sabia comer de modo inteligente. Seus pais bem-intencionados intervieram para fazer com que você experimentasse novos alimentos, mas, nesse meio-tempo, podem lhe ter ensinado que você não deve confiar no próprio julgamento. À medida que você passou cada vez mais a se apoiar em sinais externos para determinar a própria alimentação, perdeu parte de sua inteligência corporal.

O exemplo de Kelly ou alguma das condutas dos pais evocam pensamentos a respeito de sua criação? Para ajudar a esclarecer suas idéias, reserve um minuto para descrever em seu caderno várias lições a respeito de comida que você aprendeu com seus pais.

Mas não vamos culpar a mamãe e o papai por todas as suas dificuldades com a comida. Eles eram apenas os agentes mais próximos de uma cultura que tem como objetivo fazer com que você fique gordo.

A cultura da gordura

O McDonald's e grandes conglomerados de alimentos como a Kraft Foods despenderam 15 bilhões de dólares (estou dizendo *bilhões*, com "B") em 2002 comercializando produtos para as crianças. Poucos desses dólares foram destinados à promoção de brócolis e bananas. As crianças americanas passam mais tempo diante da televisão do que na escola, brincando ou fazendo qualquer outra coisa exceto dormir. Uma criança comum assiste a 10 mil anúncios de comida por ano (mais de 27 por dia), a maior parte é de *fast-food*, cereais carregados de açúcar, refrigerantes, balas, doces e chocolate. Além da propaganda apresentada nos programas infantis da televisão, existe a venda casada de produtos, como biscoitos e os personagens dos programas de televisão. Mesmo que seus pais não tenham tentado controlar sua alimentação, os anunciantes devem ter tentado – e provavelmente tiveram êxito. Uma pesquisa publicada na revista *Pediatrics* mostrou que quase um terço das 6 mil crianças examinadas come *fast-food* todos os dias. Este fato talvez seja responsável por 3kg adicionais por criança a cada ano.

Além de seus pais lhe terem dito que você tinha de comer tudo o que estava no prato quando você era criança, havia personagens de histórias em quadrinhos, anúncios e vendas casadas de produtos que o estimulavam a comer alimentos altamente calóricos e repletos de açúcar e gordura. Pelo menos quando seus pais tentavam controlar o que você comia, eles quase sempre o encorajavam a comer verduras, legumes, peixe ou carne. Ronald McDonald quer que você coma cheesebúrgueres com fritas acompanhados de refrigerante ou *milk-shake*.

Ronald e os companheiros dele na empresa não apenas querem que você coma o que eles oferecem, como também querem que você consuma em quantidades cada vez maiores. As porções, calorias e gramas de gordura nas refeições *fast-food* têm aumentado sistematicamente desde que o McDonald's introduziu o McLanche Feliz. A porção original de batatas fritas era de aproximadamente 57g e 200 calorias. Uma porção "grande" com cerca de 320 calorias foi introduzida em 1972. Em 1982, uma porção família com 540 calorias e 25g de gordura passou a ser oferecida. Em geral, as porções maiores têm um preço que faz com que a aquisição de uma porção regular pareça um desperdício, porque, apenas por um pouco mais de dinheiro, recebemos muito mais comida.

Durante a infância e a adolescência, os constantes incentivos para que você consumisse grandes quantidades de alimentos altamente calóricos e com elevado teor de gordura solaparam a inteligência corporal com a qual você nasceu. Sinais externos – em lugar da inteligência inata do corpo – passaram a determinar cada vez mais o momento, a qualidade e a quantidade do que você come. Tente se lembrar das mensagens a respeito de comida que você recebeu da televisão, dos anúncios e de outros meios de comunicação.

Usar a alimentação para se sentir bem

Quando você é bebê, é bom sentir o estômago cheio. Minutos antes, você estava com fome. Foi uma experiência desagradável, você chorou muito, sua mãe ou seu pai lhe deu comida, e você se sentiu melhor. Mas o que aconteceria se você estivesse chorando por outro motivo? Talvez sua fralda precisasse ser trocada ou você estivesse com frio ou assustado, e por isso estava chorando. A dra. Hilde Bruch, pioneira nas pesquisas de problemas de alimentação, afirmou que uma mãe competente deveria ser capaz de determinar se o bebê está chorando de fome ou por estar sentindo outro tipo de desconforto. A mãe, ao fazer essa distinção, confortaria a criança quando necessário, mas só ofereceria comida se o bebê estivesse realmente com fome. Ele, então, associaria a comida à fome física, mas não a qualquer outro tipo de desconforto. Por outro lado, uma mãe menos competente ou distraída talvez não faça essa distinção. Como resultado, o bebê é alimentado sempre que chora, esteja ou não com fome. A criança aprende então que a comida fornece uma solução polivalente para qualquer situação em que ela não se sinta à vontade.

Quando a criança crescer, não será capaz de estabelecer uma distinção entre a fome física e outros tipos de desconforto. Na idade adulta, quando ela estiver passando por emoções desagradáveis, como tristeza, solidão, raiva ou tédio, é provável que use a comida para afastar os maus sentimentos. Comer para acalmar as emoções reduz ainda mais a inteligência corporal.

Aprender as regras da alimentação

As crianças pequenas raramente comem sozinhas. Desde cedo na infância seus pais, as pessoas que cuidam de você na creche e os amigos lhe ensinam as "regras" da alimentação. Você aprende a estrutura da comida (café-da-manhã, almoço e jantar *versus* lanches constantes), o contexto da comida (comer na sala de jantar, não no banheiro) e a adequabilidade da comida (cereais em vez de sorvete no café-da-manhã; *marshmallow* não combina com sopa). À medida que você vai crescendo, passa a querer exercer mais influência sobre o que come, mas agora suas decisões serão influenciadas pela cultura mais ampla. Se seus pais têm dificuldade em encontrar o equilíbrio correto entre fornecer uma estrutura adequada e permitir que você faça as escolhas, a comida pode se tornar uma arena para lutas de poder. Especialmente se você for mulher e sua mãe estiver preocupada com o próprio peso e a própria dieta, ela poderá sentir necessidade de controlá-la, mesmo que não seja tão opressiva quanto a mãe de Kelly era. À medida que os pais aumentam o controle sobre a alimentação do filho, a capacidade de este regular a própria comida diminui. Com freqüência, a criança ou o adolescente passa a se sentir mais atraído pela comida que os pais tentam desestimular e desenvolve aversão pelos alimentos que eles incentivam.

Você começou a vida comendo de um modo inteligente. Você comia quando estava com fome e parava quando se sentia satisfeito. Seu pai e sua mãe tentaram orientá-lo expondo-o a novos alimentos, preocupando-se com sua nutrição e com seu peso, e desestimulando o desperdício. Nesse ínterim, eles talvez lhe tenham ensinado a se apoiar mais em sinais externos do que nos internos para regular a alimentação. O *marketing* esperto o ajudou a desenvolver o gosto por porções cada vez maiores de alimentos altamente calóricos e com elevado teor de gordura, ao passo que, simultaneamente, você passou a associar a comida ao alívio de estados emocionais desagradáveis. A comida, a alimentação e a sensação de plenitude estão agora associadas a algo além de apenas repor o suprimento de nutrientes do corpo. O processo é retratado como algo com o que devemos estabelecer uma ligação. Os sinais externos e as emoções internas se tornaram cada vez mais importantes para determinar a ocasião e a quantidade que você vai comer.

Olhar para o corpo de maneira inteligente

Quase todos os bebês e crianças que engatinham gostam do próprio corpo mesmo que ele apresente imperfeições. Por volta dos cinco ou seis anos, muitas crianças, especialmente as meninas, começam a se mostrar insatisfeitas com o corpo e expressam o desejo de ser mais magras. Em uma pesquisa realizada em meninas da classe média, 30 por cento das meninas de nove anos, 55 por cento das de dez anos e 65 por cento das de 11 anos estavam preocupadas por achar que eram muito gordas. As meninas afro-americanas tendem a se sentir mais satisfeitas com o corpo, apesar de serem, em média, mais corpulentas. No caso da maioria das meninas, o aumento de peso provocado pela puberdade aumenta ainda mais a insatisfação com o corpo, mas isso é especialmente difícil para as meninas que amadurecem cedo. Os meninos que amadurecem cedo costumam sentir orgulho de ter um corpo mais masculino, mas as meninas na mesma situação sentem-se pouco à vontade com as formas arredondadas. Elas tendem a ter uma imagem corporal menos favorável e tentam fazer dieta para perder a "gordura" e ficar mais parecidas com as amigas pré-púberes.

Pense em sua infância. Quando foi a primeira vez que você se sentiu insatisfeito com seu corpo? Quantos anos você tinha quando começou a achar que era muito gordo? Como uma imagem corporal realista porém não-punitiva é essencial para a inteligência corporal, bem como para o controle do peso a longo prazo, é importante compreender como se desenvolveram suas atitudes com relação a seu corpo.

Mamãe e papai de novo

Nossos pais estabeleceram a base de nossa imagem corporal. Quando atingimos a adolescência, nossos colegas tornam-se mais importantes, mas, até então, nossos pais nos fornecem o *feedback* mais freqüente sobre a nossa aparência. No mínimo, eles escolhem nossas roupas, levam-nos para cortar o cabelo e nos dizem para sorrir quando querem tirar fotografias. Se eles se sentem insatisfeitos com nossa aparência, darão a entender que precisamos melhorar. Com freqüência, a sugestão é que precisamos perder peso. Embora ela seja geralmente motivada por uma sincera preocupação com relação à nossa aparência e à nossa saúde, esse tipo de discussão pode ter conseqüências duradouras e negativas.

Bill era um dinâmico empresário de 38 anos do Vale do Silício, dono de duas pequenas empresas em rápido processo de expansão. Ele é um cara ativo e empreendedor, exceto no que tange ao peso. Bill tem 1,77m de altura, pesava 120kg (IMC de 40,3) e estava pensando em fazer uma cirurgia bariátrica. Quando fiz perguntas a Bill sobre a história de seu peso na infância, ele respondeu que, embora tivesse sido uma criança "rechonchuda", esse fato não fora muito importante para ele até completar oito anos. Sua madrasta, preocupada com a possibilidade de ele ficar gordo como a mãe biológica, fez com que Bill despisse a camisa e tirou uma foto dele. Uma semana depois, quando as fotografias ficaram prontas, ela as mostrou ao menino para que ele visse como estava gordo. A seguir, ela o obrigou a fazer uma dieta.

Trinta anos depois, Bill me contou que ficou "arrasado" depois da conversa com a madrasta e, a partir de então, passou a se preocupar com o peso. Apesar de repetidas tentativas de fazer dieta, de uma crise de bulimia durante a adolescência e de uma fidelidade religiosa a uma rotina de exercícios, Bill não parecia conseguir parar de "comer demais" e de se sentir mal com relação à própria aparência.

Os efeitos dos comentários dos pais nem sempre são tão profundos como no caso de Bill, mas pesquisas demonstram que os comentários podem exercer um efeito direto na imagem corporal de crianças que estão na fase do ensino fundamental. Além disso, as mães que fazem dieta podem afetar o corpo das filhas ao estabelecer um exemplo de insatisfação. Quando a mãe deprecia o próprio corpo, ou se preocupa com dietas, é provável que o corpo da filha também sofra.

Os amigos, a Barbie e a televisão

Quando vamos para o jardim-de-infância, um número maior de pessoas começa a dar opiniões sobre a forma dos nossos corpos. Provocações e brincadeiras dos colegas podem tê-lo deixado sem graça e feito com que você começasse a fazer dieta, na esperança de que um corpo mais magro aumentasse sua popularidade. Uma pesquisa realizada em 2000 e publicada na revista *Sex Roles* descobriu que 75 por cento das crianças da terceira até a quinta séries ouviram provocações sobre a aparência ou foram chamadas de feias. As provocações não afetaram muito os meninos, mas as meninas apresentaram uma tendência maior de gostar menos do corpo por causa delas.

Kerry, uma bancária de 43 anos, foi criada no seio de uma família que ela descreveu como tradicional. Seus pais tinham um casamento feliz, moravam em um bairro agradável do subúrbio e nenhum dos três filhos tinha problemas além daqueles normais durante a fase de crescimento. Certa vez, quando tinha 11 anos, Kerry estava nadando na piscina do quintal com o irmão Mike e um amigo dele. Quando saíram da piscina, Mike disse que ela era "popozuda". O amigo riu e Kerry ficou sem graça. O nome pegou. Mike e muitas crianças do bairro começaram a chamar Kerry de "popozuda" sempre que queriam que ela ficasse irritada. Mais de 30 anos depois, ela ainda tem vergonha de suas nádegas e continua em busca da combinação ideal de dieta e exercício que resolverá o problema.

Mesmo que você tenha tido a sorte de evitar os comentários maldosos de seus irmãos e colegas de escola, terá sido exposto a mensagens mais sutis que lhe dizem que seu corpo é defeituoso. Pense nas revistas e nos livros que você leu, nos filmes e nos programas de televisão a que assistiu, nos astros e estrelas do cinema e da música que idolatrou, e até mesmo nos brinquedos que teve. Como 25 por cento dos modelos de algumas revistas têm o peso de uma pessoa anoréxica e uma típica Miss America tem um IMC de 18,5, você provavelmente não se parecia com elas, mas consegue se lembrar de ter tentado ou desejado se parecer com elas? Se você lia revistas para adolescentes, comparava-se com astros e estrelas de cinema ou brincava com a Barbie (ou com o GI Joe), é bastante provável que tenha se sentido gordo e constrangido com seu corpo. Embora não existam indícios que liguem diretamente a Barbie ao desenvolvimento de uma imagem corporal medíocre, cerca de 90 por cento das meninas americanas com idade entre três e 11 anos têm pelo menos uma Barbie, e menos de uma em 100 mil mulheres possui um corpo com proporções semelhantes à da boneca. Se a Barbie representa algum ideal de beleza feminina, praticamente todas as meninas que brincam com ela ficarão insatisfeitas com o corpo que têm. O efeito é menos pronunciado no caso dos meninos, mas eles não escapam totalmente da influência da cultura popular. Os super-heróis retratam um físico irrealisticamente musculoso, inatingível para a maioria dos meninos que brincam com eles.

Não importa que a insatisfação que você sente com seu corpo tenha sido gerada pelos comentários de seus pais, pela provocação de seus colegas ou pelo fato de você ter se comparado com a Barbie. Independentemente da causa, à medida que sua insatisfação com o próprio corpo aumenta, a probabilidade de que você faça dieta também cresce. No caso da maioria das adolescentes, a dieta só produzirá aumento de peso e uma insatisfação com o corpo ainda maior. Uma pesquisa realizada em 692 meninas do 1º ano do ensino médio que foram acompanhadas durante três anos, por exemplo, descobriu que as meninas que faziam dieta ou usavam métodos mais radicais de perda de peso, como inibidores de apetite ou laxantes, apresentavam uma probabilidade *maior* de ganhar peso do que meninas igualmente corpulentas que não recorriam a esses métodos.

Embora a contribuição da mídia para a insatisfação com o corpo seja inegável, as pesquisas indicam que algumas crianças são mais influenciáveis por essas mensagens do que outras. Experiências iniciais positivas, como o sucesso no atletismo ou a aceitação dos pais do peso e da forma do corpo, podem aumentar a inteligência corporal, "inoculando" a criança de modo que as imagens da mídia têm um impacto menor. Por outro lado, a crítica dos pais ou a provocação dos colegas podem deixar a criança vulnerável às imagens irrealistas da beleza magra representadas na mídia.

Pense um pouco em suas experiências da infância ou exposição à mídia. De que maneira essas experiências influenciaram como você se sente hoje em relação a seu corpo?

Usar o corpo de modo inteligente

Se você se encolhe quando ouve a palavra *exercício*, tente relembrar quantos anos você tinha quando começou a se sentir pouco à vontade com a idéia do exercício físico. Se você recuar bastante, provavelmente recordará brincadeiras que envolviam movimentação e atividades vigorosas, mas que não continham a sensação de apreensão que você hoje associa ao exercício.

- Quando criança, você pulava corda na escola no recreio ou antes do início da aula?
- Você jogava bola com as crianças do quarteirão, brincava de pegar, de pique, de esconde-esconde, andava de bicicleta ou de patins, ou nadava?

Provavelmente já faz muito tempo que você não pula corda nem brinca de esconde-esconde, mas você ainda gosta de andar de bicicleta ou nadar? Se não gosta, o que aconteceu para transformar a alegria que você sentia ao usar o corpo quando era criança no mal-estar e na rejeição à atividade que sente hoje?

Para que você possa compreender seus sentimentos a respeito de usar o corpo, uma vez mais temos de examinar seu desenvolvimento individual e o contexto cultural mais amplo que cerca sua experiência da infância. Mas vamos começar com as possíveis contribuições genéticas.

Carregar a arma

Assim como a alimentação, a quantidade de atividade física à qual a pessoa se dedica pode ser parcialmente determinada pela hereditariedade. Uma pesquisa demonstrou que bebês de três meses que posteriormente apresentaram excesso de peso eram 20 por cento menos ativos do que bebês que não apresentaram excesso de peso. Embora algum aprendizado possa ter tido lugar nos três primeiros meses, é provável que algumas pessoas nasçam mais predispostas à atividade. Outras pesquisas demonstraram que existem diferenças hereditárias na freqüência dos tipos de pequenos movimentos nervosos do corpo. Embora seja improvável que os movimentos nervosos produzam significativa perda de peso, essa característica genética pode ser responsável por algo entre 100 e 700 calorias por dia, tornando mais fácil para algumas pessoas regular o peso. Exatamente como ocorre no caso da comida, a estrutura genética pode contribuir para você se sentir à vontade com o exercício, mas é provável que as influências do ambiente desempenhem um papel mais importante na determinação de quantas calorias você irá queimar com a atividade física.

Puxar o gatilho

Mesmo com predisposição genética para ser ativa, é preciso que a pessoa se encontre em um ambiente que permita ou estimule a atividade física, para que a predisposição se manifeste. Lamentavelmente, esse tipo de ambiente está cada vez mais raro. As crianças na primeira fase do ensino fundamental na Califórnia praticam em média 15 minutos por semana de exercícios organizados, embora a legislação determine 100 minutos por semana. Mesmo que tenha tido aulas de educação física com mais freqüência quando estava na escola, você participava de algumas atividades ou tentava evitá-las? É provável que muitas de suas atitudes com relação ao exercício tenham sido desenvolvidas antes de você ir para a escola. À semelhança do que ocorre com a alimentação, quando você era criança, seus pais desempenharam um papel crítico na definição de seus hábitos com relação à atividade.

Os pais exercem influência direta ao estimular, implicar, gratificar e punir as atividades do filho, mas podem exercer impacto indireto ao dar o exemplo, apoiar atividades físicas e delas participar. Recue à infância e procure se lembrar das interações que você teve com seus pais a respeito de atividades. Eles o apoiavam? Se você praticava esporte, eles estimulavam sua participação, levavam você aos treinos e assistiam aos jogos? As crianças ativas têm mais probabilidade de sentir que têm o apoio dos pais do que as inativas. Seus pais eram ativos? Uma pesquisa descobriu que crianças entre as idades de quatro e sete anos que tinham pais ativos apresentavam uma probabilidade seis vezes maior de serem ativas do que os colegas que tinham pais inativos. Lamentavelmente, a maioria não tem pais ativos. Menos de 30 por cento dos pais das crianças que estão na primeira fase do ensino fundamental exercitam-se pelo menos três vezes por semana. O incentivo dos pais para que as crianças se exercitem será ineficaz se o comportamento deles comunicar que a atividade é desagradável ou pouco importante.

Mark é um bom exemplo de criança inativa que cresceu e se tornou um adulto inativo. Quando criança, o pai de Mark o encorajava a "ir brincar lá fora", mas o pai raramente era ativo e não participava de qualquer atividade com o filho. Mark relembrou uma ocasião em que tinha seis anos e pediu ao pai que jogasse bola com ele. O pai concordou, relutante, mas, pouco depois de começar a jogar, convidou uma criança do bairro para participar e, depois, se desculpou e foi embora. Quando Mark tinha 11 anos, o pai o convenceu a se inscrever na divisão infantil de beisebol, mas, assim que Mark aceitou a sugestão, o pai demonstrou pouco interesse pelo assunto. No ensino médio, Mark apresentou-se como voluntário para trabalhos administrativos, permanecendo inativo durante toda a adolescência. Hoje, um jovem adulto, Mark matriculou-se várias vezes em academias de ginástica, por reconhecer que precisa fazer exercício para perder peso. Todas as tentativas foram infrutíferas porque "é chato, odeio suar e me sinto péssimo quando fico sem ar ou quando meus músculos não conseguem mover os pesos".

A tirania das telas

Você assistia muito à televisão na infância? As crianças americanas passam em média 24 horas por semana assistindo à televisão. Elas passam três dos cinco anos entre as idades de 12 e 17 anos assistindo a vídeos, televisão e DVDs, ou olhando para a tela do computador e jogando *videogames*. Em uma pesquisa realizada com crianças da terceira e da quarta séries, um período menor passado diante das telas foi associado a significativa redução do IMC, da circunferência da cintura e da proporção entre a cintura e o quadril, bem como a uma redução da quantidade de comida consumida enquanto as crianças assistem aos programas. Além de submeter as crianças a imagens corporais irrealistas e inúmeros anúncios de alimentos que tendem a fazer com que as pessoas comam mais, assistir à televisão absorve um tempo livre das crianças que elas poderiam gastar praticando alguma atividade. Como "bonificação" adicional, assistir à televisão pode diminuir a taxa metabólica de repouso, fazendo com que um número menor de calorias seja usado. Em vez assistir à televisão, teria sido melhor se você tivesse lido, feito os deveres de casa ou se dedicado a qualquer outra atividade passiva. Se as crianças não se exercitam muito na escola e passam a maior parte do tempo livre diante de uma tela, é de causar surpresa que elas não se sintam à vontade exercitando-se quando se tornam adultos que tentam perder peso?

De onde vem a inteligência corporal?

Visando a conveniência, discuti o desenvolvimento da inteligência corporal em função de cada um dos três componentes separadamente, mas, no mundo real, à medida que nos desenvolvemos, ocorre uma interação dos três componentes. A estimulação e as imagens da mídia podem aumentar a insatisfação com o corpo, resultando em dietas que acarretam um aumento de peso que torna a atividade física mais difícil, de modo que a insatisfação com o corpo aumenta... O ciclo pode ser interminável. O resultado é uma contínua erosão da inteligência corporal. Por outro lado, os pais que apóiam os filhos e estimulam uma alimentação saudável, sem se mostrar excessivamente controladores, e que ajudam os filhos a compreender que algumas das imagens exibidas na mídia são irreais – ao mesmo tempo que servem de exemplo, encorajam e apóiam a participação dos filhos em esportes e atividades físicas – podem aumentar a inteligência corporal de suas crianças.

Examine suas respostas às perguntas formuladas neste capítulo e aprecie as experiências de sua infância à luz das informações apresentadas. Pense sobre:

- As atitudes de seus pais a respeito da comida e da alimentação.
- Se você foi alimentado no seio ou com mamadeira.
- As tentativas de seus pais de controlar a comida.
- Os efeitos da mídia na escolha do que você come.
- O uso da comida como fonte de conforto.
- A insatisfação de seus pais com relação à sua aparência ou ao seu peso.
- Comentários negativos dos colegas sobre sua aparência ou seu peso.
- A insatisfação que você sentia ao comparar a própria aparência ou o peso com as imagens da mídia.
- Falta de exemplo e apoio de seus pais com relação a atividades físicas.
- O impacto do número de horas excessivas passadas diante da televisão.

Se você identificou algumas das origens de sua atual alimentação, imagem corporal e comportamento diante do exercício, está a caminho de restaurar a inteligência corporal. Lembre-se de que o objetivo não é atribuir culpa. Mesmo que fosse possível ratear a responsabilidade, nada seria alcançado. Em vez disso, nossa intenção é verificar como se desenvolveram seus padrões duradouros. De posse desse entendimento, o mistério e o poder desses padrões diminuem, e sua capacidade de alterá-los e de reconstruir a inteligência corporal aumenta. Vamos começar com a comida. No Capítulo 3 você examinará os motivos que o levam a comer.

CAPÍTULO 3

POR QUE VOCÊ ESTÁ COMENDO ISSO?

Se eu lhe perguntasse por que você está comendo uma determinada coisa, a resposta provável seria: "Porque estou com fome." Mas o que é exatamente a *fome*? É um ronco desconfortável no estômago que exige sua atenção? Nesse caso, qualquer alimento de sabor agradável servirá, desde que faça desaparecer a sensação de fome. Talvez não seja o ronco em seu estômago, mas sim uma fome na boca, o desejo de satisfazer uma sensação específica que requer um alimento especial como sorvete, batata frita ou até mesmo couve-de-bruxelas. Ou talvez seu estômago esteja quieto e você não sinta nenhum anseio. Na verdade, você nem mesmo estava pensando em comida até que passou por um quiosque no *shopping* e sentiu o cheiro de *cookies* de chocolate recém-saídos do forno. De repente, você sentiu uma fome que só poderia ser satisfeita por *cookies* de determinada marca.

Para desenvolver inteligência corporal, você precisa examinar com mais atenção o que está acontecendo quando você diz que está com fome. O emprego típico da palavra *fome* pode abranger muitas explicações diferentes para o desejo de comer. Como a inteligência corporal envolve entender as motivações para comer, vamos explorar, neste capítulo, os pormenores das várias razões que nos levam a comer e aprender os sinais que irão ajudá-lo a identificar o tipo de fome que está sentindo. Quando você souber exatamente por que quer comer, será capaz de satisfazer essa necessidade, freqüentemente com menos comida. Às vezes, é possível lidar com essa necessidade sem comer nada. Por exemplo, não faz sentido comer uma barra de chocolate quando o motivo que o está levando a comer não tem nada a ver com o sabor do chocolate. Mesmo que você seja um amante inveterado de chocolate, se seu estômago lhe estiver lembrando que já faz quatro horas que você não come, talvez seja possível satisfazer-se com uma comida mais nutritiva.

Avalie os seguintes exemplos:

- Sara está no penúltimo ano da faculdade. São 11h30 e ela está na aula de inglês ouvindo o professor fazer a análise de um soneto de Shakespeare. Ela sente o estômago roncar, ouve o barulho e reza para que o rapaz sentado ao lado dela não o tenha escutado. Ela começa a planejar o que vai almoçar e consulta o relógio para ver quanto tempo falta para acabar a aula. Assim que o professor encerra as atividades, ela se dirige ao refeitório dos alunos e pede uma tortilha crocante de frango.
- Cal acabou de jantar há uma hora. Sua mulher está pondo na cama os dois filhos pequenos do casal. Cal está sentado no sofá assistindo a uma partida de futebol. No intervalo, ele assiste a um comercial de Doritos e, a seguir, se levanta e vai à cozinha em busca de algo para comer. Encontra um pacote de batata frita, pega uma cerveja e volta a se sentar antes de o segundo tempo começar.
- Margo está deprimida. Embora já trabalhe com vendas há algum tempo, passou recentemente na prova para obter o registro de corretora e começou a trabalhar para um corretor de imóveis da cidade. Ela estivera mostrando casas para um casal exigente que não parecia conseguir chegar a um acordo com relação ao imóvel em questão. Ela telefonou para eles pela manhã para marcar uma visita a uma casa que sabia que eles iriam adorar. A esposa lhe disse que o casal fizera uma oferta em outra casa, com outro corretor, e que a oferta foi aceita. Margo desligou o telefone, começou a se perguntar se teria cometido um erro ao mudar de profissão e se serviu de um punhado de guloseimas que estavam em um pote na mesa de um colega.

Sara, Cal e Margo exemplificam as três razões mais comuns que nos levam a comer: comer para satisfazer a fome física, comer em função do estímulo de sinais externos e comer para suavizar emoções desagradáveis. Neste capítulo vamos examinar mais de perto as situações em que comemos por estar motivados pela fome e aquelas em que o fazemos em resposta a sinais externos. A seguir, no Capítulo 4, vamos explorar as emoções e a comida.

A fome física

Se você já deixou de fazer uma ou duas refeições, sabe que a fome é uma experiência desagradável que, cada vez mais, domina sua vida. Embora haja pouca controvérsia a respeito da sensação desagradável do ronco de um estômago e da tontura, os cientistas divergem com relação à causa. A visão tradicional é que as pontadas de fome são causadas por um declínio no suprimento de energia do corpo. O hipotálamo (situado no meio do cérebro) sinaliza que o açúcar no sangue está baixo demais, ao mesmo tempo em que contrações dos músculos ao redor do estômago informam que ele está vazio. (Às vezes, o barulho do estômago que acompanha as contrações faz com que todos em volta também tomem conhecimento de nossa fome.) De acordo com essa opinião, quando comemos, aumentamos o açúcar no sangue e a fome desaparece.

Uma visão alternativa sustenta que a fome não tem nada a ver com a privação de comida. Segundo essa perspectiva, mesmo que seja magro, você tem uma quantidade de energia armazenada no corpo capaz de durar pelo menos um mês. Se você for obeso, poderia passar um ano sem comer, vivendo da gordura do corpo. A fome não é causada pela falta de nutrição; ela resulta de mudanças que ocorrem no corpo quando a comida está disponível e antevemos o que vamos comer. Quando a hora da refeição esperada se aproxima, o pâncreas libera insulina. Essa última remove a glicose do sangue e sentimos fome, mas, se não comermos nada, a glicose volta sozinha aos níveis normais. De acordo com esse ponto de vista, quando Sara está sentada na sala de aula e olha o relógio, a expectativa da iminência da hora do almoço ativa a liberação de insulina. Se ela estivesse desorientada e não soubesse as horas ou quanto tempo tinha se passado depois que comera pela última vez, a insulina não teria sido liberada e ela não sentiria fome.

Se a fome resultasse apenas da privação de comida, seria de se esperar que ela se intensificasse à medida que deixássemos de fazer mais refeições, mas isso raramente ocorre. Quando você não almoça, tem contrações no estômago, mas, cerca de uma hora depois, é provável que seu estômago se acalme. Você só voltará a sentir as contrações quando a hora do jantar se aproximar e o pâncreas novamente segregar insulina. Se você persistir em não comer (e não estou recomendando que você faça isso), a sensação de fome desaparecerá após cerca de cinco dias de inanição. As pessoas que sofrem de anorexia ou que estiveram em uma prolongada greve de fome não mentem ao relatar a ausência de fome, apesar de não terem comido nada durante dias ou semanas. Passei pela experiência de trabalhar com uma mulher anoréxica que insistia em afirmar que não estava com fome, embora estivesse há quatro dias sem comer. Durante a sessão, meu estômago começou a roncar porque eu estava meia hora atrasado para o almoço.

O dr. Paul Rozin, pesquisador da Universidade da Pensilvânia, demonstrou claramente que as variáveis psicológicas podiam facilmente prevalecer sobre os sinais da fome na determinação do consumo de comida. Ele estudou dois homens que sofriam de amnésia grave causada por lesões cerebrais. A perda de memória deles era tão profunda que nenhum dos dois conseguia se lembrar de eventos ocorridos minutos antes. O dr. Rozin alimentou os homens, esperou menos de meia hora e lhes ofereceu uma segunda refeição. Embora tivessem acabado de comer e estivessem satisfeitos, nenhum dos dois se lembrava de ter comido pouco tempo antes, de modo que fizeram a segunda refeição. A fome física não foi responsável por eles terem comido dessa última vez. A visão e o cheiro da comida, aliados à incapacidade de se lembrarem da refeição feita pouco antes, foram suficientes para fazê-los comer.

Embora os mecanismos precisos responsáveis pela fome não tenham sido estabelecidos, está claro que ela é pelo menos parcialmente controlada por processos psicológicos como a expectativa e a memória. Embora a fome possa ser uma experiência intensa, não é inevitável que você vá comer quando tiver sido privado de comida, tampouco a fome é o único fator que pode influenciá-lo a comer.

Neutralizar a fome

Mesmo que você sofra de anorexia ou amnésia, o fato de fazer habitualmente dieta pode deixá-lo fora de sintonia com a fome física. As dietas normalmente exigem que você desconsidere ou neutralize a fome para poder limitar a quantidade de comida que ingere. Se você se tornar eficiente nesse processo, a conexão entre a fome e a comida se perde e a alimentação será determinada pelas refeições planejadas pelo autor da dieta. Quando você sai da dieta, a capacidade de usar a fome física para regular a alimentação não retorna automaticamente. Aumentar a inteligência corporal requer que você possa interpretar com precisão os sinais de fome de seu corpo. Embora existam razões além da fome física, é importante saber quando você está comendo porque está com fome e quando o está fazendo por outro motivo. Entender as diferentes motivações possibilitará que você faça escolhas conscientes a respeito de sua alimentação.

Saber quando parar

Pode ser difícil avaliar com precisão a fome física se, até agora, você foi alguém que faz habitualmente dieta, mas, mesmo que você esteja sem prática, não há como confundir uma forte sensação de fome. Assim, se a pontada de fome é um sinal para que você comece a comer, quais são os sinais que dizem que você deve parar? Infelizmente, o sistema de sinalização do corpo que nos avisa que já comemos o bastante é mais sutil e, a não ser que você preste bastante atenção, talvez não o perceba.

Saber quando você não está mais com fome é importante porque a necessidade de comida flutua. Em determinados dias, você deve parar antes; em outros, pode continuar a comer. Por exemplo, se você é mulher, é provável que precise de 200 a 500 calorias adicionais a cada dia na segunda metade do ciclo menstrual. Mas, quando o ciclo seguinte começa, você continua a comer a mesma quantidade? Ou, então, se você é um atleta nos fins de semana, mas uma pessoa sedentária nos dias úteis, consegue variar o que come segundo o seu nível de atividade?

O processo físico da saciedade (o nome científico para o término da fome depois que comemos) é complicado. Até recentemente, a maior parte da atenção se concentrava na inchação do estômago depois da comida, bem como nos efeitos do açúcar e dos ácidos graxos que circulam na corrente sangüínea. Pesquisadores descobriram que hormônios como o grelin e o PYY – aliados ao hipotálamo – regulam a alimentação. Em um futuro não muito distante, os pesquisadores provavelmente descobrirão a fórmula precisa que prevê a saciedade. Independentemente de qual seja a interação complexa que determina a saciedade, está claro que, depois que começamos a comer, luzes não piscam nem sinos tocam para nos avisar que já comemos o suficiente. Sentir-se saciado é especialmente difícil para as pessoas que sofrem de bulimia, bem como para aquelas que ingerem quantidades excessivas de comida e só param quando são interrompidas ou ficam enjoadas. Mesmo que os pesquisadores descubram uma substância que faça com que nos sintamos satisfeitos com uma quantidade de comida menor, ainda assim precisaremos identificar a sensação de saciedade e usar essa informação para decidir quando parar de comer.

Reconhecer quando se come demais

Você é capaz de distinguir entre sentir fome e estar confortavelmente satisfeito? A sensação de estar confortavelmente satisfeito, em geral, se faz acompanhar de sentimentos de contentamento e bem-estar. Por incrível que pareça, não é preciso que você ingira uma grande quantidade de comida para se sentir satisfeito. Por exemplo, se você ficar com fome no meio da tarde, um lanche de 100 calorias como uma maçã geralmente resolverá o problema. Se você não tiver certeza de quando sua fome passou, experimente este exercício indicado pela dra. Barbara Rolls no livro *Volumetrics.* Adote uma escala de 1 (faminto) a 10 (cheio, a ponto de não conseguir comer nem mais uma garfada) para medir a fome antes de uma refeição. Interrompa a refeição várias vezes e meça sua fome. Quando sua avaliação chegar a 5, pergunte aos seus botões se não está na hora de parar de comer. Você provavelmente descobrirá que sua fome acabou muito antes da comida que está em seu prato. Se você resolver continuar a comer, reconheça que está agindo assim por um motivo diferente da fome.

Comer em função de estímulos externos

Quando Cal pegou um pacote de batatas fritas para comer enquanto assistia à partida de futebol, seu estômago não estava roncando, o açúcar em seu sangue não estava baixo e seu hipotálamo estava funcionando muito bem; o fato de ele comer naquela hora não tinha nada a ver com a fome física. À semelhança do que ocorre com Cal, na maior parte das vezes que você come, não está fisicamente com fome, e se alimenta devido a sinais externos ou à estimulação emocional (ver Capítulo 4).

Para ter uma idéia de suas tendências alimentares externas, examine as seguintes declarações. Faça um x no quadrado ao lado de cada declaração quando ela for verdadeira (ou quase sempre verdadeira) para você.

- ☐ 1. Quando estou ao lado de pessoas que estão comendo, sempre belisco algo, mesmo que não esteja com fome.
- ☐ 2. Quando faço compras, costumo adquirir alguma coisa que não pretendia pela simples atração.
- ☐ 3. Quando o cheiro da comida é bom, tenho de experimentar um pouco.
- ☐ 4. É difícil não prestar atenção ao cheiro de uma comida recém-preparada.
- ☐ 5. Se um alimento tem um sabor especialmente agradável, costumo comer além do que pretendia.
- ☐ 6. Quando estou com fome, só como se a comida estiver apetitosa.
- ☐ 7. Se está na hora do jantar, mas eu já comi, janto mesmo assim.
- ☐ 8. Quando não percebo o tempo, às vezes me esqueço de comer.
- ☐ 9. Quando vou ao cinema, compro pipoca ou outra coisa para beliscar, mesmo que não esteja com fome.
- ☐ 10. Gosto de ter algo para comer ou beber enquanto assisto à televisão.
- ☐ 11. Quando estou sozinho, assisto à televisão ou leio uma revista ou um livro.
- ☐ 12. Quando estou sozinho, prefiro beliscar alguma coisa a fazer uma refeição.
- ☐ 13. A véspera de Natal não seria normal se eu não comesse muito.
- ☐ 14. Sempre que uma ocasião especial se apresenta, comemoro com comida.

De acordo com o dr. Stanley Schachter, o psicólogo que primeiro identificou a alimentação em função de sinais externos, as pessoas com peso normal comem quando estão fisicamente com fome. Em comparação, as pessoas com excesso de peso comem em resposta a sinais externos, como a hora do dia ou o cheiro da comida. Como vivemos em um mundo repleto de alusões à comida (propaganda sobre comida, cartazes de restaurantes, outras pessoas comendo), as pessoas que comem em função de sinais externos ganham peso. Embora a correlação entre comer em função de sinais externos e obesidade tenha criado muita comoção, após décadas de pesquisas, parece que o processo de ganhar peso é bem mais complicado. A dra. Judith Rodin (ex-aluna do dr. Schachter) fez uma análise crítica da pesquisa sobre comer em função de sinais externos e chegou à seguinte conclusão:

> *Quase todo mundo reage a alguns sinais externos para comer. Na verdade, existem pessoas em todas as categorias de peso que são altamente receptivas a esses sinais externos (...) Embora um elevado grau de receptividade provoque a alimentação excessiva e o aumento de peso, o nível final de obesidade alcançado a longo prazo é influenciado por um grande número de fatores...*

Comer em função de estímulos externos *não* é a única causa da obesidade (muitas pessoas que têm o peso normal comem dessa maneira), mas é, sem dúvida, fonte de uma alimentação desnecessária. Como comer em função de sinais externos significa alimentar-se sem necessidade, para aumentar a inteligência corporal você precisa controlar a maneira como come, determinando o tipo de sinais que o fazem comer e aprendendo a evitar comer em resposta a esses sinais.

Para ter uma idéia de seus padrões, reveja as declarações que você acaba de marcar. Elas são exemplos dos tipos mais comuns de comer em função de sinais externos:

- Sinais visuais da comida (itens 1 e 2).
- Cheiro da comida (3 e 4).
- Sabor da comida (5 e 6).
- Hora do dia (7 e 8).

- Rituais de alimentação (9 e 10).
- Comer sozinho (11 e 12).
- Comemorações (13 e 14).

Que tipo de sinais externos tem mais propensão a fazê-lo comer? Lembre-se de que esses exemplos representam uma pequena amostra dos possíveis sinais externos. No restante do capítulo vamos examinar um leque mais amplo de situações em que ocorrem os sinais externos que o levam a comer. Para aumentar a inteligência corporal, você terá de minimizar as ocasiões em que come em função de sinais externos. Vamos explorar com mais detalhes os tipos específicos desses sinais externos.

Ver e sentir o cheiro

Rebecca, uma professora de 43 anos que participava de um grupo conduzido por mim, descreveu uma descoberta feita certa tarde. Ao voltar para casa depois das aulas, geralmente entre 15h30 e 16h, ela passava pelo Taco Bell e comprava um dos *burritos* menores, para "segurar a fome até a hora do jantar". Naquela tarde, devido a atrasos causados por uma obra da estrada, ela voltou para casa por um caminho diferente. Já passava das 17h quando se deu conta de que não fizera o lanche de costume e não estava com fome. Para Rebecca, a situação foi literalmente um caso do tipo "longe dos olhos, longe da mente". Rebecca chegou à conclusão de que, se pudesse alterar permanentemente o caminho de volta para casa, economizaria as calorias do lanche que fazia habitualmente.

Em uma tarde de sexta-feira, Sam, um avaliador de imóveis de 52 anos, voltou ao escritório depois de ter passado a maior parte do dia fazendo trabalhos externos. Embora ainda estivesse satisfeito devido à refeição substancial que fizera no almoço, e estivesse planejando sair à noite com alguns amigos para jantar, Sam não conseguiu resistir aos *brownies* que uma colega levara para o trabalho para comemorar o aniversário dela. Se ele tivesse sentido necessidade de se servir de algo para ser educado, poderia ter comido uma das frutas disponíveis, mas as maçãs e as pêras não cheiravam tão bem, nem eram tão atraentes, quanto os *brownies*.

Pense em todos os sinais visuais com que você se depara em um dia típico. Além dos sinais de *fast-food* e das promoções para os feriados, existem:

- As propagandas de comida na televisão, no rádio, nos jornais e nas revistas.
- A visão de outras pessoas comendo.
- Balas, chocolates, nozes e salgadinhos na sala de jantar, no porta-luvas do carro e na mesa de seus colegas.
- O cheiro da comida sendo preparada.
- Imagens apetitosas nas embalagens dos produtos.
- Máquinas de venda automática nos corredores e nos locais públicos.
- Festas e eventos sociais nos quais a comida é exposta em destaque.
- Cruzeiros e *resorts* com tudo incluído, em que as refeições e os lanches estão sempre em destaque e disponíveis o tempo todo.

Você está sendo bombardeado. É impossível contar o número de sinais visuais que você vê todos os dias, mas o total certamente atinge a casa dos milhares. Embora alguns ambientes tenham menos sinais visuais, como a biblioteca, por exemplo, é impossível escapar totalmente deles. Mesmo na biblioteca, você poderá ver máquinas de venda automática, imagens de comida nas revistas, estudantes beliscando e balas e chocolate na mesa da bibliotecária.

Se você marcou as duas primeiras declarações, é provável que seja receptivo aos sinais visuais de comida. Você sente "fome" quando vê um anúncio de mistura para bolo ou quando passa na porta de um de seus restaurantes prediletos? Não é preciso muito estímulo para nos fazer comer; até mesmo pequenas mudanças nos sinais visuais podem alcançar esse resultado. Uma pesquisa realizada revelou, por exemplo, que os participantes fortemente sensíveis aos sinais externos comiam mais castanhas-de-caju quando estas estavam intensamente iluminadas do que quando havia pouca luz.

Pense em como você pode reduzir o número de sinais visuais de comida em seu ambiente. Por exemplo, se você usar folha de alumínio em vez de filme de plástico para embrulhar as sobras, a comida ficará menos visível quando você abrir a geladeira. Como resultado, é menos provável que você faça um lanche não-programado. Várias outras sugestões para a minimização dos sinais visuais de comida são apresentadas no texto "Minimize os sinais visuais".

O sentido do olfato funciona da mesma maneira. Quando um alimento possui um aroma tentador, as pessoas receptivas aos sinais externos tendem a ceder mais a ele, independentemente da fome física. Os donos dos quiosques que vendem pão e *cookies* feitos na hora estão cientes desse fenômeno. Eles deixam o forno aberto para garantir que os passantes se sintam tentados a provar os produtos altamente calóricos. A inteligência corporal não requer que você prenda a respiração para evitar os aromas agradáveis, mas o fato de você saber que é sensível a esse tipo de sinal externo diminuirá a probabilidade de se surpreender comendo algo assim.

O paladar

Se você tivesse deixado de fazer uma refeição e tivesse a desagradável sensação de fome no estômago, mas a única comida disponível fosse espinafre ou brócolis, que quantidade você comeria? Você pararia após algumas garfadas? Se não estivesse com tanta fome, mas, em vez de espinafre, lhe oferecessem seu sorvete predileto, você comeria mais? Especialmente no caso das pessoas sensíveis aos sinais externos, o sabor dos alimentos é mais importante do que a fome propriamente dita na determinação da quantidade de comida ingerida.

À semelhança do que ocorre com o resto da raça humana, você nasceu gostando do sabor doce e rejeitando os alimentos amargos, salgados e ácidos. Além dessas quatro sensações, o sentido adulto do paladar abarca o cheiro e a textura da comida, e a sensação que provoca na boca. Embora possa haver exceções, os seres humanos, em geral, preferem alimentos com "energia densa", ou seja, com elevado teor de açúcar e gordura, aos alimentos menos ricos. Apreciamos a qualidade doce do açúcar, bem como a textura e a sensação fornecida pela gordura. É compreensível que os alimentos mais densos tenham a tendência de contribuir para o aumento de peso. O chocolate e a manteiga de amendoim, por exemplo, fornecem cinco ou seis calorias por grama, ao passo que a mesma quantidade de legumes ou de frutas contém menos da metade de uma caloria. Apesar do elevado teor calórico, os alimentos densos não satisfazem mais a fome. Para se sentir satisfeito, você terá de ingerir a mesma quantidade de comida, seja chocolate ou espinafre. O problema de escolher chocolate, e não uma fruta, para satisfazer o apetite é que você terá consumido cerca de dez vezes mais calorias.

Minimize os sinais visuais

Para controlar a alimentação baseada em sinais externos, você precisará minimizar a quantidade de comida que vê. Embora você pudesse tentar comer no escuro, é mais prático organizar o ambiente de modo a reduzir o número de sinais visuais de comida. Eis algumas sugestões:

- Armazene os alimentos tentadores na prateleira superior dos armários ou na prateleira mais baixa da geladeira, para que fiquem menos visíveis.
- Remova a comida de todos os aposentos da casa, exceto da cozinha (nada de pratos com balas na sala, chocolates na gaveta de cima da cômoda do quarto e nada de tira-gostos no porta-luvas do carro ou na mesa do trabalho).
- Nas festas e nos eventos sociais, depois que acabar de comer, fique longe do cômodo onde está a comida.
- Não dê telefonemas, não leia nem assista à televisão na cozinha (ou em qualquer outro lugar com sinais que lembrem comida).
- Quando for fazer compras, evite os corredores com balas, doces, chocolates e sobremesas.
- Sempre que possível, levante-se da mesa do jantar assim que acabar de comer.
- Em casa, sirva porções razoáveis de comida na cozinha e leve os pratos para a mesa de jantar. Não ponha travessas com comida na mesa. Se você realmente quiser repetir, vá à cozinha pegar mais comida.
- Se você precisa ter guloseimas e tira-gostos em casa, não os compre em pacotes tamanho família. Em vez de comprar dois litros de sorvete (ou de iogurte *light*), adquira porções individuais, como casquinhas ou potes pequenos. É mais provável que você se sirva compulsivamente de uma grande porção de sorvete do que volte ao congelador e pegue outra casquinha sem pensar no que está fazendo.

- Quando comer fora, peça ao garçom que leve o pão embora o mais rápido possível.
- Abandone o clube do prato limpo. Mesmo que você sinta certo desconforto, deixe uma pequena quantidade de comida no prato. Isso o ajudará a se livrar da associação entre ver a comida e comer.

Se sua alimentação for determinada principalmente pelo sabor, por um sinal externo, e não pela fome, você ganhará peso. Embora todo mundo tenha seus pratos prediletos, e não haja nada errado com o fato de gostar de comer (ver o Capítulo 6), para desenvolver a inteligência corporal você precisa aprender a satisfazer a fome apreciando o sabor de comidas menos densas.

A hora

Talvez o motivo externo mais comum para comer sem estar com fome seja simplesmente a hora do dia. O relógio na parede diz que é meio-dia, de modo que você almoça, ou, se ele estiver marcando sete horas da noite, está na hora de jantar. Se você não tivesse como ver a hora, talvez não soubesse quando comer.

É difícil superestimar o papel que a hora desempenha na alimentação. Várias pesquisas clássicas mostraram como a hora do dia, independentemente da fome física, é capaz de determinar a alimentação. Em certa pesquisa, por exemplo, voluntários ficaram sentados em uma sala sem janelas de frente para um relógio que era programado para acelerar ou retardar a passagem do tempo. Os voluntários comiam mais ou menos em função do relógio adulterado, e não da fome resultante da efetiva passagem do tempo. Essa constatação indica que, se você tem tendência a comer em função de sinais externos, o relógio pode exercer uma influência maior em sua alimentação do que seu estômago.

Se você examinar seus padrões de alimentação, é mais provável que encontre situações em que tenha comido porque estava na hora da refeição, apesar de não estar fisicamente com fome. Por exemplo, Stephanie, uma moça de 31 anos que participou de um grupo de peso dirigido por mim, fazia o acompanhamento de sua alimentação. Seus registros de um determinado dia mostraram que, depois de almoçar bem e comer tira-gostos em uma festa depois do trabalho, ela foi para casa e fez uma refeição completa no jantar. Ela não estava particularmente com fome, mas eram 18h30 e os outros membros da família estavam jantando, de modo que ela comeu também.

A alimentação estimulada por sinais externos encerra muitos padrões diferentes. A alimentação de Stephanie era claramente influenciada pela hora, mas ela era menos sensível aos sinais visuais e olfativos. Como Stephanie era capaz de ver comida sem ter anseio de comer, decidimos que seria seguro para ela sentar-se com a família à mesa e bebericar um refrigerante *diet* enquanto os outros comiam. Caso ela fosse mais receptiva aos sinais visuais, teria sido melhor que fosse para outro aposento até a família acabar de comer. Entender os sinais externos relacionados com a comida possibilitará que você desenvolva estratégias para minimizar seus efeitos.

Rituais de alimentação

Comer porque está na hora da refeição não é o único exemplo dos hábitos que determinam o consumo de comida. Os rituais alimentares podem se desenvolver em certas situações, independentemente da hora do dia. Quando você vai ao cinema, compra pipoca antes de entrar? Pareceria estranho você assistir ao filme sem beliscar algo? Se esse for um de seus rituais alimentares, não faz nenhuma diferença se você está indo à primeira sessão da tarde ou à última do dia, tampouco se você fez uma refeição pouco antes de entrar no cinema. Independentemente das circunstâncias, você comerá pipoca. Pipoca no cinema, cachorro-quente e cerveja durante o jogo de futebol, café com biscoitos na hora do cafezinho no trabalho e leite com biscoitos depois da escola são alguns dos rituais alimentares mais comuns. Além disso, quase todas as pessoas desenvolvem rituais de alimentação individuais e exclusivos.

Charles, um vendedor de produtos farmacêuticos de 45 anos, tinha de viajar 320km em semanas alternadas para visitar alguns médicos em uma cidade situada no ponto mais distante da região sob sua responsabilidade. Ele tinha muito medo da viagem, especialmente da hora e meia em que atravessava um longo trecho de estrada deserta entre os dois estados. Após vários meses, um novo Wendy's foi inaugurado no ponto que ficava mais ou menos na metade da viagem. Certo dia, Charles parou para comer um Frosty de chocolate, e foi o que bastou. Não fazia nenhuma diferença se ele estivesse viajando às dez horas da manhã, às quatro e meia da tarde ou às oito da noite. Se ele tivesse feito uma refeição antes de partir, o Frosty era a sobremesa. Se estivesse pretendendo comer quando chegasse ao destino, o chocolate era um aperitivo. Independentemente da hora do dia, ou do tempo que tivesse transcorrido depois da última refeição, todas as viagens incluíam uma parada no Wendy's.

Katherine, uma assistente social de 37 anos, chegava em casa do trabalho e jantava com a família. Assim que acabava de lavar a louça, ela fazia uma grande tigela de pipoca, pegava um cacho de uvas (quando era época), ia para a cama e ficava assistindo às novelas gravadas. Se não houvesse nem pipoca nem uva, Katherine procurava na despensa outra coisa para comer enquanto assistia às novelas. O sabor da comida não era tão importante quanto o ritual de comer enquanto assistia à televisão.

Reflita sobre as suas rotinas.

- Você consegue encontrar exemplos de situações específicas em que come independentemente da fome física ou da hora do dia?
- Você precisa beliscar enquanto assiste à televisão?
- Existe alguma tarefa que você execute rotineiramente e que seja seguida por uma guloseima?
- Você costuma comer algum tira-gosto quando chega em casa do trabalho?

O texto "Modificar o ritual" oferece algumas sugestões.

Katherine, a moça que comia pipoca enquanto assistia à televisão, raramente prestava atenção à sensação de comer pipoca, já que sempre estava envolvida com a novela. Tratava-se apenas de uma atividade automática que mantinha suas mãos ocupadas. Para abandonar esse ritual alimentar, Katherine passou a fazer crochê enquanto assistia às novelas. Ela deixava a linha e as agulhas em cima da televisão para poder pegá-las antes de se acomodar na cama. Charles, o vendedor de produtos farmacêuticos amante do Frosty, passou a preparar um lanche antes da viagem e parava em uma área de descanso duas saídas antes do Wendy's. Quando o tempo cooperava, ele parava um pouco de dirigir e caminhava enquanto fazia o lanche.

Comer sozinho

Com que freqüência você come sozinho? Embora a necessidade de contato dos seres humanos varie de pessoa para pessoa, quase todos nós gostamos de fazer as refeições com outras pessoas e achamos esquisito comer sozinhos. Lembro-me de ter ouvido falar de um monge que era membro de uma ordem católica romana muito rígida. O monge obtivera permissão para morar sozinho em uma pequena cabana, como eremita. Apesar do isolamento que impusera a si mesmo, ele, com freqüência, optava por comer junto com o restante da comunidade religiosa. Aparentemente, o isolamento só era difícil para ele na hora das refeições.

Em muitas refeições, o ato de comer é menos importante do que o contato social que tem lugar. Algumas interações sociais seriam embaraçosas, até mesmo impossíveis, sem a comida. Imagine, por exemplo, um rapaz que tenha acabado de conhecer uma mulher por quem se sentisse atraído. É pouco provável que ele sugerisse a ela que se encontrassem com o único propósito de obter informações um do outro. Por outro lado, propor um encontro para que comam ou bebam algo parece mais natural, embora nenhum dos dois talvez esteja prestando atenção ao que está comendo.

Modificar o ritual

Identifique um de seus freqüentes rituais relacionados com a comida. Este é um dos tipos de alimentação não-motivados nem pela fome, nem pela hora das refeições, mas sim por um conjunto específico de circunstâncias como ir ao cinema ou voltar para casa depois do trabalho. Os sinais visuais podem estar presentes, mas não são necessários para alguns rituais. Descreva em poucas palavras seu ritual no caderno.

Onde o ritual geralmente tem lugar? Por exemplo, você belisca enquanto assiste à televisão na sala ou no aposento onde habitualmente faz isso? Mencione esses locais no seu caderno.

Planeje uma alternativa para a comida quando você estiver na situação que envolve o ritual. Anote no caderno algumas atividades específicas que poderia realizar em vez de comer, como fazer tricô enquanto assiste à televisão, dar as mãos no cinema ou beber um copo de água mineral gasosa quando chega em casa do trabalho.

Se comer com os outros é um dos pequenos prazeres da vida, comer sozinho pode ser um dos pequenos sofrimentos. Você pode achar estranho ou sentir um leve mal-estar quando come sozinho, de modo que talvez mude seu comportamento alimentar para minimizar o mal-estar. Por exemplo:

- Quando come em casa, você liga a televisão como forma de ter companhia, telefona para alguém ou lê algo para se distrair?
- Se você tivesse de comer sozinho, sem nada parar distraí-lo, você devoraria a comida o mais rápido possível para acabar logo com a refeição?
- Você evitaria se sentar sozinho para fazer uma refeição e beliscaria qualquer coisa em pé?

Qualquer um desses comportamentos tende a resultar em uma alimentação desnecessária ou em uma escolha de alimentos insatisfatória.

Por que você se sente bem fazendo outras coisas sozinho mas não se sente à vontade ao comer desacompanhado? É provável que tenha assimilado a mentalidade da dieta que implica que você não tem o direito de comer, e quando come, deve se sentir culpado. Quando você come sozinho, não há nada que desvie sua atenção do que está fazendo. Se isso o faz se sentir culpado, é provável então que você empregue várias estratégias para se distrair. Geneen Roth, autora de vários livros populares sobre distúrbios alimentares, apresenta a idéia de que comer

(...) não conta quando não estamos sentados (...) Quando comemos e a maior parte de nossa atenção está concentrada em outra atividade que não seja comer, saborear, mastigar, sentir-nos satisfeitos, estamos fingindo que não estamos comendo.

Comer fora sozinho pode ser ainda mais difícil. Susan Spano, colunista de viagens do *Los Angeles Times*, afirma o seguinte: "Jantar sozinho em restaurantes deixa algumas pessoas tão pouco à vontade que elas comem em quiosques e pedem serviço de quarto nos hotéis para evitar o suplício." Além de você ficar dolorosamente consciente do que está comendo, todas as outras pessoas no recinto podem observar o que você está fazendo. Além da dificuldade de comer em público, você também pode ficar constrangido por comer sozinho se todas as outras pessoas estiverem acompanhadas. Talvez sinta que está chamando a atenção por ser a única sem acompanhante. Se você não estiver hospedado em um hotel e não puder pedir serviço de quarto, talvez evite esse mal-estar comprando a comida em um restaurante de *fast-food* e comendo no carro.

Por que você deveria se preocupar com o fato de se sentir mal ao comer sozinho? Infelizmente, muitas das estratégias que desenvolvemos para minimizar o mal-estar das refeições solitárias podem contribuir para a alimentação desnecessária. Por exemplo, se você beliscar de pé, em vez de se sentar para fazer uma refeição, é mais provável que coma tira-gostos e guloseimas altamente calóricos. Além disso, como você não está tendo um almoço ou jantar bem definido, existem menos diretrizes capazes de ajudá-lo a regular o que come. Com a comida no prato, você sabe quanto está comendo, mas, se estiver beliscando, é difícil lembrar se esta é a terceira ou a quarta vez que abre a geladeira.

Em uma pesquisa realizada sobre os efeitos que a conscientização exerce no consumo de comida, psicólogos da Universidade de Toronto convidaram mulheres com excesso de peso e mulheres com peso normal para fazerem uma refeição como parte de um trabalho denominado "Avaliando o Desempenho Antes e Depois de Comer". As voluntárias foram deixadas sozinhas em uma pequena sala para fazer a refeição. Metade tinha diante de si um grande espelho na parede e, no caso da outra metade, o espelho foi coberto. Tanto as mulheres com excesso de peso quanto as que tinham o peso normal comeram consideravelmente menos quando podiam se ver no espelho. Esses resultados indicam que qualquer coisa que nos torne mais conscientes do que estamos comendo será benéfica para nossas tentativas de perder peso. Você não precisa ter um grande espelho na sala de jantar; apenas desligue a televisão ou afaste o livro enquanto estiver comendo. Leve seu lanche para a mesa e sente-se, em vez de comer em pé na cozinha. O exercício no texto "Preste atenção ao seu comportamento alimentar" o ajudará a se sentir mais à vontade comendo sozinho e prestando atenção às refeições.

Celebrar

Tente imaginar o que seria um Dia de Ação de Graças sem um peru. Como seria um aniversário de criança sem um bolo? Uma recepção de casamento sem *hors d'ouvres*, a Páscoa sem ovos de chocolate, o Pessach sem *matsás*, o Dia dos Namorados sem chocolate ou o 4 de Julho sem churrasco. Sem as comidas especiais, essas ocasiões pareceriam estranhas para muitas pessoas; algo estaria faltando. A fome física raramente é o motivo pelo qual comemos balas e doces no Halloween ou repetimos o peru no Dia de Ação de Graças. A celebração é um sinal externo que requer que consumamos alimentos específicos e, com freqüência, que o façamos em grandes quantidades. Quando nos recusamos a repetir o peru pela segunda (ou terceira) vez, a anfitriã pode ficar ofendida ou você pode ser visto como um estraga-prazeres.

Comemorar com comida pode ser uma das principais causas do aumento de peso. Em uma pesquisa realizada com pessoas que fazem dieta, os pesquisadores compararam o ganho de peso no período entre o Dia de Ação de Graças e as festas de fim de ano com o ganho de peso no restante do ano. As pessoas que faziam dieta ganharam cinco vezes mais peso durante o período de festas. Se você tem uma vida social intensa e costuma freqüentar festas, recepções e reuniões durante os feriados, provavelmente pode ganhar peso sem esforço! À medida que desenvolver a inteligência corporal, você reconhecerá o papel que a comida desempenha nesses eventos e ajustará sua alimentação para participar deles tranqüilamente, sem adicionar calorias desnecessárias.

Preste atenção a seu comportamento alimentar

Experimente este exercício. Na próxima vez que estiver sozinho em casa e chegar a hora de comer, prepare uma refeição normal. Sente-se à mesa de jantar ou da cozinha (não na sala de estar) e faça sua refeição sem televisão, rádio, livros, jornais, revistas ou qualquer outra distração. Apenas coma. Preste atenção à maneira como está se sentindo e aos pensamentos que passam por sua cabeça. A situação parece esquisita? Você está sentindo tédio? Você acha que deveria estar fazendo algo de útil em vez de desperdiçar seu tempo "apenas comendo"? Você está comendo mais rápido para acabar logo com isso?

Se você sentir qualquer mal-estar, pare e lembre a si mesmo que comer, quer você esteja sozinho, quer na companhia de outras pessoas, é uma atividade perfeitamente razoável. Comer sozinho, mesmo que você se encontre em um restaurante repleto de casais que desfrutam a companhia de seus parceiros, não quer dizer que você não tenha amigos ou que ninguém goste de você. Se você estiver se sentindo culpado por "desperdiçar seu tempo", lembre-se de que, mesmo que coma devagar, comer é uma atividade legítima que merece um pouco de seu tempo. Se estiver entediado, concentre a atenção na comida. Compare-a mentalmente com a última vez que você comeu o mesmo alimento. Observe o sabor (Doce? Salgado?), os temperos (Picante? Amargo?), a textura (Suave? Áspera?) e as sensações (Crocante? Fria?). Com a prática, você se sentirá à vontade comendo sozinho.

Jean, uma enfermeira de 48 anos que participou de um de meus seminários, descreveu os métodos que adotava para controlar a alimentação em suas folgas. Ela se sentia particularmente satisfeita com a estratégia que utilizava nas festas em que a comida era servida como bufê.

Quando somos convidados para uma grande festa, digo a Tom [o marido dela] que vou precisar da ajuda dele. Digo que vou tomar cuidado com o que irei comer. Na verdade, não recorro a ele para nada, mas o simples fato de lhe dizer o que vou fazer faz com que eu me atenha ao plano. Em geral, a maior parte da comida fica exposta na mesa da sala de jantar. Fico conversando com as pessoas na sala de estar, na sala de recreação ou em qualquer lugar, menos na sala de jantar. Sirvo-me da comida que quero na sala de jantar e a levo para a sala de estar para não me sentir tentada a beliscar. Quando acabo de comer, pego um copo de água mineral e fico bebericando enquanto converso com os amigos. Ficar com o copo na mão me dá a sensação de que estou participando e, portanto, me sinto mais à vontade. Além disso, fica mais difícil eu beliscar, já que tenho algo na mão.

Ao fazer um planejamento e confessar abertamente sua intenção (dizendo ao marido o que iria fazer), Jean foi capaz de minimizar a alimentação necessária nas festas e evitou ganhar peso.

Neutralizar os sinais externos

Depois de ler as informações deste capítulo, você deverá ter uma idéia melhor dos tipos de situações que lhe causam as maiores dificuldades. Antes de prosseguir, faça uma pausa e aprecie os seguintes tipos de alimentação baseados em sinais externos. Para cada um que você considerar relevante no seu caso, descreva dois exemplos específicos em seu caderno acerca de situações em que você come quando não está fisicamente com fome.

- Situações em que a visão da comida (ou estímulos relacionados com a comida) me fazem comer.
- O cheiro de comida que considero irresistível.
- O sabor de uma comida que me faz comer mais do que preciso.
- Uma hora em que como rotineiramente, mesmo quando não sinto fome física.
- Um ritual alimentar freqüente.
- O quanto me distraio quando como sozinho.
- Comemorações que geralmente me fazem comer demais.

Os hábitos não mudam da noite para o dia. É preciso tempo, atenção e persistência para substituir um hábito antigo e duradouro por um novo comportamento. Tentar modificar um número excessivo de hábitos ao mesmo tempo fará com que você se sinta sobrecarregado e pronto para desistir. Em vez disso, examine suas respostas às questões anteriores, escolha as três mais fáceis de mudar e faça um x ao lado delas. Para cada uma, planeje uma estratégia para modificar o hábito e descreva-a em seu caderno. Comece com algumas sugestões deste capítulo e acrescente algumas idéias suas para criar comportamentos abrangentes. Especifique o que você irá fazer de forma diferente e faça uma cronologia para implementar os passos que irão produzir a mudança de hábitos. Lembre-se de que esta não é uma dieta com alimentos proibidos; a inteligência corporal envolve mudança de hábitos. Se você se surpreender pensando de novo com a mentalidade de dieta, reveja o Capítulo 1.

Você deve fazer planos para ser persistente (mas não perfeito!) em seus esforços. Depois de duas ou três semanas de prática, notará que o novo comportamento surge com mais naturalidade; você já não precisará ficar tão atento para evitar comer quando se vir diante de um sinal externo. Quando isso acontecer, você estará pronto para atacar as três situações seguintes de sua lista sobre alimentação baseada em estímulos externos.

Agora você sabe o porquê

A essa altura você já deve ter uma idéia de algumas das razões, além da fome física, que o levam a comer. Embora todo mundo coma de vez em quando em reação a sinais externos, sua pontuação na escala de alimentação baseada em estímulos externos e sua resposta às questões formuladas neste capítulo deverão ajudá-lo a identificar os tipos de sinais externos mais propensos a fazê-lo ter vontade de comer. Reconhecer esses ativadores é um passo importante no desenvolvimento da inteligência corporal. Freqüentemente, o simples fato de você estar consciente de que "Não estou com fome, só quero comer aquele *cookie* porque ele parece saboroso" ou "Não estou com fome, só estou comendo estas castanhas-de-caju porque todo mundo está comendo" é suficiente para ajudá-lo a decidir não comer. Com a conscientização, talvez você comece a ficar zangado com o uso deliberado dos anunciantes de estímulos destinados a fazê-lo comer, e talvez tome a decisão de não reagir a esses estímulos. Você talvez fique mais satisfeito ao reconhecer o sinal e não responder a ele do que teria ficado se tivesse cedido à tentação e consumido o alimento anunciado. Com o aumento da inteligência corporal, sua alimentação se tornará uma questão de escolha consciente, ou seja, *você* decide que quer comer, em vez de manifestar uma reação automática aos sinais do ambiente. Você pode aumentar a inteligência corporal das seguintes maneiras:

- Reconhecendo quando come em função de fome interna ou física *versus* um sinal externo.
- Identificando os tipos de sinais externos que o fazem querer comer e aprendendo a evitar comer em resposta a esses sinais.
- Reconhecendo o papel que a comida desempenha nas celebrações e nos rituais, e, em seguida, planejando reduzir a quantidade consumida nessas situações.
- Passando a se sentir à vontade ao comer sozinho, para que você possa fazer boas escolhas alimentares e minimizar as ocasiões em que come desnecessariamente.

CAPÍTULO 4

SALVA PELO SORVETE

Chris, uma enfermeira de 47 anos, estava visitando a amiga Barbara. Depois de jantar em um sofisticado restaurante, elas voltaram para a casa de Barbara para assistir à televisão. Barbara estava tomando um sorvete quando o telefone tocou. Era a filha de Chris ligando para informar que estava deixando o marido e levando os filhos com ela. Ao ver o desapontamento de Chris, Barbara estendeu o sorvete e a colher para a amiga, dizendo: "Tome, isso vai fazer você se sentir melhor."

Betsy era uma mulher de 62 anos, casada com Paul, um agricultor que acreditava firmemente no papel tradicional e subserviente da mulher. Todas as manhãs, antes de sair de casa, ele "lembrava" a Betsy as tarefas que ela precisava executar ao longo do dia. Como Betsy pesava quase 90kg, ele também assumiu a responsabilidade de orientar a escolha de comida da mulher. Em quase todas as refeições, ele dizia a Betsy o que ela deveria ou não deveria comer a fim de perder peso. Apesar das tentativas de Paul de controlar o que a mulher comia, o peso de Betsy permanecia constante. O que Paul não sabia era que, assim que ele saía de casa pela manhã, Betsy começava a beliscar e passava o dia todo comendo.

Josh tinha 20 anos, estava no segundo ano da faculdade e tinha esperança de estudar medicina. No fim de semana que antecedeu o início das provas finais, ele fizera um juramento para si mesmo, para os pais e para o colega de quarto, dizendo que passaria o fim de semana inteiro sentado à mesa da cozinha de seu apartamento estudando para o exame final de química. Infelizmente, Josh não gostava muito de química e tinha dificuldade em resolver alguns dos problemas necessários, mas a matéria era uma exigência para o ingresso na faculdade de medicina. Ele havia decidido obter um bom resultado no exame final, de modo que se sentou à mesa para estudar, embora sua mente divagasse a toda hora. Várias vezes ele se levantou, foi até a geladeira e pegou um pedaço de queijo, uma colherada de sobras de uma refeição ou qualquer outra coisa que pudesse comer enquanto estivesse em pé.

Tiffany tinha 22 anos, estava no último ano da faculdade e prestes a se formar em comunicação. Além de comparecer às aulas, ela passou o ano fazendo estágio em uma emissora de televisão, com a esperança de que a experiência a qualificasse para uma posição inicial na mídia. Certo dia, ela recebeu uma carta de certa emissora de televisão oferecendo-lhe um emprego na sala de redação quando se formasse. Tiffany sentiu-se nas nuvens. Embora estivesse fazendo dieta, ela comemorou tomando de uma só vez quase meio litro de seu sorvete predileto.

O que Chris, Betsy, Josh e Tiffany têm em comum? Eles não estavam fisicamente com fome quando comeram. Não estavam comendo porque estivesse na hora de uma refeição, porque a comida fosse particularmente saborosa ou devido a algum dos outros sinais externos capazes de fazer com que comessem. Eles estavam usando a comida para se sentir melhor depois de uma experiência emocional desagradável ou, no caso de Tiffany, para intensificar um estado emocional agradável. Comer por razões emocionais geralmente tem lugar quando a pessoa está se sentindo mal e usa a comida para se sentir melhor.

Lamentavelmente, muitos fabricantes de alimentos tentadores, com elevado teor de gordura e altamente calóricos, estão muito bem informados a respeito da alimentação emocional e usam a propaganda para encorajá-la. Um anúncio recente exibiu 15 pessoas com idades e etnias diferentes que diziam por que os chocolates da Hershey's as deixavam felizes ("Uma namorada pode deixá-lo, mas o chocolate nunca fará isso"), terminando com um *close* na palavra *felicidade* impressa na barra de chocolate. Essa ligação não está limitada à televisão americana. Lembrome de um pôster que vi em um ponto de ônibus em Dublin, Irlanda. Em letras maiúsculas, estava escrito: "O Poder das Emoções" e, embaixo, havia a foto de uma enorme casquinha de sorvete.

Você come por motivos emocionais?

Para ter uma idéia de sua tendência de comer por motivos emocionais, examine as declarações que se seguem. Para cada declaração, indique a freqüência com que ela ocorre. Escreva 1 para "Nunca"; 2 para "Raramente"; 3 para "Às Vezes"; 4 para "Freqüentemente" e 5 para "Com Muita Freqüência".

1. Quando estou abatido ou triste, fazer um pequeno lanche melhora minha disposição de ânimo.
2. Quando estou deprimido, sinto mais vontade de comer.
3. Se alguém me decepciona, fico com vontade de comer algo.
4. Quando estou sendo pressionado ou trabalhando para cumprir um prazo final, sinto necessidade de beliscar.
5. Como mais quando estou estressado do que quando estou calmo.
6. Quando estou preocupado ou com medo de alguma coisa, tendo a comer mais.
7. Às vezes, quando as pessoas me irritam, fico com vontade de comer algo.
8. Comi "apenas para ensinar a ele uma lição".
9. Quando estou zangado, comer faz com que eu me sinta melhor.
10. Aguardo ansioso o momento de comer quando estou entediado.
11. Como mais quando não tenho nada para fazer.
12. Quando o tempo passa devagar, aguardo ansioso o momento de fazer um lanche.
13. Ficar sozinho aumenta meu apetite.
14. Como menos quando estou na companhia de outras pessoas do que quando estou sozinho.
15. Comer faz com que eu me sinta melhor quando estou me sentindo sozinho.
16. Comemoro comendo quando estou de bom humor.
17. Quando estou me sentindo muito bem, não me preocupo com dieta.
18. Quando estou feliz, comer o que mais gosto faz com que eu me sinta ainda melhor.

Essas declarações avaliam os tipos mais comuns de alimentação emocional. Some sua pontuação nos itens 1 a 3 e anote-a. Essa é a sua pontuação da alimentação causada pela depressão. Adicione a pontuação nos itens de 4 a 6 e anote o total para obter a pontuação da alimentação causada por ansiedade/estresse. Some a pontuação dos itens de 10 a 12 para obter a pontuação de alimentação por causa do tédio. Adicione a pontuação dos itens de 13 a 15 para obter a pontuação de alimentação por motivos de solidão. Finalmente, adicione a pontuação dos itens de 16 a 18 para obter a pontuação de alimentação por razões de alegria. Qualquer resultado superior a 6 é sinal de que essa emoção pode ser responsável pelo consumo desnecessário de alimentos.

A seguir, compare seus resultados para cada um dos seis tipos de alimentação emocional e verifique que emoção apresenta a maior probabilidade de fazê-lo comer. Mais adiante neste capítulo, você encontrará diretrizes que o ajudarão a fazer uma avaliação mais precisa de quando e onde você corre o risco de comer por motivos emocionais. Quando conhecer os detalhes, você será capaz de desenvolver um plano para lidar com as emoções sem usar a comida.

Que tipo de consumidor emocional você é?

Conscientizar-se de que você está comendo para aliviar distúrbios emocionais é o primeiro passo para mudar um hábito. Para entender melhor sua maneira de comer, observe alguns dos seguintes tipos de alimentação emocional.

A alimentação emocional pode assumir muitas formas. Na mais extrema, um distúrbio emocional pode desencadear uma completa orgia alimentar. Quando isso ocorre, a alimentação fica fora de controle. O tipo de comida não importa; o importante é continuar a comer até que o sentimento desagradável desapareça. Com freqüência, esse sentimento não desaparece; é apenas substituído pela culpa de ter comido demais. Uma pesquisa da Universidade de Stanford mostrou que as disposições de ânimo negativas eram no mínimo tão importantes quanto a fome física para desencadear uma orgia alimentar. Muitas pessoas que costumam praticar esse tipo de excesso informam que continuam a comer até que se torne fisicamente impossível comer mais, ou então que só param quando alguém ou algo interrompe a orgia alimentar. Essas pessoas são capazes de ingerir quantidades maciças de comida de uma só vez, com valores calóricos de cerca de 10 mil calorias. Embora esse tipo de alimentação emocional seja relativamente raro (dois a três por cento da população adulta; oito por cento dos adultos obesos), a depressão que geralmente acompanha as orgias alimentares é psicologicamente perniciosa e torna a perda de peso ainda mais difícil.

A maioria das pessoas que comem por motivos emocionais não pratica orgias alimentares descontroladas. Como os tipos mais comuns de alimentação emocional não envolvem a depressão e a perda de controle, eles não são tão psicologicamente destrutivos quando as orgias alimentares, mas, mesmo assim, resultam em um desnecessário aumento de peso. Não é provável que Josh, por exemplo, consuma 10 mil calorias, mas suas idas constantes à geladeira se acumulam, mesmo que ele não coma muito de cada vez. Chris, Betsy e Tiffany estão tentando perder peso. Como a alimentação emocional delas não estava incluída nas dietas que estavam tentando seguir, elas se sentiam culpadas com relação à quantidade de vezes que comiam fora do planejamento. Chris ficava especialmente zangada consigo mesma. Por sentir uma sensação de futilidade, ela desistiu de tentar fazer dieta. Por que, então, Chris, Betsy, Josh, Tiffany ou qualquer outra pessoa razoável usaria a comida dessa maneira? Por que comer sem necessidade, em especial se a pessoa estiver acima do peso e fazendo dieta?

Os motivos da alimentação emocional

Você é uma pessoa razoável e lógica, capaz de tomar decisões sensatas. Sabe que a alimentação emocional é contraproducente e se sente mal depois que come dessa maneira. Por que, então, ela é tão difícil de controlar? O Capítulo 2 explorou a forma como a inteligência corporal se desenvolve, incluindo experiências da infância que relacionam a comida com a sensação de conforto. Embora você não possa voltar atrás e refazer a infância, uma das atitudes que você pode adotar para tornar menos provável a alimentação emocional é desistir das dietas. O Capítulo 5 explora mais amplamente os riscos da dieta e oferece uma abordagem alternativa, mais inteligente, para o controle do peso. Agora, no entanto, precisamos discutir um dos problemas menos conhecidos das dietas: quando fazemos dieta, ficamos mais irritados e emocionalmente inconstantes. A psicóloga e autora Carol Tavris afirma que: "(...) o quociente de irritabilidade neste país diminuiria se as pessoas abandonassem qualquer dieta idiota e com restrições absurdas que estivessem fazendo..." Se um número tão grande de motoristas não fizesse dieta, talvez a irritação nas estradas fosse bem menor! A constante preocupação com o que estamos ou não comendo, a sensação de privação que sentimos por não estar ingerindo nossas comidas prediletas e a sensação de culpa por ter comido algo que não estava na dieta são estressantes. A dieta exaure as reservas emocionais necessárias para podermos lidar com as outras pressões da vida. O fato de você estar fazendo dieta não o isenta das pressões do emprego, das preocupações financeiras, dos problemas com os filhos e de todos os outros aborrecimentos da vida moderna. O desgaste constante da dieta torna mais fácil você se irritar e se sentir abatido com mais freqüência. O que você pode fazer então para se sentir melhor? Em um momento de fraqueza, você come, sabendo que vai se sentir culpado em seguida, mas naquele momento você talvez se sinta melhor. Essa alimentação emocional poderia ter sido evitada se você não estivesse fazendo dieta, de modo que você pode aumentar a inteligência corporal reduzindo sua dieta. O Capítulo 6 vai mostrar como você pode regular a alimentação sem fazer dieta.

Além da dieta, o que mais pode causar a alimentação emocional? Trata-se de um tipo de patologia ou de um vício? Primeiro, você precisa reconhecer que, com a possível exceção da orgia alimentar, que pode estar relacionada à depressão clínica, a alimentação emocional não é um sinal de fraqueza mental ou de psicopatologia. O psicólogo Richard Ganley analisou a pesquisa e chegou à conclusão de que a alimentação emocional é relatada por 75 por cento ou mais das pessoas com excesso de peso que participam de programas de emagrecimento e podem estar presentes em muitas pessoas que têm peso normal. Então, se não se trata de uma patologia, poderia ser uma espécie de vício? Afinal de contas, a alimentação emocional geralmente envolve alimentos que contêm muitos carboidratos, gordura ou ambos (como o chocolate), e as pessoas que comem por motivos emocionais relatam sentir anseios quando são privados das comidas prediletas. Existe uma dependência química ou um vício que seja a causa da alimentação emocional?

Embora existam algumas semelhanças entre os anseios que o alcoólatra tem por um drinque e o anseio pelo chocolate, não existe um grande embasamento científico para a idéia de que a alimentação emocional seja um vício. O vício de substâncias como o álcool e a heroína se caracteriza pela dependência física, por reações graves quando a droga é retirada e pelo aumento da tolerância à substância. Embora existam alguns indícios de que ingerir "alimentos reconfortantes" com elevado teor de gordura e de carboidratos reduza a atividade do hipotálamo, da pituitária e da supra-renal, o que resulta na melhora do humor, não existem indícios convincentes de que esses efeitos sejam fortes o suficiente para conduzir ao vício. Nem mesmo o chocolate, o alimento mais freqüentemente descrito como conducente ao vício, causa verdadeiro vício fisiológico. Embora ele contenha algumas substâncias psicoativas, a quantidade é muito pequena, de modo que é provável que o anseio pelo chocolate seja basicamente psicológico. O chocolate é saboroso e provoca uma boa sensação na boca.

As pesquisas sugerem que os tipos de anseio por comida que temos resultam de nossas experiências de aprendizado e de nossos antecedentes culturais. Em nossa cultura, o chocolate é um alimento especial geralmente associado ao amor (as caixas de chocolate com formato de coração fabricadas para o Dia dos Namorados), a uma recompensa ou a um agrado, mas, em outras culturas, o chocolate pode não encerrar tais significados. Uma pesquisa transcultural, por exemplo, descobriu que as mulheres nos Estados Unidos e na Espanha sentiam forte desejo de comer chocolate, ao passo que as mulheres egípcias ansiavam por delícias culinárias como berinjela recheada com carne. Se você tivesse nascido no Egito, talvez fosse indiferente ao chocolate!

Bem, o que é importante para você? Muito simplesmente, se você atribui sua alimentação emocional a uma doença mental, um defeito de personalidade ou um vício, você está dizendo que há um problema psicológico subjacente *em relação ao qual você nada pode fazer.* Quando você aceita essas explicações, torna-se passivo. Não há nada a fazer enquanto a cura milagrosa não for descoberta. Por outro lado, quando reconhece que suas emoções acionam a vontade de comer, você aumenta a inteligência corporal e pode tomar alguma providência a respeito da situação. Você pode descobrir outras maneiras de superar as emoções sem recorrer à comida.

Como saber quando você está comendo estimulado por um distúrbio emocional? Nem sempre é possível estabelecer uma relação clara de causa e efeito entre um estado emocional e comer uma barra de chocolate. Às vezes, a vontade de comer pode ser ativada por mais de um fator. Eis algumas perguntas que você pode fazer a si mesmo que o ajudarão a identificar a alimentação emocional:

- *Estou fazendo uma refeição?* Fazer uma refeição regular na hora normal de uma refeição provavelmente não é uma alimentação emocional; já um "lanche" não-programado pode ser.
- *Estou fisicamente com fome?* Se você não está com fome e não está comendo em reação a um sinal externo (ver o Capítulo 3), então pode se tratar de alimentação emocional.
- *Fiquei aborrecido com algo que aconteceu recentemente?* Seu humor mudou por causa de um telefonema, de uma conversa ou até mesmo de uma música que tocou no rádio? Alguém lhe deu uma fechada no trânsito ou o tratou mal em uma loja? Você estava apenas sentado, entediado, esperando o tempo passar? Mesmo que nada tenha acontecido, você estava pensando em algo que lhe causasse sofrimento?
- *Quais são as circunstâncias em torno da situação?* A alimentação emocional é menos provável pela manhã, mais provável à tarde e à noite; menos provável quando há outras pessoas por perto e mais provável quando você está sozinho.

Identificar as emoções

Quando você desconfiar que está comendo por causa de uma emoção, irá querer saber que emoção está em ação para poder agir, em vez de simplesmente comer quando sentir essa emoção. Agora, teve início o trabalho de detetive. No decorrer da próxima semana, acompanhe sua alimentação emocional. A maneira mais simples de fazer isso é por meio de um Registro de Alimentação Emocional. Pegue um cartão de 8 por 13cm, dobre-o ao meio, e carregue-o na bolsa ou no bolso. Como você não está fazendo dieta, não se preocupe em contar as calorias, carboidratos ou gramas de gordura; estamos interessados apenas em descobrir seus padrões pessoais de alimentação emocional. Para fazer isso, ponha três cabeçalhos no cartão, da seguinte maneira:

Hora	**Local/ Pessoas**	**Comida/ Quantidade**	**Emoção (ou Pensamento)**

Você não vai escrever tudo o que comer. Neste exercício, não estamos interessados no que você come no café-da-manhã, no almoço, no jantar ou em qualquer outra refeição planejada. Registre apenas seus "lanches" não-planejados, as idas não-autorizadas à geladeira, à máquina de venda automática ou ao lugar onde são guardadas as guloseimas.

É importante que você se sinta à vontade para registrar *toda* a sua alimentação emocional, de modo que provavelmente é melhor não discutir essa tarefa com ninguém. Como a maior parte da alimentação emocional ocorre quando você está sozinho, não deverá ser muito difícil registrar os detalhes sem ser observado. O objetivo é obter uma imagem precisa de seus padrões. Não faz sentido "esquecer" de registrar um lanche. Lembre-se de que você será a única pessoa a ler os cartões, de modo que pode ser completamente sincero, mesmo que ficasse constrangido se outras pessoas soubessem o que você comeu. Se você acha que vai se sentir pouco à vontade, ou envergonhado, quando tiver de olhar para o registro de uma semana de lanches, está na hora de superar isso. O constrangimento e a vergonha são contraproducentes quando você está tentando modificar um comportamento; eles impedem que você avalie realisticamente o trabalho que precisa ser feito. É necessário abandonar a culpa e adotar uma atitude neutra e imparcial com relação à sua alimentação emocional.

O objetivo da primeira coluna, "Hora", é determinar quando você corre o maior risco de comer por causa de uma emoção. Você provavelmente descobrirá que o risco é mínimo pela manhã, mas aumenta à medida que o dia vai avançando. Muitas pessoas descobrem que correm riscos maiores em uma hora específica, como, por exemplo, quando chegam em casa do trabalho, ou mais tarde, depois do jantar. Ao acompanhar a hora no decorrer da próxima semana, você será capaz de verificar se sua alimentação emocional segue um padrão.

A segunda coluna o ajudará a ver se existem lugares ou pessoas específicas associados à alimentação emocional. Onde é mais provável que ela ocorra? Na cozinha, em pé, diante da geladeira aberta? No sofá da sala? Depois de registrar sua alimentação emocional durante uma semana, Cindy, uma moça de 34 anos que voltou a estudar numa universidade, descobriu que a maior parte de sua alimentação emocional ocorria no carro, à noite, depois que dizia ao marido que iria estudar na biblioteca. Quaisquer padrões que você consiga descobrir serão úteis para planejar a redução da alimentação emocional.

A coluna "Comida/Quantidade" revelará os tipos de comida a que você recorre para aliviar os distúrbios emocionais. Não se preocupe excessivamente com a quantidade que estiver comendo; precisamos apenas de uma medida aproximada da quantidade.

Finalmente, a última coluna requer que você registre como está se sentindo. Isso pode ser o mais difícil de identificar. Embora tenhamos centenas de termos para descrever nossas emoções, freqüentemente é difícil exprimir em palavras o que estamos sentindo. Você está estressado, ansioso, temeroso, amedrontado, preocupado, tenso ou paranóico? Se nenhuma dessas descrições for adequada, que tal triste, deprimido, melancólico, na fossa, abatido ou desanimado? Talvez você esteja zangado, furioso, exasperado ou irritado. Você entende o que estou querendo dizer: as emoções são confusas e a linguagem das emoções não oferece muita ajuda. Para entender a confusão do torvelinho de emoções, vamos examinar aquelas que têm sido mais estreitamente relacionadas com a comida e, no caso de cada uma, descrever alguns dos sinais externos junto às reações físicas que as acompanham. A Tabela 4.1 descreve algumas das emoções mais comuns que têm sido associadas à comida.

Embora a Tabela 4.1 descreva as emoções habitualmente mais ligadas à comida, suas experiências poderão não se encaixar de forma exata em uma das categorias. Sua vontade de comer pode ser ativada por uma emoção que não está na lista, como a culpa ou a vergonha, ou ainda por uma combinação de emoções. Por exemplo, Betsy estava claramente zangada com Paul por ele querer controlá-la tanto. Ela achava que ele estava sendo injusto quando lhe dizia o que fazer e pensava em se vingar dele comendo alimentos proibidos e ganhando peso "só para ensinar-lhe uma lição". Além de sentir raiva, ela também estava ansiosa. Por ter sido criada em uma família tradicional, Betsy aprendera que meninas "decentes" não ficavam zangadas, de modo que se esforçava para não expressar a raiva. Desse modo, além de estar zangada com Paul, ela também se sentia ansiosa porque tinha medo de que alguma coisa ruim acontecesse caso ela se permitisse ficar zangada. Sua alimentação servia tanto para diminuir a raiva quanto para aliviar a ansiedade. Analogamente, você poderá descobrir que um caso de alimentação emocional tem mais de uma causa. Ou, então, poderá descobrir que nenhum dos termos descritos na Tabela 4.1 é adequado a você. Você sabe que, antes de começar a comer, estava sentindo alguma coisa; você só não tem certeza do que era.

Sentir dificuldade em definir estados emocionais é muito comum, em especial no caso dos homens, que geralmente têm menos experiência em falar a respeito de suas emoções. Se você teve dificuldade em identificar a emoção que fez com que você tivesse vontade de comer e registrou no lugar dela o que estava pensando, então, volte atrás e reveja seus pensamentos. Se você pensou: *Onde guardei a manteiga de amendoim?*, tente se lembrar do que você estava pensando *antes* de sentir vontade de fazer um lanche. Compare os pensamentos com as pistas mentais na quarta coluna da Tabela 4.1. Embora eles não sejam idênticos, é provável que você descubra que o tema de seu pensamento combine com uma ou mais das Pistas Mentais. Por exemplo, se você estava tendo um pensamento negativo sobre si mesmo, provavelmente estava se sentindo deprimido. Se estava preocupado com algo difícil ou desagradável que estava por acontecer, é bem provável que estivesse ansioso.

Reveja agora seus Registros de Alimentação Emocional da Semana e verifique que tipo de emoção apresenta maior probabilidade de fazê-lo sentir vontade de comer. Quando você conhecer seus ativadores emocionais, será capaz de usar métodos da terapia cognitiva para obter controle. Recorra a seus cartões 8 por 13cm e use seu caderno para responder às seguintes perguntas. Este será seu Resumo de Alimentação Emocional.

1. Em que ocasiões tenho mais tendência a comer por causa de uma emoção?
2. Onde é mais provável que eu coma por causa de uma emoção?
3. Quem são as pessoas (caso existam) que tinham a maior probabilidade de estar por perto antes ou na ocasião em que comi por motivos emocionais?
4. Qual o alimento, ou alimentos, que tenho mais propensão de comer em resposta a uma emoção?
5. Quais as emoções ou pensamentos que mais tendem a me fazer ter vontade de comer?

Você vai precisar recorrer ao Resumo de Alimentação Emocional quando completar as atividades necessárias para controlar a alimentação emocional. Se você tiver lido até agora sem registrar sua alimentação emocional durante uma semana, pode continuar a ler, *desde que faça o registro relativo à semana que vem.* Não parta do princípio de que, como você entendeu o princípio, pode desconsiderar tranqüilamente essa tarefa. Os padrões de alimentação emocional nem sempre são óbvios. Rosemary, que participou de um de meus grupos, resistiu a essa tarefa porque fizera a terapia do *insight* durante vários anos. Ela julgava conhecer sua constituição psicológica e sabia que comia quando estava estressada. Para me agradar, ela concordou, relutante, em realizar a tarefa. No encontro seguinte, Rosemary relatou que, além de comer quando estava estressada, descobrira que comia depois de conversar com a mãe, especialmente quando esta dava conselhos sem que fosse instada a fazê-lo. Quando discutimos esse tipo de alimentação, ficou claro para ela que o conselho bem-intencionado da mãe a deixava zangada, e ela comia para reprimir esses sentimentos. Sem os Registros de Alimentação Emocional ela nunca teria feito essa conexão.

Tabela 4.1 Emoções capazes de nos fazer comer

Emoção	Definição	Sinais físicos	Pistas mentais
Depressão e também: tristeza, para baixo, na fossa, prostração	Sentimentos infelizes resultantes da perda de uma pessoa, relacionamento, bem ou auto-estima importante	Lágrimas, lentidão de movimento, cansaço, aumento da dor corporal, postura curvada	Pensamentos de culpa, inutilidade, vergonha, desesperança ou pessimismo com relação ao futuro
Ansiedade e também: estresse, medo, tensão, preocupação	Sensação de mal-estar, medo ou apreensão a respeito de algo que irá acontecer no futuro	Pulsação acelerada, suor, dificuldade para respirar, sensação de frio no estômago	Alguma coisa horrível vai acontecer, pode ser algo específico ("o avião vai cair") ou apenas um mal-estar vago
Raiva e também: ira, hostilidade, exasperação, irritação, nervosismo	Sentimentos intensos resultantes da sensação de que você foi ofendido, tratado com injustiça ou ameaçado	Enrijecimento do corpo, contração do maxilar, aumento da pressão sangüínea	Pensamentos de agressão e ataque, desejo de acertar as contas ou de se vingar, pensar repetidamente a respeito do incidente
Tédio e também: monotonia, chateação	Sofrimento resultante da falta de estímulo ou repetição de atividades pouco interessantes	Inquietação, impaciência, bocejo	O tempo parece passar devagar, devaneios freqüentes, facilidade de se deixar distrair
Solidão e também: retiro, isolamento	Sofrimento resultante da ausência percebida de relacionamentos sociais satisfatórios	Fuga de situações sociais, falta de jeito na presença de outras pessoas	Achar que foi abandonado ou rejeitado por outras pessoas
Felicidade e também: alegria, animação, exultação, otimismo, euforia	Estado extremamente agradável de bem-estar e contentamento	Atitude sorridente, risos, energia ou impulso adicional, expansividade	Pensamentos positivos e otimistas, aumento da auto-estima

O pensamento gordo

Quando temos uma emoção negativa, é natural olhar para fora de nós mesmos para descobrir a causa. Você está estressado devido a todo o trabalho que precisa fazer até sexta-feira. Você está deprimido porque seu parceiro terminou o relacionamento. Você está zangado porque o idiota do cara do *telemarketing* o interrompeu enquanto você estava cozinhando e o arroz queimou. A verdade é que a origem da emoção não é externa, mas sim interna. Mas, quando acontece, você não precisa ficar ansioso, deprimido, zangado ou estressado (e depois comer para se sentir melhor).

Ninguém está sugerindo que você não reaja a eventos desagradáveis, mas a maneira como você pensa a respeito deles vai determinar o tipo e o grau da reação emocional que você vai ter. Depois de um divórcio ou do final de um relacionamento romântico, é perfeitamente razoável sentir tristeza por causa da perda. No entanto, se depois você achar que nunca mais irá encontrar outra pessoa que vá amá-lo porque você é detestável (ou tem algum outro defeito permanente de caráter), é possível que mergulhe em uma depressão generalizada. É o pensamento negativo que causa a depressão, não o evento externo no qual você estava pensando.

As terapias cognitivas desenvolvidas pelo dr. Aaron Beck e pelo dr. Albert Ellis oferecem uma abordagem para modificar os padrões de pensamento para que não nos sintamos tão infelizes quando coisas ruins acontecerem. A premissa básica é que, se nos conscientizarmos de nossos pensamentos automáticos (tudo aquilo que dizemos a nós mesmos), descobriremos que alguns desses pensamentos são irracionais. Quando você reconhecer a irracionalidade de algumas das coisas que está dizendo aos seus botões, será capaz de substituir esses pensamentos por outros, mais racionais, e conseguirá se sentir melhor, o que fará com que a necessidade de comer diminua. (Uma discussão mais completa da terapia cognitiva é apresentada em *The Feeling Good Handbook*, de autoria de David Burns, M.D.)

A alimentação emocional de Alice

Aos 46 anos, Alice era mãe de dois filhos que criava sozinha e uma profissional de vendas muito bem-sucedida. Além da elevada remuneração, seu trabalho fora reconhecido em sua cidade e elogiado em uma publicação nacional de negócios. Apesar de suas realizações, Alice sentia-se muito infeliz consigo, principalmente porque pesava 110kg. Mas ela também era infeliz porque achava que não era uma mãe adequada e, antes de ganhar peso, tivera uma relação com um homem casado. Pedi a Alice que registrasse sua alimentação emocional durante uma semana. Em nosso encontro seguinte, ela relatou que a maior parte de sua alimentação emocional tinha lugar à noite, depois que punha as crianças na cama. Revendo as definições da Tabela 4.1, Alice chegou à conclusão de que a principal emoção que a fazia comer era a solidão, aliada a uma certa tristeza.

Alice estava usando a comida para ter bem-estar. Ela ficava ocupada durante o dia fazendo telefonemas relacionados com suas vendas (às vezes, deixando de almoçar), cuidando da papelada, preparando o jantar, ajudando os filhos com o dever de casa e pondo-os na cama. Sua programação era frenética. Durante o dia, ela estava geralmente com outras pessoas, cuidando dos clientes ou dos filhos. À noite, depois que as crianças iam dormir, ela ficava sozinha, sem ter ninguém que cuidasse dela. Ela comia na tentativa de restaurar a energia perdida durante o dia estressante, e era algo agradável que ela podia fazer por si mesma, já que ninguém iria fazê-lo. Pedi a Alice que descrevesse os pensamentos que tinha antes de comer e quando comia à noite.

> *Quando finalmente ponho as crianças na cama, penso:* Finalmente, vou fazer algo que me dá prazer. *Pego alguma coisa para comer e ligo a televisão. Logo começo a pensar sobre a briga que tive com Jenny [sua filha], e depois me sinto culpada porque perdi a calma quando descobri que ela estava mentindo para mim, dizendo que havia terminado o dever de casa. Quando me sinto mal, começo a pensar em outros erros que cometo. A coisa que surge com mais freqüência é a relação que tive com Jim [um homem casado] e a maneira desagradável como tudo terminou. Embora eu tenha acabado de beliscar, penso no que mais posso comer; logo a seguir, me levanto e vou até a cozinha.*

Perguntei a Alice se não haveria outra coisa que ela pudesse fazer, além de comer, à noite ou durante o dia, para fazer uma pausa e se gratificar. Ela começou a me descrever sua programação frenética e todos os motivos pelos quais não poderia dedicar nenhum tempo a si mesma.

Para ajudá-la a interromper esse padrão no qual uma má disposição de ânimo era acompanhada pela comida, fiz perguntas para ajudá-la a reconhecer os pensamentos irracionais e automáticos que causavam as variações de humor, que, por sua vez, a faziam comer. Usando as dez formas do Pensamento Distorcido do dr. Burns (apresentadas no texto intitulado "Raciocínio distorcido"), Alice reconheceu seus pensamentos irracionais e, depois de alguma discussão, identificou as distorções e descobriu alternativas mais racionais.

Eis na Tabela 4.2 os pensamentos automáticos de Alice, o tipo de raciocínio distorcido implícito em cada pensamento e pensamentos alternativos mais racionais.

Tabela 4.2 Pensamentos automáticos de Alice

Pensamento automático	Distorção	Pensamento racional
"Não tenho tempo para cuidar de mim."	***Declaração de obrigatoriedade*** "Eu deveria ser produtivo o tempo todo."	"Sou produtiva. Conquistei o direito de cuidar de mim mesma por alguns minutos."
"Não sou uma boa mãe porque perdi a calma com a minha filha."	***Rotulagem*** "Não ser uma boa mãe." Pensamento do tipo tudo ou nada "Nunca perca a calma"	"Jenny [a filha] estava agindo de um modo particularmente difícil. Em geral, sou capaz de lidar com suas crises de mau humor."
"Gostaria de ter um relacionamento, mas eu escolheria novamente um homem casado."	***Conclusões precipitadas*** Prever o futuro	"Foi uma época diferente em minha vida. Eu não cometeria novamente o mesmo erro."
"É melhor comer o espaguete que sobrou. Vou ser sempre gorda mesmo."	***Pensamento do tipo tudo ou nada, conclusões precipitadas***	"Se eu não comer o espaguete, mesmo assim continuarei gorda, mas pelo menos estarei fazendo algum progresso."

Alguns desses pensamentos distorcidos lhe parecem familiares? Para conscientizar-se de seus pensamentos automáticos, procure em seu caderno a resposta à questão 5 de seu Resumo de Alimentação Emocional (a emoção ou o pensamento mais propenso a fazê-lo ter vontade de comer). Agora, crie três colunas. Escreva na primeira os pensamentos automáticos que apresentam a maior probabilidade de estar associados à sua alimentação emocional. Verifique a coluna de Pistas Mentais da Tabela 4.1, a fim de identificar com mais facilidade seu pensamento automático. A seguir, recorrendo ao texto intitulado "Raciocínio Distorcido", observe o tipo de distorção implícita no pensamento automático e anote-a na segunda coluna. Finalmente, escolha um pensamento alternativo mais racional e insira-o na terceira coluna.

Depois de ter identificado os pensamentos automáticos irracionais e tê-los substituído por alternativas mais racionais, você precisará se esforçar para se dar conta sempre que o pensamento irracional surgir em sua cabeça e se lembrar do pensamento racional alternativo. Serão necessárias várias repetições para que o novo pensamento se torne automático. Será mais fácil acelerar o processo se você souber quando os pensamentos automáticos tendem mais a se manifestar. Verifique suas respostas às questões 1, 2 e 3 de seu Resumo de Alimentação Emocional, para que possa se preparar para essas ocasiões e situações. Por exemplo, o fato de saber que, depois de uma briga com seu parceiro, você fica mais propenso a ter um pensamento irracional e comer para se sentir melhor possibilitará que você o substitua por um pensamento mais racional e evite a vontade de comer.

Se você estiver sozinho quando ocorrer um pensamento automático, é proveitoso que argumente consigo mesmo em voz alta. Como não há ninguém por perto, você não precisa se sentir um idiota por estar fazendo isso. Apenas lembre a si mesmo o motivo pelo qual o pensamento automático é distorcido e anuncie o pensamento alternativo mais racional. Se seus pensamentos automáticos tendem a ocorrer mais em um local particular (ver a questão 2 do Resumo da Alimentação Racional), você pode pendurar um cartaz ou colar um Post-it nesse lugar para se lembrar do pensamento racional. A idéia básica é repetir o pensamento racional com a maior freqüência possível, até que ele se torne automático. Você descobrirá que, quando os novos pensamentos mais racionais passarem a prevalecer, as emoções negativas diminuirão e, com elas, parte da vontade de beliscar.

Raciocínio distorcido

O dr. Burns identificou dez formas de raciocínio distorcido.

1. ***O Pensamento do tipo tudo ou nada.*** "Ou faço dieta ou não faço dieta." Um *cookie* significa "estraguei a dieta".

2. ***Generalização exagerada.*** "Sempre serei gordo" ou "Nunca perderei peso". Usar *sempre* ou *nunca* para descrever seu comportamento é uma generalização exagerada.

3. ***Filtro mental.*** Concentrar-se apenas em um dos aspectos ou detalhes de uma imagem mais ampla. Você evitou comer sonhos na hora do cafezinho e foi sensato no almoço e no jantar, mas só consegue pensar no sorvete que tomou antes de dormir.

4. ***Desprezar os aspectos positivos.*** Você caminha 30 minutos três vezes por semana, mas pensa: "Grande coisa, algumas pessoas andam todos os dias."

5. ***Tirar conclusões precipitadas.*** Fazer previsões injustificadas a respeito do futuro. Depois de fazer um lanche não-planejado, você pensa: "Não adianta. Nunca conseguirei perder peso."

6. ***Maximização-minimização.*** Irrealisticamente, você exagera a importância das experiências negativas e minimiza as positivas. Você se preocupa com a "coxa flácida" mas não pensa em como é bonita de rosto.

7. ***Raciocínio emocional.*** Você parte do princípio de que suas emoções são um reflexo preciso da realidade. Você tem vergonha de sua barriga, de modo que pressupõe ter feito algo vergonhoso.

8. ***Declarações que envolvem obrigatoriedade.*** Embora seja perfeitamente razoável ter desejos, preferências e metas, a idéia de que existe um padrão rígido que você (ou qualquer outra pessoa) precisa seguir é irracional. Por exemplo: "Não devo comer *nenhuma* fritura."

9. ***Rotular.*** O fato de você tomar alguma atitude insensata não significa que seja um idiota. Por exemplo, é irracional você se rotular de "preguiçoso" se perder uma sessão de exercícios.

10. ***Personalização-culpa.*** É irracional responsabilizar a si mesmo (ou qualquer outra pessoa) por algo que não está sob o seu controle (ou dela). Pensar, *se eu fosse fiel à minha dieta, poderia me livrar desta barriga enorme* é algo irrealista. Você controla o quanto come, mas não tem nenhum controle dos locais nem de onde a gordura se acumula em seu corpo.

Alternativas para a alimentação emocional

Além de modificar o pensamento irracional, uma segunda estratégia para reduzir a alimentação emocional é desenvolver outros métodos de se sentir reconfortado quando não estiver se sentindo bem consigo. Em primeiro lugar, reconheça que todo mundo, até mesmo o caubói mais viril ou um sargento instrutor do Corpo de Fuzileiros Navais, tem momentos em que precisa ser consolado. Quando você era criança, se seus pais eram razoavelmente dedicados, percebiam que você estava com um problema e lhe perguntavam a respeito. Dependendo da situação, eles pegavam um Band-Aid para o seu arranhão, abraçavam-no ou simplesmente o confortavam de alguma outra maneira (esperançosamente não com leite e biscoitos!). Agora que você é adulto, é irrealista esperar que mamãe o abrace quando você estiver tendo um mau dia no trabalho. Em vez de recorrer à comida como um substituto, você pode desenvolver um plano e confortar a si mesmo. Você pode ir até a origem do desconforto e enfrentá-lo diretamente, em vez de usar a comida para se acalmar. Sem dúvida, é preciso um pouco mais de planejamento e esforço para que você conforte a si mesmo, em vez de fazer uma incursão à geladeira ou mudar seu trajeto e passar pelo McDonald's, mas vale a pena!

O primeiro passo é aceitar a premissa básica de que é perfeitamente razoável reservar um tempo para fazer algo agradável por si mesmo. Quando faço essa sugestão em meus seminários e sessões individuais, a pessoa que come por motivos emocionais geralmente tem um motivo para explicar por que não pode fazer a coisa, seja ela qual for, que o fará se sentir melhor. A justificativa de Alice de "Não tenho tempo suficiente para..." é típica. Quando discutimos a programação dela, bem como o tempo que ela passava beliscando e remoendo o fato de ter beliscado, ficou claro que o tempo não era o principal obstáculo para que ela confortasse a si mesma, mas sim seus sentimentos de que era indigna. Alice sempre precisava fazer alguma coisa primeiro, algo mais importante, antes de pensar em si mesma.

Reservar alguns minutos agradáveis para si mesmo é algo considerado perda de tempo ou permissividade. Em geral, o pensamento subjacente é que não somos dignos do dispêndio do tempo, já que outras exigências são mais importantes. Isso lhe soa familiar? Você é "ocupado demais" para levar alguns minutos sendo bom para si mesmo? Você ficaria sem jeito ou constrangido se passasse algum tempo fazendo algo positivo para si mesmo? Se um desses comportamentos soa familiar para você, reconheça o raciocínio distorcido nessas declarações. À semelhança de Alice, você está fazendo declarações que envolvem obrigatoriedade. Você está partindo do princípio de que deveria estar fazendo algo mais digno, em vez de estar cuidando de suas necessidades humanas bastante reais. Se você examinar esse tipo de raciocínio, reconhecerá que é absurdo esperar que você seja produtivo o tempo todo. Até mesmo um carro, ou outros aparelhos mecânicos, param de vez em quando para manutenção. Você também tem direito a um período de manutenção! Além disso, se você adicionar todo o tempo que passa pensando em comida, preparando e comendo seus lanches, e depois entretido com sentimentos de culpa e auto-recriminação, descobrirá que poderia ter feito uma pausa para se confortar sem perder tempo algum. Você talvez também descubra que dedicar um pouco de tempo durante o dia para cuidar de si mesmo recarrega as baterias, de modo que você passa a ter mais energia e a executar com mais eficácia as atividades do dia-a-dia.

A segunda argumentação para resistir à idéia de confortar a si mesmo é mais difícil de combater. É difícil extrair algum benefício por fazer algo agradável para si mesmo se você estiver se sentindo culpado, o tempo todo, por achar que não merece o que está fazendo. Se esses pensamentos já passaram por sua cabeça, pergunte a seus botões por que você não merece fazer algo positivo para si mesmo.

Em geral, os pressupostos-base desse sentimento de culpa giram em torno do fato de você ser gordo. Trata-se de um filtro mental porque você só está levando em conta seu peso, desprezando todas as coisas boas que realizou. Pode tratar-se também de um raciocínio emocional caso você se sinta constrangido por causa de seu peso, de modo que você pensa que fez algo embaraçoso que o torna inapto a ser bom para si mesmo. Você pode estar pensando que precisa perder peso antes de conquistar o direito de se confortar, ou que, por causa de seu peso, você ficaria constrangido ou exausto se fizesse o que seria confortante. Admita que esse tipo de raciocínio circular conduz ao fracasso. Você precisa ser bom para si mesmo para perder peso, mas não pode ser bom para si mesmo enquanto não perder peso!

Crie em seu caderno uma tabela com três colunas. Escreva na primeira coluna os pensamentos automáticos a respeito de confortar a si mesmo; na segunda coluna, a distorção nesses pensamentos; e, na terceira coluna, os pensamentos alternativos mais racionais.

Agora, se você corrigiu seus pensamentos automáticos a respeito de fazer coisas agradáveis para si mesmo, pode começar a fazer planos para inserir em sua rotina diária rituais para confortar-se. O texto intitulado "Plano de reconforto" o ajudará nessa tarefa.

Depois de criar sua lista de atividades reconfortantes, volte ao Resumo de Alimentação Emocional. Observe a(s) hora(s) e o(s) lugar(es) nos quais a alimentação emocional está mais propensa a ocorrer. Por qual das atividades autoconfortantes você pode substituir a comida nessa hora e nesse lugar? Para formalizar o plano, anote em seu caderno a hora e o local em que você se sente mais tentado a comer e relacione a seguir atividades alternativas que poderia experimentar.

Concentrar-se em emoções específicas

Modificar os pensamentos automáticos e desenvolver hábitos autoconfortantes são estratégias gerais destinadas a combater a alimentação emocional. Ambas são altamente eficazes para reduzir a alimentação emocional, mas nenhuma ocorre instantaneamente; elas precisam ser repetidas antes que se tornem hábitos. Enquanto você estiver trabalhando em seus pensamentos automáticos e aprendendo a se confortar, será proveitoso desenvolver um plano para lidar com as emoções específicas que o fazem sentir vontade de comer. Depois de registrar durante uma semana sua alimentação emocional, você deverá ter uma idéia das emoções que são seus ativadores (examine sua resposta à questão 5 no Resumo de Alimentação Emocional). Se você identificou mais de uma emoção que o leva a ter vontade de comer, escolha com qual irá trabalhar primeiro. O passo seguinte para aumentar a inteligência corporal é descobrir métodos eficazes para vencer as dificuldades sem comer, e eles são abordados no texto intitulado "Métodos específicos para vencer as dificuldades emocionais."

Divertir-se sem tomar sorvete

Depois de executar as tarefas deste capítulo, você saberá de que maneira suas emoções o fazem ficar com vontade de comer e terá várias estratégias para vencer as dificuldades sem comer. Conscientizar-se de seus padrões de alimentação emocional é um primeiro passo muito importante. A conscientização torna possível a mudança dos hábitos, mas, por si só, ela não é suficiente. É necessário empreender tempo e esforço para implementar a estratégia em cada emoção. Você não pode esperar fazer isso sempre com perfeição. Talvez seja proveitoso reconhecer que controlar a alimentação emocional não quer dizer que você terá de renunciar aos alimentos favoritos a que recorria para se acalmar ou se confortar. No Capítulo 6 você verá como pode continuar a comê-los por prazer, em vez de fazê-lo para se sentir melhor.

Plano de reconforto

Para que o fato de você se confortar torne-se uma atitude freqüente e automática em seu dia-a-dia, é necessário que você descubra atividades breves e que possam facilmente ser inseridas em sua rotina. Comece pensando em tarefas que você gosta de realizar. Não tenha idéias grandiosas. Você talvez aprecie assistir a um musical da Broadway ou voar para Paris no fim de semana, mas, neste caso, não estamos em busca de eventos memoráveis, e sim de pequenas atividades que oferecem uma interrupção agradável da rotina. Você gostaria de parar durante dez minutos o que está fazendo e usar esse tempo para:

- Dar um telefonema ou enviar um *e-mail* a um amigo?
- Ler um artigo em uma revista?
- Brincar com animais de estimação?
- Fazer as unhas?
- Passear no jardim?
- Navegar na Internet?
- Rezar ou meditar?
- Dar uma volta no quarteirão?
- Praticar ioga ou passos de dança?
- Jogar algo no computador?
- Tomar um pouco de sol?
- Fazer anotações em um diário?
- Rabiscar ou desenhar?
- Olhar um álbum de fotografias?
- Costurar, fazer tricô ou crochê?

Não há nada de mágico em nenhuma dessas atividades. A lista se destina apenas a fazer com que você pense em atividades que poderia acrescentar à sua rotina diária quando precisar ser confortado e se sentir tentado a comer. Crie em seu caderno uma lista pessoal de atividades que você considera reconfortantes. Se você só conseguir pensar em uma ou duas, anote-as e, na semana que vem, observe o tipo de coisas que você gosta de fazer e acrescente-as à lista.

Métodos específicos para vencer as dificuldades emocionais

As seguintes atividades práticas poderão ajudá-lo a lidar com suas emoções sem comer.

Depressão

A melhor atividade para vencer a depressão é a atividade física. Os Capítulos 9 e 10 o ajudarão a superar a relutância diante do exercício e desenvolver um plano para tornar o exercício parte de seu estilo de vida, mas agora estamos apenas interessados nas propriedades animadoras da atividade física. A grande notícia é que a atividade não precisa ser exaustiva; você não precisa aumentar a freqüência cardíaca, nem mesmo suar para melhorar a disposição de ânimo; só precisa se levantar do sofá e se mexer. Vá dar uma volta, ligue o som e dance, ou vá andar de bicicleta.

Ansiedade

Você pode recorrer a vários métodos para reduzir a ansiedade e o estresse. Além dos métodos que está utilizando para modificar o raciocínio distorcido, você pode treinar o corpo para ter uma excitação fisiológica menor quando estiver em uma situação estressante. A respiração, o relaxamento muscular e os exercícios de alongamento ajudam a acalmar os órgãos internos.

- ***Exercícios respiratórios.*** Inspire profundamente, encha o pulmão de ar até não agüentar mais, prenda a respiração de três a cinco segundos para sentir a tensão no peito e a seguir solte lentamente o ar, prestando atenção ao relaxamento que acompanha a liberação da tensão. Repita várias vezes o exercício.
- ***Relaxamento muscular.*** Comece com a mão direita. Feche a mão e aperte bem o punho. Concentre-se na tensão de cinco a dez segundos e, em seguida, relaxe os músculos, observando a diferença entre a tensão e o relaxamento de 15 a 20 segundos. Faça novamente o exercício e repare na sensação diferente nos músculos depois que eles estiverem relaxados. Repita essa seqüência de contrair, sustentar, soltar e relaxar para diferentes grupos musculares de seu corpo. Embora talvez sejam necessários de 20 a 30 minutos para cobrir todos os grupos musculares na lista que se segue, você pode abreviar o relaxamento muscular para que se encaixe em seu tempo disponível. A seqüência completa é a seguinte: feche a mão direita, feche a mão esquerda, flexione o braço direito na altura do cotovelo, contraia o tríceps, flexione o braço direito na altura do cotovelo, contraia o tríceps, estenda o braço direito para fora, estenda o braço esquerdo para fora, curve os ombros para a frente, empurre o queixo na direção do peito, feche fortemente as pálpebras, levante o máximo possível as sobrancelhas, curve as costas e estufe o peito (omita esta parte se você sofrer de dor nas costas), pressione as nádegas contra a cadeira, contraia o estômago o máximo possível e, com os pés plantados no chão, aponte os dedos do pé na direção do rosto e depois empurre os mesmos dedos contra o chão. Embora essa

seqüência pareça descomunal, depois de praticá-la algumas vezes você verá que não é difícil.

- ***Alongamento.*** De pé, estenda o máximo possível os braços para cima, e depois leve os pés à frente para ficar na ponta dos dedos. Volte a uma postura normal em pé, afaste os pés e estenda um dos braços para cima, enquanto desliza o outro para baixo pela perna, de modo que um dos braços esteja estendido para cima e o outro, para baixo. Finalmente, entrelace as mãos nas costas, puxe-as para baixo e para fora, e a seguir relaxe.

Raiva

O tema da raiva tem sido tratado de forma injusta pelas pessoas. Ela pode ser usada como uma emoção útil caso o motive a realizar uma mudança construtiva, mas também pode ser prejudicial. É especialmente importante verificar os pensamentos distorcidos quando você está zangado. Se seus pensamentos são racionais e não se baseiam nem na personalização nem na culpa, tampouco em declarações de obrigatoriedade, faça uma pausa para deixar que a excitação fisiológica se aquiete. (A respiração, o relaxamento ou os exercícios de alongamento também podem ser úteis aqui.) Depois, procure a pessoa que o tratou injustamente e diga a ela de um modo firme, porém não-agressivo, como você gostaria de ser tratado no futuro.

Tédio

Às vezes, não há como escapar das tarefas enfadonhas. Por mais que você tente, não há como tornar interessante a atividade de passar roupas. Quando você se vê diante dessa (ou de qualquer outra) atividade maçante, a tentação de beliscar algo para quebrar a monotonia pode ser irresistível. Para reduzir essa tentação, experimente transferir as tarefas enfadonhas para momentos e lugares em que não haja comida disponível, ou pelo menos que seja de difícil acesso. Por exemplo, leve a roupa que você vai passar e uma televisão portátil para a garagem, para que seja mais difícil você ter acesso a algo para beliscar. Se você for estudante e estiver diante de um trabalho maçante, vá fazê-lo na biblioteca, e não em casa, perto da geladeira.

Solidão

Comer é um substituto ineficaz para o amor ou a amizade, mas, quando estamos sozinhos, a comida parece melhor do que nada. Com o advento do *e-mail*, das mensagens instantâneas e dos grupos de discussão na Internet, qualquer pessoa, independentemente de seu isolamento geográfico, falta de traquejo social ou medo da rejeição, pode estabelecer algum tipo de contato com outros seres humanos. Embora os encontros pela Internet possam estar repletos de perigos, participar de um grupo de discussão ou sala de bate-papo cujo tema seja de seu interesse é saudável. Analogamente, ingressar em grupos que compartilhem um interesse comum ou fazer um curso pode oferecer oportunidades para você interagir com outras pessoas. Como é preciso tempo para formar novos relacionamentos, faça planos para usar suas estratégias de reconforto, a fim de superar com mais facilidade os períodos em que se sentir solitário.

Felicidade

Se usar a comida para melhorar o humor, não quero que você reduza os sentimentos alegres a fim de diminuir seu consumo de calorias. Em vez disso, desenvolva rituais alternativos para celebrar seu bom humor que não envolvam comida.

CAPÍTULO 5

JAMAIS FIQUE COM FOME

Nos dois últimos capítulos, descrevi os três elementos que despertam vontade de comer: a fome física, os sinais externos e as emoções. Apresentei métodos destinados a reduzir a alimentação externa e a emocional, mas não discuti o tema enfatizado pela maioria das dietas: o que comer e o que evitar. Para aumentar a inteligência corporal, é necessário fazer escolhas alimentares sem retroceder à mentalidade habitual da dieta. Nenhuma comida ou categoria de alimento é proibida. Ao contrário, você desenvolverá suas diretrizes para escolher a comida que irá atender às suas necessidades e decidir o quanto irá comer para satisfazê-las. Embora no início você vá precisar pensar de maneira deliberada, com a prática, esse processo se tornará automático. Nossa tarefa, neste capítulo, é examinar as premissas da dieta, para que você possa entender as dificuldades anteriores de controlar seu peso. Ao se descartar da típica mentalidade de dieta, você ficará livre para desenvolver um método mais inteligente, a fim de determinar o que e quanto irá comer.

O que está errado com esta imagem?

A preocupação com a dieta é um fenômeno cultural difundido. Pelo menos 55 por cento das mulheres e 29 por cento dos homens informam ter feito dieta nos últimos 365 dias. A freqüência da dieta entre meninas cuja idade oscila entre 11 e 16 anos é ainda maior. A dieta está se tornando mais predominante entre algumas crianças. Cerca de 25 por cento das meninas de 11 anos já tentaram perder peso pelo menos uma vez.

Por incrível que pareça, não é preciso ser gordo para fazer dieta. Uma pesquisa encontrou um número maior de pessoas com peso normal fazendo dieta do que pessoas obesas, e cerca de 10 por cento das mulheres cujo peso se encontra abaixo do normal estão fazendo dieta. Além de os americanos estarem preocupados com a dieta, estamos exportando essa preocupação. Pesquisas demostram que meninas adolescentes no Irã, na Arábia Saudita e nas ilhas do Pacífico tornam-se mais propensas a fazer dieta à medida que têm mais contato com a sociedade americana e se tornam mais abastadas.

Apesar de todas as dietas, os americanos estão mais gordos do que nunca. Há mais de 20 anos o dr. William Bennett e Joel Gurin escreveram *The Dieter's Dillema*, um livro que analisa os dados científicos que mostram que a dieta é uma estratégia ineficaz para controlar o peso. No entanto, as vendas dos livros de dieta (entre elas, 7 milhões de exemplares vendidos de *A dieta de South Beach*) e a agitação em torno dessa mais recente mania permanecem inabaláveis. É difícil não se deixar perturbar pelos argumentos e contra-argumentos quando os amigos estão falando sobre as experiências com várias dietas e você lê sobre elas sempre que pega um jornal ou revista. Quando você contemplar o contexto mais amplo e compreender os processos psicológicos envolvidos no processo, será capaz de tranqüilamente desprezar o alarde da mídia a respeito da mais recente dieta e continuar se concentrando em aumentar a inteligência corporal.

O grande debate

O primeiro assunto que surge em meus seminários e em meu trabalho clínico são os méritos comparativos das dietas pobres em carboidratos e as dietas pobres em gordura. Parece que todo mundo já tentou as dietas do dr. Atkins ou de South Beach, ou conhece alguém que afirma ter perdido peso com uma delas. Em um fórum patrocinado pelo governo em 2000, o dr. Robert Atkins e o dr. Dean Ornish debateram a melhor maneira de perder peso; a abordagem de muita proteína e pouco carboidrato apresentada pela dieta do dr. Atkins (South Beach, Sugar Busters) *versus* a dieta pobre em gordura e rica em carboidrato defendida por Ornish (American Heart Association, McDougall). Tudo que eles conseguiram concluir foi o seguinte:

- Os americanos são gordos demais
- O exercício é benéfico
- O açúcar e o pão branco são prejudiciais

Embora o dr. Atkins tenha falecido em 2003, o debate continua praticamente todas as semanas, com artigos de jornal relatando o resultado de pesquisas comparativas entre dietas pobres em carboidratos e dietas pobres em gordura. Infelizmente, o debate assume um tom quase religioso, no qual os crentes acusam os incrédulos de apostasia nutricional. De acordo com o dr. Gary D. Foster, diretor do programa de peso e de distúrbios alimentares da Universidade da Pensilvânia: "Essas pessoas são crentes (...) o evangelismo se insinua." Até mesmo a causa da morte do dr. Atkins tornou-se parte do debate. Os incrédulos afirmam que ele pesava 117kg ao morrer e que não havia conseguido seguir a própria dieta.

Ao tentar compreender essa disputa, é proveitoso reconhecer que ela já vem acontecendo há anos e é pouco provável que seja solucionada em um futuro próximo. Jean Anthelme Brillat-Savarin, advogado francês, defendeu uma dieta pobre em carboidratos em um livro que publicou em 1825. Eis o que ele avisou aos críticos de seu regime:

Muito bem, então! Engordem! Fiquem feios e pesados, asmáticos e, finalmente, morram em sua própria gordura derretida.

Mais ou menos na mesma época, Sylvester Graham (que popularizou os biscoitos que levam seu nome) fez um discurso contra a gula: "A maior causa do mal", e defendeu o vegetarianismo, a suprema dieta pobre em gordura, como uma cura. A obesidade, a doença e a deficiência mental eram atribuídas ao consumo de carne e de outros produtos animais.

A demonização da gordura ou dos carboidratos se espalhou das pessoas que fazem dieta para a população como um todo. Em contraposição às décadas de 1980 e 1990, quando os consumidores estavam evitando a gordura porque havia um consenso geral de que ela não seria saudável (você se lembra de como os biscoitos pobres em gordura eram populares?), hoje 40 por cento dos consumidores estão tentando reduzir o consumo de carboidratos independentemente de quanto pesam. Mais de 700 produtos pobres em carboidratos foram introduzidos (inclusive *marshmallows* com baixa caloria) para se beneficiar do mercado previsto de 25 bilhões de dólares. É um negócio de vulto. Depois da morte do dr. Atkins, uma participação de 80 por cento na empresa foi vendida por 533 milhões de dólares, mas o *The New York Times* noticiou que, no final de 2004, metade das pessoas que faziam a dieta pobre em carboidratos havia abandonado a dieta e a empresa demitira 40 por cento dos funcionários.

Dietas pobres em carboidratos *versus* dietas pobres em gordura

Várias pesquisas compararam as dietas pobres em carboidratos com as dietas pobres em gordura, mas os resultados não foram conclusivos. Uma pesquisa-piloto realizada em Cambridge, Massachusetts, por exemplo, descobriu que as pessoas que faziam dietas pobres em carboidratos perdiam mais peso do que as que faziam dietas pobres em gordura, apesar de consumirem 300 calorias adicionais por dia. Além de favorecer a abordagem do dr. Atkins, essa pesquisa pôs em dúvida a convicção tradicional de que uma caloria é uma caloria, apresentando, em vez disso, a idéia de que as calorias pobres em carboidratos não contam tanto. Em contrapartida, outra pesquisa descobriu que uma dieta de 1.500 calorias por dia produzirá uma perda de peso a curto prazo, mas que a dieta do dr. Atkins produzia uma perda de água maior do que de gordura, e que o peso em água era recuperado quando a dieta acabava. Várias pesquisas constataram que as pessoas que faziam a dieta do dr. Atkins perdiam mais peso a curto prazo do que aquelas que faziam uma dieta pobre em gordura, mas que, ao final de um ano, não havia nenhuma diferença na perda de peso. Finalmente, uma pesquisa recente comparou as dietas do dr. Atkins, do dr. Ornish, dos Vigilantes do Peso e a Zone. Essa pesquisa descobriu que fazer religiosamente qualquer uma dessas dietas durante um ano produzia uma

uma redução de peso média de cinco por cento, embora um terço das pessoas desistisse das dietas.

Uma das preocupações com relação à dieta do dr. Atkins é que ela é rica em gordura saturada e pobre em fibras. Estes dois últimos elementos estão associados ao aumento do risco de doenças do coração. Seguidores mais recentes do falecido dr. Atkins publicaram um "esclarecimento" que menciona que as pessoas que fazem a dieta não devem comer quantidades ilimitadas de gordura saturada, e que legumes, frutas e arroz integral são agora aceitáveis. As recomendações foram revistas e limitaram a gordura saturada a 20 por cento do consumo total de calorias.

Você está confuso? Tina, uma profissional de vendas de 48 anos, não sabia o que fazer. Ela estivera observando seu consumo de gordura e fazendo refeições freqüentes com massa ou arroz. Sua mãe lhe informou que havia perdido quase 5kg com a dieta do dr. Atkins e encorajou Tina a experimentá-la. No dia seguinte, Tina mandou embrulhar seu hambúrguer *fast-food* em folhas de alface – no lugar do pão – e se serviu no jantar de salsichas e molho de macarrão, mas sem a massa. Uma semana depois, Tina havia perdido quase 2kg, mas o desejo de comer massa era avassalador. Duas semanas depois, Tina voltara ao peso original. Agora, não sabia se deveria evitar carboidratos ou gordura.

Loucuras da dieta

Embora a maior parte das recentes controvérsias tenha girado em torno da abordagem do dr. Atkins *versus* a do dr. Ornish, muitas outras dietas para perda de peso têm sido promovidas. Os editores da *Health Magazine* publicaram recentemente um livro que analisa 22 dietas, mas ele apenas arranha a superfície. Existem dietas apresentadas por celebridades (duquesa de York, Suzanne Sommers), dietas organizadas pela geografia (Scarsdale, Beverly Hills, South Beach), dietas que enfatizam um alimento particular (dieta da manteiga de amendoim, dieta da sopa de repolho) e dietas de empresas (Vigilantes do Peso, Pritikin). Há também os substitutos de refeições (SlimFast) e vários regimes de jejum. Algumas das dietas são perigosas, ao passo que muitas outras são apenas irrealistas. A Dieta de Beverly Hills, por exemplo, defende basicamente a perda de peso por meio da ingestão de uma quantidade suficiente de frutas para causar a diarréia. Outro plano de perda de peso se baseava no tipo do sangue da pessoa (A, O), apesar da total falta de evidência que relacione o tipo de sangue ao peso. Mais plausíveis, porém ainda não muito práticas, são as dietas que restringem o consumo calórico a um nível que só pode ser sustentado por muito pouco tempo. A *5-Day Miracle Diet* [Dieta Milagrosa dos 5 Dias] limita a alimentação a 800 calorias por dia. Mesmo que você conseguisse restringir seu consumo a essa quantidade de calorias, não seria uma boa idéia, já que perdas de peso que excedam 1kg por semana tendem a resultar na decomposição do tecido magro. Você estaria perdendo massa muscular além de gordura.

Os jejuns totais são perigosos porque podem causar um desequilíbrio eletrolítico que afeta o funcionamento do coração. Jejuar não é produtivo, pois ocorre a perda de massa muscular além de tecido adiposo. O coração é um músculo que pode ser enfraquecido em decorrência da má nutrição constante. O jejum faz com que nos sintamos tontos, fracos e sem energia. Como resultado, é provável que você reduza sua atividade física, o que conduz a uma nova perda de massa muscular.

Menos perigosos e possivelmente mais proveitosos são os substitutos de refeições, sejam as fórmulas em pó como a SlimFast ou as refeições de baixa caloria amplamente disponíveis nos supermercados americanos (Healthy Choice, Lean Cuisine). Uma pesquisa realizada constatou que homens que consumiram refeições congeladas perderam em média quase 8kg em 12 semanas, ao passo que as mulheres levaram 24 semanas para alcançar o mesmo resultado. Os substitutos de refeições e as refeições congeladas são convenientes, evitam a necessidade de contar calorias e, freqüentemente, fornecem menos calorias do que as pessoas que fazem dieta consumiriam mesmo quando estão "sendo boazinhas" e seguindo à risca a dieta. Eles também reduzem o número de pistas alimentares, o que pode ser útil para as pessoas influenciáveis por sinais externos (verifique sua Pontuação na Alimentação Influenciada por Sinais Externos, no Capítulo 3). Apesar dessas vantagens, existem vários problemas. Os líquidos podem não fornecer uma quantidade suficiente de fibras para manter a regularidade; eles podem deixá-lo com fome, programando-o para que você coma demais quando, finalmente, chegar a hora de ingerir alimentos sólidos; e, com o tempo, são monótonos e não o ajudam a modificar os hábitos alimentares. A não ser que ocorra um aumento simultâneo na inteligência corporal, qualquer perda de peso será recuperada quando você voltar a ter uma alimentação normal.

Roger, um contador de 42 anos, decidiu experimentar um dos substitutos líquidos de refeição, em vez de fazer a refeição habitual na hora do almoço. Ele gostou do sabor do chocolate e procurou pensar que estava tomando um *milk-shake* para não sentir privação, mas, no meio da tarde, sentiu fome. Nos primeiros dias, ele conseguiu suportá-la, mas, no final da primeira semana, já estava comendo mais na hora do cafezinho do período da manhã para "se fortalecer". No final da segunda semana, Roger chegou à conclusão de que estava comendo tanto quanto antes, ou até mais, com os substitutos de refeições e voltou a comer no almoço seu sanduíche de atum habitual.

O segredo das dietas

Alguns dos resultados de qualquer dieta não são alcançados pelos alimentos ou pela combinação de alimentos proibidos. A lógica fundamental da dieta, seja de índice glicêmico, de tipo sangüíneo, ou qualquer outra, pode ser irrelevante. O segredo da dieta é que todas elas restringem as escolhas alimentares. Algumas, que enfatizam um tipo de comida específico como *grapefruit* ou repolho, oferecem muito poucas escolhas. Outras permitem o consumo de um leque maior de alimentos, mas restringem um tipo de nutriente. Independentemente do fato de serem as gorduras ou os carboidratos as substâncias proibidas, o efeito é o mesmo: a escolha de comida é reduzida. Uma análise de 58 pesquisas, publicada na revista *Psychological Bulletin*, chegou à conclusão de que os seres humanos comem mais quando lhes é oferecida uma variedade de alimentos e menos quando há menos opções. Os autores explicam o seguinte:

> *Tanto as pessoas quanto os animais consumirão mais comida quando uma refeição ou alimentação contiver maior variedade de alimentos,*

o que pode, com o tempo, gerar aumento de peso. É compreensível, portanto, que a alimentação americana típica, que se compõe de uma grande variedade de alimentos como doces e tira-gostos, esteja ligada ao aumento de peso.

Quando existem menos alimentos disponíveis, há a propensão de que o consumo total diminua, de modo que você provavelmente poderia perder peso com uma dieta em que só comesse bolinhos recheados, mas, por favor, não tente.

Você não precisa fazer dieta para chegar a essas constatações, apenas experimente minimizar a variedade de alimentos em determinada refeição. Quando você sair para comer fora, evite restaurantes com bufê. Nos restaurantes comuns, peça menos pratos. Se você precisar ter tira-gostos em casa, compre um único tipo. Você pode perder peso sem fazer dieta ou proibir quaisquer alimentos.

O histórico de sua dieta

Verifique seu resultado na Escala de Restrição do Capítulo 1. Especialmente se você costumava restringir sua alimentação (uma pontuação de 16 ou mais para as mulheres e de 12 ou mais para os homens), será necessário que reexamine algumas de suas premissas com relação à dieta e à perda de peso. O aumento da inteligência corporal geralmente requer que você observe, e a seguir abandone, algumas opiniões arraigadas sobre dieta.

Analise o histórico de sua dieta. Quantas vezes você já fez dieta? Relembre a dieta mais bem-sucedida. O que você sentiu enquanto fazia dieta? Você tentou não dar atenção à fome? Como se sentiu enquanto fazia dieta? Quando você abandonou a dieta? Olhando para trás, o que o fez desistir da dieta? Depois que você largou a dieta, fez extravagâncias ou comeu tudo o que tinha deixado de comer durante a dieta? Você fez uma última orgia alimentar pouco antes de começar a dieta? Como se sentiu depois da dieta? Quanto tempo você levou para recuperar o peso perdido na dieta?

O ciclo de vida da dieta

Se você é como a maioria das pessoas que fazem dieta, é certo que a enfrentou com uma mistura de ceticismo e esperança. Embora você soubesse que as dietas anteriores não tinham dado certo, esperava que talvez, dessa vez, as coisas fossem diferentes. Você leu a respeito da dieta ou, talvez, um amigo seu estivesse exaltando suas vantagens, de modo que decidiu experimentar. Como você estava muito entusiasmado no início, não foi difícil seguir as orientações e, após alguns dias, perdeu um pouco de peso. Você superou o ceticismo inicial, estava esperando uma contínua perda de peso e já antevia as alegrias de ser mais magro. Infelizmente, a maior parte dessa redução de peso inicial decorre da perda de água, especialmente se você estiver fazendo uma dieta de baixa caloria, pobre em carboidratos. Como seu organismo só pode perder com segurança uma determinada quantidade de água, você começa a perder peso mais devagar ao mesmo tempo em que passa a ter de se esforçar mais para restringir sua alimentação. Duas semanas depois, fica muito mais difícil resistir ao desejo de comer seu bombom predileto. Como a balança não o está recompensando com uma redução rápida de peso, seu entusiasmo diminui e você desiste. Você, então, come o bombom e depois pensa: *Já que joguei a dieta para o espaço, vou acabar logo com o resto da caixa.*

Minha intenção, ao pedir que você relembre o histórico de sua dieta, não é desencorajá-lo ou sugerir que o fracasso das dietas é uma justificativa para que você desista de todas as tentativas de controlar o peso. Mais exatamente, podemos identificar as falhas nas estratégias típicas das dietas, a fim de desenvolver uma alternativa mais eficaz.

Atitudes da dieta

Fazer dieta é mais do que simplesmente mudar a alimentação. Quando você faz uma dieta, seu modo de pensar também muda. Analise as sete declarações que se seguem. Faça um x ao lado de cada uma que represente um conceito que você tenha a respeito da dieta.

- ❑ Para mim, fazer dieta é tudo ou nada. Ou faço ou não faço dieta.
- ❑ Fazer dieta é sempre algo penoso. Quando estou fazendo dieta, tenho consciência de que estou me privando de meus alimentos prediletos e freqüentemente fico com fome.
- ❑ As dietas nunca dão certo para mim. Mesmo quando estou entusiasmado, uma vozinha dentro de mim diz: "Quem você pensa que está enganando? Você sempre vai ser gordo."
- ❑ Tenho de ser duro comigo mesmo para persistir em uma dieta. Detestar minha aparência e ficar zangado comigo mesmo sempre que escorrego são sentimentos fundamentais para que eu permaneça motivado.
- ❑ Não é justo que eu precise fazer dieta. Existem pessoas que podem comer o que querem e continuam magras. Por que tenho de fazer dieta?
- ❑ Minhas dietas nunca dão certo. Mesmo quando perco peso, nunca consigo atingir minha meta.
- ❑ Minha dieta fracassou porque (escolha uma ou mais opções): não tenho força de vontade, não tenho autodisciplina, tenho um caráter fraco, tenho um defeito de personalidade, não sou persistente...

Se você marcou pelo menos uma dessas declarações, precisa examinar, de forma crítica, essas atitudes, a fim de aumentar a inteligência corporal, já que qualquer uma dessas opiniões minará seu esforço de perder peso. Essas noções amplamente aceitas se baseiam em pressupostos irracionais. Para desenvolver um plano de controle da alimentação é necessário corrigir o raciocínio distorcido dessas idéias. À medida que examinamos cada declaração, será proveitoso remeter-nos ao texto intitulado "Raciocínio distorcido", no Capítulo 4.

Para mim, fazer dieta é tudo ou nada

Este tipo de raciocínio tudo ou nada é garantia de fracasso. Ninguém consegue fazer dieta com perfeição. Todo mundo, às vezes, sai da dieta, de modo que, se você interpretar seu deslize como uma falha na dieta, ficará desanimado e a dieta será um fracasso. Por outro lado, com a inteligência corporal, você sabe que o controle permanente do peso não é alcançado com uma dieta do tipo "tudo ou nada". Você pode procurar descobrir o motivo do deslize e, em seguida, modificar as circunstâncias que contribuíram para o fato de você ter comido desnecessariamente. Apesar de ter saído da dieta, você pode retomar seus esforços e continuar a fazer progresso.

Fazer dieta é sempre uma experiência penosa

Isso é um excesso de generalização. Como acontece com qualquer mudança de hábito, o controle de peso requer esforço, mas, à medida que você vai realizando mudanças graduais, muitos dos novos comportamentos tornam-se automáticos. Grande parte das dificuldades associadas à dieta, por exemplo, provém das tentativas de resistir ao anseio de consumir as comidas proibidas na dieta. O plano alimentar apresentado no Capítulo 6 não proíbe nenhum alimento. Se você realmente tiver vontade de tomar um *sundae*, pode saborear um. Quando você entender o que está esperando obter de uma guloseima, pode planejar satisfazer essa necessidade sem prejudicar seu esforço para controlar o peso. Além disso, muitos desejos desse tipo acompanham uma disposição de ânimo negativa. À medida que você for trabalhando as emoções descritas no Capítulo 4, a freqüência e a intensidade da ânsia de comer deverão diminuir. Com a inteligência corporal, controlar o peso vai exigir esforço, mas não precisa ser algo doloroso.

As dietas nunca dão certo para mim

Esse tipo de raciocínio é um exemplo de presciência. À primeira vista, esse pessimismo encerra alguma justificativa. Você pode ter visto a estatística freqüentemente citada de que 95 por cento das pessoas que fazem dieta não conseguirão perder peso ou, mesmo que consigam, recuperarão esse peso no período de alguns anos. Essa estatística é extraída de uma pesquisa revelada há meio século em uma publicação médica. A partir de então, aprendemos muitas coisas sobre nutrição e exercício, e desenvolvemos métodos cognitivos e comportamentais. Um estudo realizado por *Consumer Reports* com 19 mil pessoas inscritas em programas comerciais de perda de peso, como os Vigilantes do Peso, descobriu que mais de 25 por cento dos participantes conseguiram perder peso e manter a redução durante pelo menos dois anos. Outro estudo descobriu que metade dos participantes dos Vigilantes do Peso que atingiram a meta esperada ainda pesava menos cinco anos depois. Um levantamento aleatório realizado por telefone descobriu que 20 por cento dos entrevistados que antes estavam acima do peso haviam perdido em média 19kg e sustentado a perda durante sete anos. Perder peso claramente não é fácil, mas muitas pessoas com um histórico de tentativas anteriores malogradas conseguiram perder peso. É, portanto, irracional pressupor que isso seja impossível para você.

Tenho de ser duro comigo mesmo para persistir em uma dieta

Esse tipo de raciocínio encerra, em geral, uma declaração irracional de obrigatoriedade. Se você costuma ficar zangado consigo mesmo todas as vezes que cede à tentação de comer um alimento proibido, está dizendo a si mesmo que não *deve* jamais fraquejar. Esse tipo de perfeccionismo é irrealista. Muitas pessoas que fazem habitualmente dieta também acham que precisam odiar a "horrível gordura" que têm ou se rebaixar de outra maneira para permanecer motivadas. Essa idéia é lamentável, já que o ódio por si mesmo não é saudável nem proveitoso para ninguém. As "obrigações" e os desmerecimentos são desestimulantes e o privam da energia necessária para efetuar as mudanças para perder peso. A inteligência corporal o ajudará a aprender com seus deslizes, a desenvolver estratégias para evitar as circunstâncias que tenham provocado o deslize e a elogiar a si mesmo sempre que fizer uma mudança para melhor.

Não é justo que eu precise fazer dieta

Outra declaração de obrigatoriedade. Seria agradável se ninguém nascesse com uma predisposição genética para ganhar peso com facilidade, mas muitas características dos seres humanos são variadas. Também seria bom que todo mundo fosse saudável, inteligente e bonito, mas não é assim que as coisas funcionam. Levando em consideração todas as possíveis doenças hereditárias, limitações e desvantagens, a tendência de engordar não é o pior fardo do mundo.

Minhas dietas nunca dão certo

Essa idéia equivale a um filtro mental. Embora possa ser verdade que você não tenha atingido sua meta, é bastante provável que, em várias ocasiões, tenha modificado alguns comportamentos e perdido peso. É irracional concentrar-se exclusivamente na meta de perder peso, que pode ter sido irrealista, e deixar de dar atenção às mudanças que você foi capaz de efetuar. Você precisará se sentir bem a respeito das mudanças positivas realizadas, para conseguir perder peso, mesmo que a redução não seja imediata.

Minha dieta fracassou porque...

Isso se chama rotular. Usar qualquer frase para descrever a si mesmo não o ajuda a compreender a dificuldade que você tem para perder peso, tampouco sugere algo que possa fazer de modo diferente no futuro. Em vez de procurar um rótulo que ofereça uma explicação superficial, é mais proveitoso trabalhar sua inteligência corporal examinando os motivos pelos quais você come, a maneira como vê seu corpo, como o utiliza para determinar o que pode ser melhorado e depois, gradualmente, realizar as mudanças necessárias.

Quantos quilos você gostaria de perder?

O desenvolvimento da inteligência corporal requer que você descarte as típicas atitudes irracionais da dieta e as substitua por idéias mais racionais a respeito da perda de peso. Suas metas de perda de peso são um bom lugar para começar. Todas as vezes que você tentou fazer dieta, pretendia atingir um determinado peso. Esse objetivo pode ter se baseado em um padrão "objetivo", como o peso ideal para sua altura que você encontrou em uma tabela de padrões de altura e peso. Talvez você tenha sido pesado hidrostaticamente (debaixo da água) e, então, o conteúdo de gordura de seu corpo foi determinado, e uma meta de redução de peso se baseou nesses cálculos. Ou talvez o médico tenha consultado uma tabela, dizendo-lhe quanto deveria pesar. Você pode também ter usado uma fórmula para computar seu Índice de Massa Corpórea (IMC) e decidido quantos quilos teria de perder para se encaixar na categoria de peso normal. Embora esses métodos sejam objetivos e geralmente se baseiem em dados de pesquisa, eles não são infalíveis. Por exemplo, os métodos usados para acumular os dados utilizados nas tabelas de altura e peso têm recebido críticas mordazes.

Além dos padrões objetivos, você provavelmente têm suas metas pessoais de perda de peso. As pessoas mais jovens podem se sentir tentadas a definir suas metas com base na aparência de uma estrela de cinema ou de um cantor de *rock* que elas idolatrem, ao passo que as mais velhas podem usar como referência uma imagem do passado. Muitas mulheres, por exemplo, ficariam felizes se conseguissem entrar em seu vestido de noiva, ao passo que muitos homens recordam afetuosamente a aparência que tinham quando praticavam esporte no ensino médio ou na faculdade. Pode haver um tamanho de vestido ou calça comprida que esteja associado a você se sentir melhor a respeito de seu corpo, e seu objetivo consista em ser capaz de voltar a usar esse tamanho de roupa.

Às vezes, a meta pode se basear no conselho, ou mesmo em exigências, dos pais, do cônjuge ou de amigos. Holly, uma assistente dentária de 28 anos, divorciara-se recentemente de Doug, seu marido dependente de drogas. Pouco depois de Holly entrar com o pedido de divórcio, a mãe a chamou de lado e lhe disse, em tom confidencial, que ela precisava perder 9kg antes de começar a namorar de novo. Como Holly estava se sentindo constrangida por causa de seu peso, e a mãe estivera certa ao recomendar que ela não se cassasse com Doug, Holly começou uma dieta para tentar perder os 9kg. Tracy, uma professora de 31 anos, é outro exemplo de alguém que está tentando perder peso para agradar outra pessoa. Ela é casada com Rod, um corretor da bolsa, de 30 anos. Tracy pesava 80kg e queria perder 16kg. Quando perguntei a ela como havia definido essa meta, ela admitiu, relutante, que era idéia de Rod. Ela iria fazer dieta para que o marido pudesse sentir orgulho dela quando fossem juntos a eventos de negócios. Tanto Holly quanto Tracy ficarão desapontadas. O desejo de agradar os outros não é motivação suficiente para efetuar as mudanças necessárias à perda de peso permanente.

Os benefícios alcançados quando você atinge suas metas

Independentemente da origem de suas metas de dieta, você tinha esperanças e expectativas com relação à maneira como sua vida iria melhorar quando alcançasse seu objetivo. Vamos examinar essas expectativas. Se você pudesse entrar naquele vestido (ou naquela calça), de que modo sua vida seria diferente? A maioria das pessoas que fazem dieta espera mudanças significantes em seu dia-a-dia depois de terem atingido suas metas. Examine a lista que se segue e verifique os benefícios que espera obter quando tiver atingido sua meta:

- ☐ 1. Serei fisicamente mais atraente.
- ☐ 2. Serei capaz de vestir roupas menores e usar maior variedade de trajes.
- ☐ 3. Minha saúde e meu condicionamento físico ficarão melhores.
- ☐ 4. Terei mais oportunidades de praticar esportes e participar de atividades de lazer.
- ☐ 5. Terei melhores oportunidades no trabalho.
- ☐ 6. Minha vida social será melhor.
- ☐ 7. Minha auto-estima e minha autoconfiança serão aprimoradas.
- ☐ 8. Meus relacionamentos pessoais serão favorecidos.

Depois que marcar os benefícios que espera obter com a perda de peso, reveja a lista e verifique quantos efetivamente dependem de você perder peso. Obviamente, o número 2, vestir roupas menores, exige que você perca peso. Levando em conta a ênfase cultural na magreza, você poderia argumentar que é preciso perder peso para melhorar a aparência (número 1), mas essa afirmação é apenas parcialmente verdadeira. (O Capítulo 7 tratará mais detalhadamente desse assunto.) Analogamente, a melhora na saúde e no condicionamento físico (número 3) tende a ocorrer depois da perda de peso, mas também pode haver algum progresso antes de um emagrecimento significativo.

A idéia de que ter um "corpo ideal" nos deixará mais atraentes e promoverá o desenvolvimento profissional, a riqueza e a felicidade é amplamente aceita. Se você marcou algum benefício de número 4 a 8, reconheça que, embora essas metas sejam louváveis, não dependem da perda de peso. Se você marcou o número 4, por exemplo, pergunte a si mesmo se perder peso é realmente necessário para que você possa praticar alguns esportes ou envolver-se em outras atividades. Você provavelmente não poderia jogar uma partida inteira de basquete com seu peso atual, mas não poderia jogar vôlei, boliche ou nadar? Embora possa relutar em participar dessas atividades, por se sentir inibido com relação a seu corpo, é possível que você consiga perder peso e, mesmo assim, se sinta desajeitado, ou é possível reduzir sua inibição independentemente de seu peso (ver o Capítulo 8)? Se você marcou o número 8, pergunte a si mesmo se conhece pessoas com excesso de peso que têm relacionamentos pessoais gratificantes. Você conhece pessoas magras que têm dificuldades nos relacionamentos? Ao examinar os indícios, você constatará que os relacionamentos bem-sucedidos pouco têm a ver com o peso. Caso haja um conflito em torno de seu peso, é provável que o relacionamento encerre mais questões básicas que não estão sendo discutidas.

Julie era uma profissional de vendas de 29 anos e trabalhava em uma estação de rádio de pequeno porte. Apesar de ter tido dois relacionamentos duradouros, Julie nunca se casara e estava descomprometida. Desde o ensino médio apresentava problemas de peso e um histórico de muitas dietas e programas de emagrecimento malogrados. Julie descreveu suas metas de redução de peso e os benefícios que esperava obter quando finalmente atingisse seu objetivo:

> *Se eu ao menos conseguir pesar 64kg [ela pesava na ocasião 73], não me sentirei tão constrangida. Quando saio com minhas amigas, não danço porque tenho medo de parecer corpulenta na pista. Se pesasse 64kg, eu me sentiria confiante e teria coragem de dançar, e talvez conhecesse um cara legal. Com 64kg, poderei usar roupas atraentes e nadar no verão. Além disso, se eu fosse mais magra, acho que seria mais bem recebida quando tentasse conseguir uma nova conta.*

Julie tinha grandes expectativas com relação à perda de peso. Com freqüência, parecia que grande parte da vida dela estava "em suspenso"; ela estava esperando alcançar sua meta para poder dançar, nadar, comprar novas roupas ou tentar algo novo.

Quantas atividades você já adiou esperando atingir determinado peso? Anote em seu caderno algumas atividades pelas quais você se interessa, mas acha que não pode praticar enquanto não atingir o peso desejado.

As desvantagens de adiar sua vida

Adiar atividades agradáveis até atingir uma meta arbitrária de peso conduz ao fracasso e, se você parar para pensar, com freqüência consiste em uma atitude tola. Se Julie perdesse 7kg, ela não teria atingido sua meta, de modo que ainda se sentiria inibida e não quereria dançar, mas, se ela perdesse 9kg, a inibição desapareceria como por milagre? É pouco provável que qualquer outra pessoa se preocupasse com a diferença de 2kg, ou que até mesmo a notasse! Em vez de se afligir a respeito de uma meta arbitrária, faria mais sentido se ela trabalhasse o mal-estar que sente ao dançar em público, independentemente de seu peso.

Pesquisas indicam que, à semelhança de Julie, estudantes universitários acima do peso relatam praticar menos atividades agradáveis do que estudantes de peso normal. Essa atitude é contraproducente, já que o controle de peso exige esforço. Um estudo descobriu que as experiências positivas podem restaurar a energia requerida para manter o autocontrole quando a pessoa se vê tentada a comer biscoitos e chocolate. O divertimento pode aumentar a motivação e a energia necessárias para efetuar esse esforço. Assim que conseguiu superar a inibição, Julie descobriu que gostava de nadar e dançar mesmo não tendo alcançado sua meta de peso.

Examine sua lista de atividades adiadas. Reflita se o que o impede de participar da atividade é o peso ou são seus sentimentos a respeito do peso. Se você for sincero consigo, descobrirá que, na maioria das vezes, o que o detém são os sentimentos. O texto intitulado "Comprar roupas" oferece algumas sugestões para uma das atividades agradáveis que é adiada com mais freqüência: comprar roupas novas.

Grandes expectativas *versus* expectativas inteligentes

As expectativas irrealistas podem minar qualquer esforço para perder peso. No entanto, muitas dietas fazem promessas absurdamente improváveis. Certo anúncio da South Beach Diet Online, por exemplo, desconsidera totalmente os determinantes genéticos do peso, proclamando o seguinte: "Nós o ajudaremos a alcançar sua meta de peso – seja ela qual for." Quando entrei no *site* e indiquei que meu objetivo era perder 180kg, fui encorajado a me inscrever no programa.

Segundo a dra. Janet Polivy e Peter Herman, dois dos mais prolíficos pesquisadores de assuntos relacionados com a dieta, o motivo pelo qual a maioria das pessoas que fazem dieta fracassa

> *(...) é que elas tentam fazer mais do que podem de fato, e mesmo aquelas que conseguem atingir a meta (temporária ou permanentemente) não experimentam as amplas melhoras pessoais e sociais pelas quais ansiavam.*

COMPRAR ROUPAS

Um dos dilemas que você talvez tenha enfrentado gira em torno da compra de roupas. Independentemente de seu peso, você deve gostar de se vestir de acordo com a moda e ficar com boa aparência. Além disso, muitas mulheres (e alguns homens) gostam de sair para comprar roupas. O problema de comprar roupas adequadas a seu peso atual é que você tem a impressão de que está admitindo que nunca irá perder peso. Caso você venha a perder peso, o dinheiro gasto nas roupas de tamanho maior terá sido desperdiçado. Por outro lado, se você adiar a compra de roupas até alcançar sua meta de peso, fica obrigado a usar roupas que já não acha atraentes e perde a oportunidade de se divertir comprando roupas novas. Embora não exista uma solução perfeita, uma boa opção é comprar poucas roupas novas e vários sapatos e acessórios que ainda serão úteis depois que você emagrecer. Você pode aproveitar a experiência das compras e mudar sua aparência com sapatos novos, lenços de pescoço, jóias e enfeites de cabelo.

Algumas das dietas malogradas de Julie resultaram em uma perda de peso que ficou aquém da meta que ela programara. Quando ela perdia peso, sentia-se desencorajada, porque muitos dos benefícios antevistos não surgiam milagrosamente à medida que os números na balança iam diminuindo. No caso de uma das dietas, por exemplo, ela perdeu 5,5kg e estava se aproximando da meta, mas ainda se sentia inibida quando dançava ou usava trajes de banho. Uma das razões pelas quais ela parou de fazer dieta foi o fato de que os benefícios que esperava que acompanhassem a perda de peso não se materializavam. Se as expectativas de Julie tivessem sido mais realistas, ela poderia ter ficado satisfeita com a perda de 5,5kg, e talvez tivesse se esforçado para se tornar mais autoconfiante e manter o peso, em vez de desistir e recuperar tudo o que perdera.

É importante esclarecer suas expectativas, para que você possa separar as metas que exigem a perda de peso daquelas que podem ser alcançadas mesmo que seu peso não se modifique. Reveja a lista de atividades adiadas e verifique se a perda de peso é realmente essencial para todas elas. Experimente iniciar agora algumas dessas atividades, independentemente de quanto você pese. Comece com a menos difícil e veja o que acontece.

A perda de peso ideal *versus* a real *versus* a tolerável

Se você fosse começar um programa de emagrecimento, que peso esperaria ter no final do programa? Escreva em seu caderno o:

- Peso de seus sonhos (se você pudesse pesar o quanto quisesse)
- Seu peso feliz (não é o ideal, mas você ficaria feliz se o atingisse)
- Seu peso aceitável (você não ficaria feliz, mas aceitaria esse peso)
- Seu peso decepcionante (menor do que seu peso atual, mas você ficaria desapontado se ele fosse seu peso final)

Pesquisadores da Universidade da Pensilvânia fizeram essas perguntas a 60 mulheres obesas (cujo peso médio era 99kg) antes de iniciarem um programa de dieta e exercícios. Embora elas tenham perdido em média 16kg, nenhuma atingiu o peso de seus sonhos e somente nove por cento alcançaram o peso feliz. Embora 38 participantes tivessem obtido uma perda de peso significativa após 24 semanas, poucas ficaram satisfeitas, e muitas se mostraram frustradas e desapontadas. No final do programa, as participantes informaram que o peso perdido, embora decepcionante, teve mais efeitos físicos e psicológicos positivos do que haviam previsto. Embora ainda desejassem perder mais peso, elas relataram melhoras significativas na saúde, na força e no condicionamento físico. Elas se sentiram mais atraentes, tiveram uma melhora na vida sexual e se sentiram mais autoconfiantes. As implicações dessas constatações são claras: uma pequena redução de peso, mesmo que o deixe consideravelmente mais pesado do que o ideal, pode propiciar importantes benefícios físicos e psicológicos.

Você está céptico com relação aos benefícios de pequenas perdas de peso? Se você conseguisse chegar ao peso decepcionante que identificou mais atrás, consideraria esses quilos perdidos uma modificação inexpressiva? As participantes da pesquisa da Universidade da Pensilvânia ficaram igualmente cépticas. Antes de começarem o tratamento, foi pedido a elas que previssem os benefícios caso só conseguissem atingir o peso decepcionante. Em média, as participantes previram que pequenas reduções de peso não trariam grandes benefícios. No entanto, quando elas obtiveram essa redução, encontraram muitas vantagens. É possível que você fique agradavelmente surpreso ao ver como sua vida melhorará quando atingir seu peso "decepcionante."

Sua meta de peso realista

Examine as metas de peso que você identificou anteriormente à luz dessas constatações. Pode ser improvável que você atinja a meta de peso de seus sonhos ou sua meta de peso feliz, mas descobrirá que uma modesta redução de peso encerra mais benefícios do que você espera agora. Se estiver em dúvida, experimente não fazer julgamentos enquanto estiver trabalhando nas questões da imagem corporal dos Capítulos 7 e 8, o que talvez não seja fácil. Muitas pessoas têm dificuldade em abandonar idéias consolidadas a respeito de quanto "devem" pesar.

A inteligência corporal subentende uma perspectiva racional sobre o nosso peso e o que podemos realisticamente esperar conseguir. Embora as tabelas de altura e peso, ou a sucessora delas, as tabelas de IMC, ofereçam orientação sobre o peso mais saudável, você não deve se fixar de imediato nesse número como sua meta. Embora esse peso possa ser ideal, ele pode ser irrealista para você, dependendo de sua constituição genética. Também é possível que você possa perder peso, alcançar seu IMC desejado e, mesmo assim, ficar insatisfeito com as proporções de seu corpo, já que os depósitos de gordura são geneticamente determinados. Em vez de extrair suas metas de tabelas de peso ideal baseadas em estudos de grandes grupos de pessoas, seus objetivos devem concentrar-se em seu histórico de peso próprio. Não existe mérito em determinar uma meta improvável de ser alcançada por você, ou que você considere impossível manter. Em vez disso, é possível estabelecer uma meta de peso realista que você consiga manter indefinidamente. Embora ela possa não ser ideal, você reduzirá os riscos para a sua saúde e melhorará a aparência. De acordo com o dr. George Blackburn, famoso pesquisador de obesidade do Beth Israel Deaconess Medical Center em Boston,

> *A perda de peso modesta (de cinco a dez por cento do peso do corpo) (...) melhora o distúrbio metabólico associado à obesidade, reduzindo a insulina, a pressão sangüínea, os ácidos graxos e os triglicerídios. Ela também reverte a resistência à insulina, protege contra alguns tipos de câncer e melhora ou reverte problemas relacionados com a obesidade, inclusive a osteoartrite, o diabetes e a doença cardiovascular. Essa melhora ocorre mesmo que a pessoa ainda esteja acima do peso.*

Eis algumas orientações que poderão ajudá-lo a determinar uma meta de perda de peso realista para você. Lembre-se de que essa é sua meta inicial. Se você atingir facilmente a meta, e conseguir mantê-la com tranqüilidade, nada impede que você defina uma nova meta de peso, mais baixa. Mas, no momento, queremos identificar um peso que você possa razoavelmente esperar alcançar e manter.

- Se eu perdesse dez por cento de meu peso atual, eu pesaria ... quilos.
- Se eu perdesse cinco por cento de meu peso atual, eu pesaria ... quilos.

- Desde que completei 21 anos, o peso mais baixo que consegui manter com facilidade, pelo menos durante um ano, quando não estava doente, foi de ... quilos.

Pare durante alguns minutos e pense em uma meta realista usando como diretrizes as respostas às três declarações anteriores. No caso da maioria das pessoas, uma redução no peso de cinco a dez por cento é uma boa meta para começar. Quando você considerar o peso adulto mais baixo que você foi capaz de manter durante um ano, pode ajustar sua meta para cima ou para baixo. Usando suas respostas a essas declarações, escolha uma meta de peso e anote-a em seu caderno.

Disponibilidade para o controle de peso

Se eu lhe dissesse que moro na Califórnia e que amanhã faria uma viagem para visitar parentes na Flórida, mas que estou um pouco preocupado porque meu carro de 20 anos está fazendo um barulho esquisito sempre que passo a marcha, os pneus estão carecas e, às vezes, o carro custa a pegar, qual seria seu conselho? Se você vai começar um programa de controle de peso e está há poucos dias em um emprego, mudando-se para uma casa nova, casando-se (ou divorciando-se), lidando com um problema de drogas ou de álcool ou sofrendo devido a uma morte recente na família, o que você acha que provavelmente vai acontecer? A lição a ser extraída dos dois exemplos é que você não deve começar uma longa jornada quando existem problemas preexistentes com probabilidade de impedi-lo de chegar ao seu destino. Por outro lado, você pode passar um tempo tão grande preparando o carro ou aprontando-se para perder peso que nunca chega a começar. A vida nunca é perfeita e tranqüila. Então, como saber quando é uma boa hora para começar? Eis algumas perguntas que você pode fazer a si mesmo e que poderão ajudá-lo a tomar uma decisão.

1. *Você está passando por uma transição importante na vida, ou estará passando em um futuro próximo?* Se você está se divorciando, enfrentando graves problemas financeiros ou lidando com outros fatores

estressantes de relevo, seria prudente adiar a perda de peso para uma época em que sua vida esteja mais acomodada.

2. *Você está sofrendo de um grave problema de saúde ou de uma doença mental?* Embora a depressão branda não seja rara, um grave distúrbio de temperamento ou uma doença mental certamente interferirão na perda de peso. Seria melhor tratar primeiro o distúrbio e depois lidar com o peso.
3. *Você tem problema com drogas ou com álcool?* Além das calorias adicionais contidas nas bebidas alcoólicas, qualquer substância que reduza sua capacidade de tomar decisões racionais e se exercitar impedirá a perda de peso.
4. *Sua situação de vida é relativamente estável?* Você está planejando fazer uma viagem longa em um futuro próximo? Fazer uma reforma na cozinha? Modificar o cronograma de trabalho? Você vai precisar de uma certa estrutura e rotina para poder ser bem-sucedido em seu programa de perda de peso. Seria melhor esperar algumas semanas até sua situação estar mais acomodada antes de começar.
5. *Você está disposto a dedicar algum tempo e energia à execução de mudanças graduais em seu relacionamento com a comida e o corpo?* Suas tentativas anteriores de perder peso não tiveram êxito ou resultaram apenas em uma redução de peso temporária. Não faz sentido repetir esse padrão. Você não pode obter resultados diferentes se repetir o mesmo comportamento que não deu certo da última vez! Você está disposto a experimentar algo novo, mesmo que lhe pareça um pouco estranho?

Se você respondeu não às perguntas de 1 a 3 e sim às de número 4 e 5, não existe motivo algum para que não dê início a um programa realista de controle de peso.

Se você abandonou a mentalidade da dieta com relação ao controle do peso, tem uma meta de redução de peso que faz sentido para você, mesmo que não seja um peso ideal baseado nos padrões contemporâneos, e determinou que não existem obstáculos importantes que possam impedi-lo de começar, está na hora de prestar atenção à sua alimentação. Ao mesmo tempo em que continuamos a trabalhar a alimentação emocional e a externa, podemos examinar outros aspectos de sua alimentação sem impor as restrições artificiais de uma dieta. Para fazer isso, precisaremos recolher alguns dados.

Dados para a inteligência corporal

Você se lembra da primeira vez que se ouviu falando em uma gravação de áudio ou de vídeo? Você ficou surpreso ao escutar freqüentes exclamações que interrompiam a fluência da conversa como "humm" ou "ahn"? Ou, então, talvez tenha descoberto que usava repetidamente pequenas frases como "Entende?" ou "Tipo" ("Estava, tipo, tão frio do lado de fora, entende?"). Esses hábitos de expressão não são registrados em nossa consciência. Só nos conscientizamos deles quando ocorre um registro objetivo de nossa fala. O mesmo é verdade com relação à alimentação.

Independentemente de quanto você pesa, uma parte do que você come não é registrada em sua consciência, embora a comida tenha as mesmas calorias, quer seja ingerida consciente, quer inconscientemente. É pouco provável, por exemplo, que você assinale mentalmente o valor calórico da manteiga de amendoim que você lambeu da faca enquanto preparava um sanduíche para os seus filhos ou a porção de espaguete que comeu direto da panela para ver se a comida estava salgada o suficiente. Quando seus filhos acabam de comer e você retira os pratos, você conta como alimento as sobras que beliscou para "não desperdiçar comida"? Se você não come um biscoito inteiro, apenas alguns pedaços no fundo do pacote, as calorias mesmo assim contam? As pesquisas demonstraram que as pessoas com excesso de peso tipicamente subestimam seu consumo calórico em 30 a 50 por cento, ao passo que as pessoas com peso normal subestimam o que comem em 20 por cento. Um estudo recente revelou que os profissionais especialistas em dietas subestimavam o próprio consumo calórico em dez por cento. Se os profissionais não conseguem acompanhar o que comem, que esperança nós temos? Teríamos uma enorme falta de visão se nos esforçássemos para modificar nossos hábitos alimentares mas continuássemos comendo sem prestar atenção. Para aumentar a inteligência corporal, precisamos estar plenamente conscientes do que comemos.

Lembre-se de que, no Capítulo 4, você usou um cartão 8 por 13cm para registrar sua alimentação emocional. Você vai usar o mesmo plano básico para essa tarefa, só que, desta feita, vai registrar *tudo o* que você come, o que inclui refeições e lanches que não são provocados pelas emoções. Antes de descartar esta missão como impraticável ou difícil demais, quero garantir que você não terá de pesar meticulosamente tudo o que comer, nem computar o valor calórico do que ingeriu. À semelhança do que era recomendado no caso dos Registros de Alimentação Emocional, é importante que você faça agora as anotações o mais rápido possível depois que comer qualquer coisa, em vez de esperar o final do dia e então tentar se lembrar de tudo o que comeu. Se você estiver comendo com outras pessoas por perto, é razoável adiar o registro até que tenha privacidade. Não é necessário que outras pessoas saibam o que você está fazendo ou discutam o que você comeu ou deixou de comer. Como você não estará dividindo as informações com ninguém, não faz sentido esquecer ou falsificar a tarefa.

Escreva os seguintes cabeçalhos em um cartão 8 por 13cm ou em seu caderno:

Hora	**Comida/ Quantidade**	**Excesso?**	**Local/Pessoas/ Circunstâncias**

Registre na primeira coluna a hora em que você estava comendo. O tipo de comida e a quantidade entram na segunda coluna. Faça uma marca na coluna "Excesso?" quando sentir que comeu mais do que deveria de algum alimento, ou se sentiu que comeu de forma descontrolada. Finalmente, anote na coluna "Local/Pessoas/Circunstâncias" o lugar onde você estava e qualquer coisa que possa ter contribuído para que você comesse, inclusive pessoas, emoções, sinais externos específicos ou quaisquer outros fatores que possam ajudá-lo a identificar padrões de alimentação.

As respostas típicas que recebo quando apresento esta tarefa são suspiros, gemidos e os mais variados tipos de justificativas que provam que seria difícil ou impossível executá-la. Após uma semana, as queixas diminuem. Não foi assim tão difícil, e quase todo mundo aprendeu algo novo a respeito da maneira como come. Talvez seja interessante você saber que várias pesquisas demonstraram que as pessoas que se monitoram atentamente perdem muito mais peso do que aquelas que não o fazem, e não monitorar a alimentação leva ao fracasso no programa de perda de peso. Quando você monitora a alimentação, conscientiza-se de seus padrões, aprende o que precisa ser mudado, sente-se estimulado ao perceber as mudanças e, o que é mais importante, o aumento da conscientização oferece a oportunidade para que você tome decisões a respeito do que vai comer. Esta é a essência da inteligência corporal: saber o que você está fazendo com a comida e fazer escolhas racionais baseadas nesse conhecimento. Por fim, quando você perder peso, será importante saber como monitorar a si mesmo. Quando você achar que está perdendo o controle e começar a recuperar peso, o monitoramento possibilitará que você descubra o que não está dando certo, realize as mudanças necessárias e continue a progredir.

CAPÍTULO 6

COMER É DIVERTIDO

Ao seguir as orientações dos Capítulos 3 e 4 você deve estar fazendo algum progresso no controle tanto da alimentação externa quanto da emocional. À medida que você continuar reduzindo o tipo de alimentação por razões extrínsecas, poderemos nos concentrar em comer por motivos intrínsecos, ou seja, para obter a nutrição necessária e também porque comer os alimentos prediletos é divertido.

Ao contrário da mentalidade típica da dieta que proíbe vários de seus alimentos favoritos e o deixa sentindo-se culpado quando você inevitavelmente viola a proibição, no caso da inteligência corporal é aceitável comer algo apenas pelo prazer que proporciona, desde que você siga algumas diretrizes que o ajudarão a desfrutar as experiências sem se sentir culpado. Você pode comer alimentos apenas por gostar deles e, mesmo assim, regular com êxito seu peso.

Se você definiu uma meta de peso realista e estabeleceu que está pronto para trabalhar na regulação do peso, é importante desenvolver uma estratégia para a sua alimentação. Ao contrário de uma dieta com listas de alimentos aceitáveis e proibidos, usaremos as informações retiradas de seus Registros de Alimentação para apreciar separadamente cada um dos três aspectos da alimentação:

- *O que comer:* como fazer escolhas alimentares razoáveis que incluam seus alimentos prediletos.

- *Quanto comer:* a quantidade de comida que o deixará satisfeito ao mesmo tempo em que emagrece.
- *Onde e quando comer:* como organizar a estrutura e as circunstâncias de sua alimentação, para tornar menos provável que você coma sem necessidade.

Além disso, vamos pensar em como você pode obter apoio social, para que seja mais fácil permanecer motivado.

A seguir, estão relacionadas sete declarações. Classifique cada uma delas fazendo um círculo em volta do número apropriado; atribua o número 1 para "Sempre", 2 para "Geralmente", 3 para "Às Vezes", 4 para "Raramente" e 5 para "Nunca" ou "De Jeito Nenhum".

1. Evito comer frituras.

   1 2 3 4 5

2. Evito usar manteiga na comida.

   1 2 3 4 5

3. Como sobremesa.

   1 2 3 4 5

4. Gosto de comer doces.

   1 2 3 4 5

5. Evito comprar comidas prontas (biscoitos em geral).

   1 2 3 4 5

6. Evito comer alimentos de baixo valor nutritivo.

   1 2 3 4 5

7. Compro a comida que quero independentemente de seu teor de gorduras ou calorias.

   1 2 3 4 5

Esta é a Escala de Rejeição de Alimentos Que Engordam.* Para calcular seu resultado, inverta a classificação nos itens 3, 4 e 7, de maneira que um 1 se transforme em 5, um 2 se torne 4 e vice-versa (a classificação 3 não muda). A seguir, some suas avaliações e use a Tabela 6.1 para interpretar o resultado.

Tabela 6.1 Resultado da rejeição de alimentos que engordam

	Mulheres	Homens
Nenhuma rejeição ou rejeição mínima	6,9	4,9
Rejeição baixa	12,7	10,5
Rejeição média	18,5	16,1
Rejeição acima da média	24,3	21,7
Rejeição elevada	30,1	27,3

Como o nome sugere, essa escala mede a rejeição de comidas que engordam. Os resultados mais elevados nessa escala foram associados a maior perda de peso para as mulheres que participaram de programas de tratamento de 0 semanas de duração. Se seu resultado foi alto, é provável que você evite bem os alimentos que engordam, mas, para perder peso, você também precisa se esforçar para reduzir a quantidade que ingere e organizar sua alimentação, para diminuir as ocasiões em que come sem necessidade.

Se o seu resultado foi baixo, você vai precisar desenvolver uma estratégia para evitar ou minimizar, *mas não proibir*, os alimentos que engordam. Independentemente de seu resultado, não é provável que uma lista de alimentos proibidos "prejudiciais" alcance êxito com o passar do tempo. Em vez disso, ao seguir as sugestões da próxima seção, você poderá aprender como incluir em sua alimentação uma quantidade limitada de seus alimentos prediletos. Para começar, reveja uma das semanas de seus Registros de Alimentação. Relacione em seu caderno as três ou quatro comidas altamente calóricas e que engordam que você comeu com mais freqüência.

Volte aos Registros de Alimentação. Você marcou a coluna "Excesso?" quando estava comendo esses alimentos que engordam? Se for este o

*C. F. Smith, D. A. Williamson, L. G. Womble, J. Johnson e L. E. Burke. "Desenvolvimento psicométrico de um indicador multidimensional de atitudes e comportamentos relacionados com o peso". *Eating and Weight Disorders*, 2000. n. 5, pp. 73-86.

caso, terá de prestar atenção particular às estratégias para reduzir o tamanho da porção apresentada mais adiante neste capítulo. Examine também a coluna "Local/Pessoas/Circunstâncias". Você come esses alimentos que engordam a qualquer hora e em qualquer lugar, ou existem situações mais propensas a fazê-lo comer? Por exemplo, você tende mais a comer guloseimas quando seus filhos estão fazendo um lanche, ou você toma sorvete quando almoça com um colega de trabalho? Relacione em seu caderno qualquer padrão de localização, pessoas ou situações que pareça estar associado a seu consumo de comidas que engordam.

Pense em um modo de alterar esses padrões. Vamos discutir mais adiante, neste capítulo, a situação de comer em restaurantes e nos eventos sociais, mas o número de circunstâncias possíveis que poderiam contribuir para você comer é grande demais para que cada uma seja discutida. Em vez disso, reveja o Capítulo 3 e verifique como é possível modificar os sinais externos para minimizar as vezes em que você come nessas ocasiões.

Comer seus alimentos favoritos

Se os alimentos que engordam que você relacionou anteriormente no caderno estavam entre os seus prediletos, você não deve tentar eliminá-los. Independentemente de quanto você pesa, não é nenhuma vergonha gostar de comer algum alimento apenas para apreciar seu sabor. Proibir um alimento só aumenta a vontade de comê-lo, de modo que chega um momento em que a ânsia se torna irresistível, o que faz com que você coma demais ou até se entregue a uma orgia alimentar. Comer de modo inteligente inclui planejar gratificações para que elas não atrapalhem seu esforço de controlar o peso. Mesmo que você queira perder uma quantidade substancial de peso, não deve se privar de um dos prazeres da vida.

Chocolate sem culpa

Eis algumas maneiras de satisfazer sua ânsia de chocolate, sem causar um grande dano (mas não quando estiver com fome!).

- Em vez de *cookies* de chocolate ou chocolate ao leite, coma um pedaço de chocolate amargo. Ele é mais saboroso e contém menos calorias.
- Em vez de sorvete de chocolate, coma uma barra de chocolate *fudge* (80 calorias) ou meia xícara de *frozen* iogurte de chocolate sem gordura (100 calorias) com meia xícara de morangos fatiados (20 calorias).
- Faça um drinque de chocolate com meia xícara de iogurte de chocolate sem gordura e refrigerante *diet*.
- Alguns pudins de chocolate de baixa caloria contêm 120 calorias por porção.
- O chocolate granulado tem cerca de vinte calorias por colher (sopa). Salpique um pouco em um iogurte sem gordura.

Se você for mulher, o chocolate está provavelmente no topo de sua lista, ao passo que, no caso dos homens, a *pizza*, a batata frita e outros tipos de salgados são mais populares. Uma pesquisa constatou que é possível ceder ao desejo de comer chocolate ao mesmo tempo em que *reduzimos* a força desse desejo. Os pesquisadores descobriram que comer chocolate quando as pessoas estavam com fome aumentava o desejo futuro, mas que comer chocolate 15 minutos depois de terminar uma refeição diminuía esse desejo. Embora os pesquisadores não tenham examinado outros alimentos freqüentemente desejados, é provável que o mesmo princípio valha para a maioria das guloseimas ricas em calorias e carboidratos. O segredo é nunca comer chocolate (ou outro alimento desse tipo) quando estiver com fome. Saboreie a guloseima depois do jantar ou em outras ocasiões em que não estiver com fome. Algumas sugestões para que você aprecie o chocolate sem culpa são apresentadas no texto intitulado "Chocolate sem culpa".

Fazer compras para sua inconveniência

Os alimentos que engordam não são proibidos, mas também não são estimulados. Como você acaba de programar de que maneira vai comer vários de seus alimentos prediletos, o que vai fazer para garantir que não vai consumi-los em ocasiões não-planejadas? Além disso, o que fazer com relação às guloseimas que também engordam mas das quais você não gosta tanto? A melhor defesa contra o consumo não-planejado dos alimentos que engordam é torná-los inconvenientes. Você pode começar por não comprá-los quando adquirir gêneros alimentícios. Por exemplo, se você adora determinado tipo de biscoito, nunca o tenha em casa. Quando você estiver pronto para comer sua guloseima programada, saia e compre algo com essa finalidade específica, mas compre um pacote com uma porção individual, não o tamanho família. Se seu colega de quarto, cônjuge ou filhos insistirem em ter acesso imediato a biscoitos, compre biscoitos que eles gostem e você não. Se isso for impossível, compre vários pacotes com porções individuais e rotule-os com o nome dos membros da família a quem se destinam, para que você não fique tentado a comê-los. A freqüência da alimentação não-planejada diminuirá à medida que a inconveniência aumentar.

Trace um plano para inserir cada um de seus alimentos favoritos em sua alimentação diária. Primeiro, se você puder saborear o alimento sem sentir culpa, com que freqüência gostaria de comê-lo? Todos os dias, duas vezes por semana ou em ocasiões especiais? Você talvez se surpreenda ao descobrir que, uma vez que ele deixa de ser proibido, você fica feliz com uma quantidade menor do que imaginava. A seguir, planeje onde e quando você pode consumi-lo, de modo que não fique com fome, não se distraia e não se concentre em nada que não seja o que vai comer. Finalmente, como você pode contrabalançar as calorias adicionais na alimentação? Você ficará satisfeito com uma porção menor do alimento, com uma versão de baixa caloria ou consegue compensar reduzindo o consumo de outros alimentos? Escreva em seu caderno as respostas para as seguintes perguntas com relação a cada um de seus alimentos preferidos:

- Com que freqüência você pretende consumi-lo?
- Onde e quando irá comê-lo?
- Como administrará as calorias adicionais?

Quanta comida vai haver no jantar?

Faça um círculo em volta do número apropriado em cada uma das sete declarações que se seguem: 1 para "Sempre", 2 para "Geralmente", 3 para "Às Vezes", 4 para "Raramente" e 5 para "Nunca" ou "De Jeito Nenhum".

1. Como menos do que a maioria das pessoas em situações semelhantes.

   1 2 3 4 5

2. Como muito mais do que outros porque belisco o dia inteiro.

   1 2 3 4 5

3. Deixo comida no prato.

   1 2 3 4 5

4. Gosto demais de comer para observar o que como.

   1 2 3 4 5

5. Como rapidamente uma grande quantidade de comida em pouco tempo.

   1 2 3 4 5

6. Quando sinto um cheiro delicioso de comida, fico com fome mesmo que tenha acabado de comer.

   1 2 3 4 5

7. Alguns alimentos são tão saborosos que continuo a comer mesmo quando não estou mais com fome.

   1 2 3 4 5

Essa escala mede a tendência de comer em excesso.* Como seria de se esperar, as pesquisas revelam que os resultados mais baixos estão associados ao sucesso na perda de peso. Para calcular seu resultado, inverta a

---

*C. F. Smith, D. A. Williamson, L. G. Womble, J. Johnson e L. E. Burke (2000). "Desenvolvimento psicométrico de um indicador multidimensional de atitudes e comportamentos relacionados com o peso." *Eating and Weight Disorders* [Distúrbios da alimentação e do peso], 5, 73-86.

classificação nos itens 1 e 3, de modo que um 1 se transforme em 5, um 2 em 4 e assim por diante. Some as avaliações e examine a Tabela 6.2 para interpretar seu resultado.

Tabela 6.2 Resultado da tendência de comer em excesso

	Mulheres	Homens
Não existe a tendência de comer em excesso ou ela é mínima	28,6	30,4
Pequena tendência a comer em excesso	24,3	25,9
Tendência média a comer em excesso	20,0	21,4
Tendência a comer em excesso acima da média	15,7	16,9
Alta tendência a comer em excesso	11,4	12,4

Se você tem tendência de comer demais, como esse hábito começou? Já lhe disseram alguma vez, quando criança, que você era um "grande menino" (ou menina) porque comia bastante comida? Alguns homens ainda se orgulham dos grandes pratos que conseguem comer (tipicamente, os homens têm uma pontuação mais alta na Escala da Tendência de Comer em Excesso). Bill, um dentista aposentado de 62 anos, tem lembranças do pai se vangloriando do número de vezes que repetia o prato quando a família ia comer em um restaurante com bufê a preço fixo, onde podiam comer quanto quisessem. Hoje, passados quase 50 anos, ele se considera uma pessoa que come bem e sente certo orgulho nisso, embora reconheça que a maior parte do que come não tem relação alguma com a fome. Bill tem menos orgulho dos 18kg a mais que carrega, mas pressupõe que ficaria com fome se comesse menos.

Satisfazer-se com menos comida

Se você associa a dieta à fome ou se preocupa com a possibilidade de não se sentir satisfeito se diminuir a quantidade de comida consumida, você não deve se preocupar porque as calorias não contam na hora de satisfazer a fome. A quantidade de comida que você ingere determinará se você vai ficar com fome ou satisfeito *independentemente do conteúdo calórico dos alimentos que estiver comendo*. Em outras palavras, você pode ficar mais satisfeito e perder peso ingerindo porções maiores de alimentos menos densos (que contêm menos calorias em uma porção do mesmo tamanho), em vez de uma porção menor de alimentos mais densos. Se você notou que fazer dieta sempre o deixa com fome, comer alimentos menos densos pode ajudá-lo a perder peso sem que isso o incomode.

De acordo com a dra. Barbara Rolls, professora de nutrição da Penn State e autora de *The Volumetrics Weight-Control Plan*, um quarto de xícara de uva-passa fornece 100 calorias, e quase duas xícaras de uvas têm o mesmo número de calorias. Se você escolher comer as uvas, sentirá depois menos fome do que se optar pelas passas. Como a passa é apenas uva seca, a diferença é a água. Se você beber exclusivamente água, é pouco provável que se sinta satisfeito, mas, quando a água é parte substancial do que estiver consumindo, você ficará satisfeito com menos calorias. Frutas, legumes, ensopados, grãos cozidos, carne magra, peixe, frango e sopa possuem um teor elevado de água, de modo que tendem a satisfazer, apesar de serem menos densos. Analogamente, os alimentos com elevado teor de fibra, como os grãos integrais e os feijões, nos deixam satisfeitos sem acrescentar muitas calorias. Um benefício adicional das dietas ricas em fibras é a menor incidência da constipação e do câncer do cólon. Em contrapartida, os alimentos ricos em gordura, como a manteiga, os molhos de salada gordurosos e a maioria das sobremesas são densos porque uma porção de gordura contém duas vezes a quantidade de calorias de uma porção de carboidratos ou proteínas. Muitas comidas secas como *pretzels* e *cream-crackers*, mesmo que pobres em gordura ou totalmente sem gordura, também são densos. Cinco *pretzels* têm cerca de 25 calorias, mas não saciarão nem um pouquinho sua fome. Já um tomate o deixaria mais satisfeito, e ele possui o mesmo número de calorias.

Certa pesquisa demonstrou o valor dos alimentos de baixa densidade, em especial quando servidos no início da refeição. Trinta e três mulheres comeram no almoço refeições que consistiam em uma salada, seguida, 20 minutos depois, por um prato principal de massa. No decorrer da pesquisa de sete semanas, a densidade da salada foi variada, e a quantidade de massa consumida foi discretamente pesada. Quando as mulheres comiam uma grande porção de salada de baixa densidade, ocorria uma redução de dez por cento no total de calorias consumidas.

Seria muito difícil traçar um plano para servir uma grande porção de salada ou sopa de baixa densidade como entrada (*The Volumetrics Weight-Control Plan* tem 12 receitas de sopa e 12 de salada) e esperar alguns minutos para começar a comer o resto do jantar? Lembre-se de que você não precisa desistir de todos os alimentos de alta densidade; apenas certifique-se de ingerir porções saudáveis de uma comida de baixa densidade antes de consumir porções menores de alimentos de alta densidade.

Uma das vantagens dessa abordagem é que, ao contrário das dietas que restringem os alimentos que você pode comer, ela o estimula a *adicionar* alimentos à alimentação. Ponha frutas nos cereais, inclua fatias de maçã na salada de frango, coloque um molho picante no frango ou no peixe, acrescente legumes ao molho do macarrão, adicione berinjela à lasanha e adicione legumes aos espetinhos de carne. Ao acrescentar alimentos de baixa densidade, você ficará satisfeito mais cedo e comerá menos quantidade da comida de alta densidade. Uma descrição mais detalhada dessa abordagem, que contém receitas de baixa densidade, é encontrada no livro da dra. Rolls.

Vai querer o tamanho grande?

A idéia de que consumir uma grande quantidade de comida é uma façanha foi levada ao limite por Takeru Kobayashi e mais 3 mil colegas. Kobayashi é o supremo "bom garfo". Ele é japonês, tem 25 anos e detém o recorde mundial por comer 50,5 cachorros-quentes em 12 minutos (trata-se de 15.600 calorias e mais de 1kg de gordura). Ele é o vencedor do Nathan's Famous Hot Dog Eating Contest [Famoso concurso de cachorros-quentes do Nathan], um evento "autorizado" pela International Federation of Competitive Eating [Federação Internacional de Alimentação Competitiva], que supervisiona 150 competições semelhantes. Mas você não precisa tentar participar de competições de comida, nem mesmo ser uma pessoa comum que come muito, para causar um grande dano a seus esforços de controlar o peso. Comer demais tornou-se uma atitude corriqueira.

Quando vai comprar algo em um restaurante *fast-food*, você é encorajado a pedir uma porção maior de tudo o que pediu. A prática das porções maiores foi além dos restaurantes, de modo que as porções servidas nas refeições que fazemos em casa também estão ficando maiores. Uma pesquisa que compara o tamanho da porção média em 1996 com a de 1977 descobriu que, em 1977, os cheesebúrgueres eram 25 por cento maiores e continham 126 calorias a mais, as porções de comida mexicana aumentaram em 133 calorias e as sobremesas, em 55 calorias. Os resultados de uma pesquisa divulgados pelos Centers for Disease Control and Prevention mostraram que as mulheres americanas estão comendo mais 300 calorias por dia do que comiam há 20 anos e os homens, 168 calorias adicionais.

O que aconteceu ao longo dos últimos 20 anos que nos fez acreditar que precisávamos de toda essa comida adicional para ficar satisfeitos? Parte da responsabilidade pertence a um executivo que estava tentando aumentar a venda de refrigerantes e pipoca nos cinemas. As pessoas se recusavam a comprar mais de um saco de pipoca, mesmo quando ele fazia promoções, oferecendo dois pelo preço de um. Aparentemente, comer dois sacos de pipoca parecia coisa de guloso, mas, quando ele ofereceu uma porção de pipoca tamanho família ou um copo grande de refrigerante, os consumidores passaram a considerar mais aceitável consumir maiores quantidades de comida.

Quase todas as pessoas que consomem os copos de bebida e a batata frita tamanho gigante pressupõem que devem estar com fome e precisam de porções maiores. As pesquisas indicam que qualquer fome relatada se baseia em sinais externos, principalmente o de ver a comida à nossa frente, e não em algum aviso fisiológico de que uma quantidade maior de comida é necessária. Uma pesquisa realizada pela Universidade de Illinois, em 2004, demonstrou que as pessoas só comiam mais porque recebiam porções maiores. O dr. Brian Wansink pediu a alguns alunos que fossem ao seu laboratório para participar do teste de sabor de uma sopa de tomate. Alguns dos alunos receberam tigelas que continham tubos ocultos que mantinham o prato sempre cheio. Esses alunos tomaram 40 por cento mais sopa. Tudo indica que a quantidade de sopa ingerida foi determinada pela presença da comida diante deles, não por sinais internos de fome.

Em outra pesquisa, o dr. Wansink demonstrou que porções maiores conduziam a maior consumo de alimento, mesmo quando a comida não estava muito boa. Freqüentadores de cinema receberam pipoca rançosa, feita duas semanas antes. Metade recebeu uma embalagem de tamanho normal, ao passo que a outra metade recebeu uma embalagem tamanho família. Os participantes informaram que a pipoca estava horrível, mas aqueles que haviam recebido as embalagens grandes comeram 33 por cento mais, embora não apreciassem o que estavam comendo. O que essas constatações sugerem é que, se conseguirem persuadi-lo a comprar maior quantidade de comida, talvez porque pareça "um bom negócio", ou então por ter medo de sentir fome mais tarde, você come tudo, mesmo que não esteja com fome e a comida não esteja muito saborosa.

Ruth era uma professora aposentada de 52 anos que pesava 73kg e adorava sorvete. Como essa era sua guloseima predileta, nem passaria pela minha cabeça dizer a Ruth que desistisse dela. Em vez disso, sugeri que limitasse seu consumo a uma porção por dia, em vez das três que geralmente consumia. Estimulei-a a tornar o momento em que tomava o sorvete uma experiência "pura". Ela não deveria fazer nada mais enquanto o estivesse tomando – deveria concentrar toda a atenção nas qualidades sensoriais do sorvete e fazer uma pausa de dois minutos depois de terminar cada porção para, então, começar a comer a outra. Na sessão seguinte, Ruth me disse que quase sempre ficava satisfeita apenas com um sorvete, porque, durante o intervalo: "Eu me envolvia com outra coisa e acabava me esquecendo do sorvete."

Organizar a alimentação

No caso da maioria das pessoas, comer não é uma coisa casual. Reexamine os Registros de Alimentação que você preencheu quando estava trabalhando no Capítulo 5. É provável que encontre um padrão de duas ou três refeições por dia com lanches bem definidos, como a pausa para o cafezinho, e vários casos em que você belisca sem planejar. Parte de seus hábitos alimentares resulta de um padrão cultural (meio-dia é hora de almoçar) ou lições aprendidas na infância ("Tome o café-da-manhã" ou "Não coma nada agora, senão vai perder o apetite"). Para comer de um modo inteligente, é fundamental examinar seus padrões. O princípio mais importante para organizar sua alimentação é que *você nunca deve ficar com muita fome!* A fome é mais do que apenas uma experiência desagradável. Quando você está com fome, é provável que fique irritado e cansado, tenha dificuldade em se concentrar, preocupe-se com a comida e fique pensando na próxima refeição. Quando finalmente chegar a hora de comer, é provável que você perca parte do controle que realmente tem. Comerá rápido, consumirá mais quantidade de comida e se importará menos com o tipo de alimento que estará ingerindo. Além disso, quando você finalmente parar de comer, poderá se sentir empanturrado e dominado por um certo mal-estar. Esse episódio de ingestão descontrolada de comida tende a deixá-lo com culpa, desmoralizado e pessimista com relação às mudanças que deseja fazer para perder peso. É fundamental organizar a alimentação para evitar a fome. Vamos começar pelo início, ou seja, pelo café-da-manhã.

Controlar o tamanho da porção

Se você observar atentamente, é possível que descubra que come mais do que precisa. Você pode adotar várias medidas para reduzir o tamanho das porções que ingere sem ficar com fome ou sentir privação.

Em primeiro lugar, e acima de tudo o mais óbvio, responder com um enfático "não" quando lhe perguntarem se você quer uma porção maior. Se você não consegue resistir a uma "pechincha", vá comer com um amigo, peça o tamanho maior e divida-o com ele. De resto, lembre a si mesmo que a porção regular satisfará sua fome física. Várias pesquisas demonstraram que, quando comemos até ficar sem fome, a comida deixa de ser saborosa. A quantidade adicional no tamanho família não lhe teria proporcionado qualquer prazer adicional; teria apenas deixado você se sentindo empanturrado e zangado consigo mesmo, de modo que você não deve se sentir frustrado quando recusar porções muito grandes.

Em segundo lugar, reconheça que, para controlar o tamanho das porções, você precisa ler cuidadosamente os rótulos, para evitar ser induzido ao erro. Um pacote tamanho lanche de chocolate Chip Cookies da Grandma's Homestyle tem 200 calorias, nove gramas de gordura e 28g de carboidratos por porção, mas, se você ler o rótulo com atenção, vai descobrir que uma porção corresponde apenas a um dos dois *cookies* do pacote. É extremamente provável que você coma os dois, de modo que você estará consumindo duas vezes a quantidade de calorias, de gramas de gordura e de gramas de carboidratos.

Sam, um engenheiro de 46 anos que havia perdido 9kg, descobriu que o preço da contínua perda de peso era a eterna vigilância. Depois de evitar sobremesas durante a maior parte da semana, ele decidiu parar em uma loja de conveniência depois do jantar, a fim de satisfazer sua paixão por sorvete. Ele estava fazendo tudo certo: jantara judiciosamente para poder se permitir comer uma guloseima, terminara a refeição de modo que não estava com fome, não estava usando o sorvete para acalmar um problema emocional e estava planejando conceder a esse produto a atenção merecida, para extrair dele o máximo de prazer possível. Sam passou alguns minutos diante do *freezer* examinando os produtos oferecidos antes de escolher um sanduíche de sorvete feito com dois *cookies*. Ele calculou mentalmente que poderia se dar ao luxo de consumir as 295 calorias relacionadas no rótulo. Ao chegar em casa, notou que o tamanho da porção era "meio sanduíche". O sanduíche era perfeitamente redondo; não havia cortes, linhas pontilhadas no invólucro ou qualquer outra coisa que sugerisse que ele deveria ser cortado ao meio. Sam hesitou durante um minuto antes de decidir que não poderia se dar ao luxo de ingerir 590 calorias, cortou o sorvete ao meio e pôs uma das metades no *freezer* antes de desfrutar a outra.

Examine o rótulo de um pacote de macarrão. Os valores calóricos referem-se a uma porção de 57g, mas a maioria das receitas requer pelo menos 114g, e os restaurantes podem servir 200 ou 225 gramas. Você precisa ler com muita atenção os rótulos com informação nutricional.

Em terceiro lugar, coma mais devagar. Uma pesquisa descobriu que o ato de comer lentamente estava associado a maior perda de peso em mulheres que participavam de um programa de controle de peso. Quando você estiver comendo, ponha pedaços menores na boca, descanse o garfo e a faca com freqüência, fale mais (lembre-se de que não é educado falar com a boca cheia) e pare de comer durante um minuto no meio da refeição, quando ainda houver comida no prato. Não se distraia lendo ou assistindo à televisão enquanto estiver comendo. Preste atenção ao que está comendo. Observe a textura e a temperatura da comida e veja se consegue identificar os temperos que foram usados. Se você se concentrar no que está comendo, é provável que fique satisfeito com quantidades menores de comida.

Finalmente, reveja seus Registros de Alimentação, prestando atenção particular à coluna "Excesso?". Embora a tendência a comer demais seja geral e ocorra em muitas situações, verifique se existem "Horas", "Alimentos" ou "Locais/Pessoas/Circunstâncias" associados às marcações da coluna "Excesso?". Se você descobrir quaisquer circunstâncias que aumentam a probabilidade de você comer demais, trace um plano para substituir o que você come quando se encontra nessa situação por alimentos de baixa densidade (ricos em fibras; elevado teor de água).

Mamãe tinha razão

Reveja seus Registros de Alimentação. Quantas vezes você tomou o café-da-manhã na última semana? Pode parecer ilógico, mas o café-da-manhã, que é a refeição mais fácil de suprimir, pode ser a mais importante para você conseguir controlar o peso. Uma pesquisa realizada com quase 3 mil jovens adultos, acompanhados durante dez anos, descobriu que as pessoas que tomavam café-da-manhã duas vezes ou menos por semana apresentavam uma probabilidade duas vezes maior de ser obesas quando comparadas com aquelas que o tomavam todos os dias. As pessoas que sempre tomavam café-da-manhã também eram menos propensas a desenvolver a síndrome de resistência à insulina (um dos precursores do diabetes). Os benefícios eram maiores entre aquelas que comiam cereais integrais, em vez de refinados ou ovos com *bacon* nessa refeição. Outra pesquisa, realizada com 16 mil pessoas, constatou que as pessoas mais magras comiam cereais quentes pela manhã, enquanto as pessoas que comiam produtos de laticínio ou ovos, carne e batata eram mais gordas. *No entanto*, as pessoas que não tomavam café-da-manhã eram as que pesavam mais. Ambas as pesquisas apontam para os benefícios das fibras encontradas nos cereais integrais ingeridos quentes ou frios. Também é provável que começar o dia com uma refeição regular ajude a estabelecer o padrão para o controle da alimentação ao longo do dia. Se o almoço é a sua primeira refeição, mais de 12 horas terão se passado depois da refeição anterior e você estará com fome, comerá rápido e terá menos controle sobre a alimentação.

Se você tem o hábito de não tomar o café-da-manhã, talvez tenha dificuldade em torná-lo parte de sua rotina matinal. O texto intitulado "Reaprender a tomar o café-da-manhã" apresenta algumas sugestões proveitosas.

Reaprender a tomar o café-da-manhã

Especialmente se suas manhãs forem agitadas e corridas, e você não estiver com fome, a idéia de despender vários minutos fazendo uma refeição que você não quer pode parecer ridícula. Se você de fato não sente fome logo que acorda, não tente se obrigar a comer. Em vez disso, trace um plano para fazer uma pausa quando chegar ao trabalho. Você pode preparar de véspera um recipiente de plástico que contenha cereais ricos em fibras (ou um pacote de farinha de aveia instantânea) e uma banana, além de um copo com leite desnatado. Você poderá então tomar seu café-da-manhã enquanto seus colegas tomam café e comem sonhos ou biscoitos.

Examine seus Registros de Alimentação para verificar o número e a hora habitual de suas refeições e lanches:

- Qual é seu roteiro alimentar depois do café-da-manhã?
- Você almoça regularmente ao meio-dia, ou o horário é mais flexível?
- Você faz um lanche durante a tarde, janta cedo ou come alguma coisa antes de se deitar?
- Você almoça pouco e come muito no jantar ou vice-versa?

Heather era uma estudante universitária de 23 anos que fazia habitualmente dieta. No início, ela resistiu à minha sugestão de que monitorasse sua alimentação. Em vez de reconhecer que estava constrangida por causa da maneira como comia, ela atribuiu a relutância em manter um Registro de Alimentação ao fato de "não ter tempo suficiente" ou simplesmente "esquecer". Após algumas semanas, ela se sentiu confiante o bastante para acompanhar sua alimentação. Seus registros revelaram um padrão de lanches casuais, entrecortados por freqüentes orgias alimentares. Tipicamente, ela não tomava café-da-manhã porque não tinha fome. Não almoçava porque estava em aula ou ocupada demais, mas comprava chocolate e refrigerante nas máquinas de venda automática. Mais ou menos no meio ou no final da tarde, ela ia ao refeitório dos alunos com um amigo e comia uma fatia de *pizza* ou *nachos.* Quando suas colegas de quarto jantavam, Heather raramente se juntava a elas, por não estar com fome. No entanto, mais tarde, à noite, ela fazia uma orgia alimentar, em geral indo até o *drive-thru* de um restaurante *fast-food* e depois comendo sentada no carro.

A "dieta" de Heather tinha várias conseqüências não-planejadas: pular refeições aumentava sua fome, tornando difícil para ela controlar o que consumia quando finalmente comia. Sem a estrutura das refeições regulares e dos lanches planejados, ficava mais difícil monitorar o quanto efetivamente comia. Heather sempre ficava desapontada por não estar perdendo peso apesar de pular refeições. Depois que, de certa maneira, estruturou sua alimentação, Heather tornou-se, pouco a pouco, capaz de recuperar o controle sobre o que comia e a freqüência das orgias alimentares diminuiu.

Apesar do que você possa ter lido em livros de dieta, não existe um padrão único de refeições e lanches que tenda a produzir perda de peso. Na Inglaterra, as pessoas rotineiramente fazem uma pequena refeição no meio da tarde (o chá da tarde) e, na França, jantar depois das nove horas da noite é comum. Em muitos países latino-americanos, as pessoas tradicionalmente fazem a refeição principal ao meio-dia, a qual é acompanhada por uma *siesta.* Os detalhes da estrutura são menos importantes do que ter uma estrutura que minimize a fome e ofereça marcos que irão ajudá-lo a avaliar como você se alimentou durante o dia. Enquanto não começou a preencher os Registros de Alimentação, Heather raramente sabia o quanto consumia porque sua alimentação era extremamente desorganizada.

Fazer lanches não é prejudicial. Embora algumas dietas sugiram pequenas refeições mais regulares, em vez de três maiores, a freqüência da alimentação não está relacionada com o peso. O importante é o conteúdo calórico do lanche e o efeito dele em seu apetite mais tarde.

A melhor regra relacionada com fazer lanches e beliscar é comer alguma coisa sempre que tiver fome, *mas* limitar o que você consome a frutas, legumes ou nozes simples. Embora possa parecer ilógico, quase todos os alimentos consumidos habitualmente nos lanches possuem uma energia excessivamente densa para serem usados nesses momentos. Se você tem ânsia de comer alimentos como chocolate, batata frita ou *cookies*, deve lidar com eles como guloseimas ou desejos a serem satisfeitos em ocasiões especiais, não como produtos a serem consumidos no lanche. Os lanches devem ser feitos somente quando você estiver com fome, de modo que você deve usar alimentos de baixa densidade para reduzir a fome e reservar as guloseimas para uma ocasião em que não esteja com fome.

Restaurantes, comemorações especiais e eventos sociais

Muitas pessoas que conseguiram organizar com êxito a alimentação e controlar o tamanho das porções têm dificuldade quando comem fora de casa. Além dos restaurantes, o Dia de Ação de Graças, o Natal, os aniversários, as festas de despedida, os *bar mitzvahs*, os velórios,* os casamentos e outras comemorações representam um desafio porque temos menos controle sobre o tipo e a quantidade de comida disponível, bem como sobre as circunstâncias em que estamos comendo. Tipicamente, a comida é um dos pontos principais desses eventos. Afinal de contas, o que é o Dia de Ação de Graças sem um peru recheado ou uma festa de aniversário sem um bolo? As pessoas à sua volta estarão comendo muito, de modo que, se você não participar plenamente, poderá sentir que está perdendo o espírito da ocasião ou que está sendo um estraga-prazeres. Se combinarmos a atmosfera que estimula um grande consumo de comida com um pouco de álcool, apesar de suas melhores intenções, você comerá demais.

---

*Nos Estados Unidos, é comum as pessoas oferecerem comida nos velórios. (*N. da T.*)

O ALIMENTO QUE MAIS ENGORDA

O álcool fornece sete calorias por grama, o que faz com que ele engorde mais do que a proteína ou os carboidratos (quatro calorias por grama), porém menos do que a gordura (nove calorias por grama), de modo que, a rigor, ele não é o alimento que mais engorda. No entanto, se você comer alimentos gordurosos, ficará empanzinado, e essa sensação permanecerá durante algum tempo. Beber álcool não reduz a fome, de modo que você terá de comer algo para satisfazer seu estômago. As calorias provenientes do álcool serão adicionadas às calorias que você consome normalmente. Como o corpo não tem como armazenar o álcool, o sistema digestivo se ocupa primeiro do álcool e armazena os outros nutrientes como gordura. Se você come queijo e, ao mesmo tempo, toma vinho, é provável que, em pouco tempo, esteja transportando o queijo como gordura no corpo! Mas, se você tomar um drinque misto (do tipo que vem com uns enfeites bonitinhos), não precisará comer *nada* para que a gordura se acumule. O açúcar nessas bebidas se incumbirá disso.

Além das propriedades metabólicas do álcool, os efeitos psicológicos da bebida exercerão verdadeiro impacto em seus esforços para regular o peso. O álcool elimina a inibição, de modo que, depois de alguns drinques, você terá abandonado o controle sobre os alimentos que impôs a si mesmo. Este fato foi demonstrado em duas pesquisas sobre o consumo de sorvete. As mulheres que estavam fazendo dieta tomavam mais sorvete depois de beber, ao passo que as que não estavam fazendo dieta não apresentavam esse comportamento. Se o álcool prejudica seus esforços para perder peso, você deve parar de beber? Se você gosta de beber e bebe com moderação (um drinque por dia no caso das mulheres, dois no caso dos homens), você não precisa parar. Lembre-se de que não está fazendo uma dieta e não deve se sentir privado de alguma coisa. Em vez disso, planeje como vai beber.

- Evite coquetéis altamente calóricos e opte por vinho branco (80 calorias) ou cerveja *light* (100 calorias).
- Evite beber antes das refeições, já que o álcool pode aumentar o apetite.
- Evite beliscar enquanto bebe (cerveja com biscoitinhos ou vinho com queijo). Beba o vinho ou a cerveja na hora da refeição.

Comer fora de casa apresenta desafios, mas eles não são insuperáveis. Eis o princípio básico: embora você não controle o restaurante nem o ambiente da festa, com um pouco de planejamento você pode reduzir as tentações. Você também pode aumentar sua determinação informando seu cônjuge ou parceiro, *antes* de chegar ao restaurante ou ao evento social, o que vai comer e o que pretende evitar. Além disso:

- Se você for a um restaurante *fast-food*, visite fatcalories.com antes de sair de casa, para poder tomar uma decisão bem informada antes de fazer seu pedido.
- Evite restaurantes que oferecem um bufê a preço fixo, nos quais quase todos os pratos são frituras ou que não permitem substituições ou modificações nos itens do cardápio.
- Quando você estiver comendo acompanhado, pense na possibilidade de pedir duas saladas e um prato principal que vocês possam dividir.
- Peça ao garçom para lhe trazer uma quentinha antes de começar a comer e divida a comida em duas porções razoáveis, uma para você comer no local e a outra, para levar para casa.
- Peça ao garçom para retirar o pão da mesa.
- Tome cuidado com as saladas. Os legumes e as verduras são alimentos de baixa densidade, mas o molho, os *croutons* e o queijo que fazem parte das saladas não são. Não coma os *croutons*, peça o molho à parte e mergulhe nele cada bocado do garfo antes de levá-lo à boca.

Jantares, festas e outros eventos sociais oferecem desafios semelhantes. Experimente as seguintes sugestões para manter o controle.

- Nos coquetéis, tenha sempre na mão um copo de água mineral com gás. Se você estiver se sentindo pouco à vontade, pode bebericar, em vez de beliscar salgadinhos.
- Nas festas realizadas na casa de outras pessoas, permaneça no cômodo onde houver menor quantidade de comida e fique de costas para a mesa onde estão os pratos.
- Planeje com antecedência e esteja preparado para reagir à pressão social. Quem irá encorajá-lo a repetir o prato e o que você dirá a essas pessoas?

Finalmente, a solução mais óbvia, porém quase sempre negligenciada, para as calorias adicionais consumidas nos restaurantes e eventos sociais é *comer menos na refeição seguinte.* No caso da mentalidade típica da dieta, comer demais em uma festa resulta em atitudes do tipo "Por que não? Já estraguei a dieta mesmo", que oferece uma justificativa para que a pessoa coma ainda mais. Com a inteligência corporal, existe o reconhecimento de que, se você comer demais, não precisará comer tanto mais tarde. Se você fez uma lauta refeição no almoço, por exemplo, pode fazer uma refeição leve antes de ir dormir.

Comer no vazio

A maioria das dietas determina o que devemos e não devemos comer, como se nos alimentássemos no vazio. No mundo real, é bastante provável que você coma na maioria das vezes com outras pessoas. Mesmo que você fizesse todas as refeições sozinho, os amigos e parentes fariam comentários ("Oh, você emagreceu") e dariam opiniões ("Você não deveria usar isso; faz com que pareça gordo"), a respeito de sua alimentação e de seu peso. É compreensível que as outras pessoas possam influenciar o que você come e como se sente a respeito de seus esforços para perder peso.

Procure recordar suas dietas anteriores. As outras pessoas tentavam influenciar diretamente sua alimentação, ou você já sentiu alguma vez estar recebendo mensagens confusas dos outros? Às vezes, o cônjuge, os amigos ou os pais dão a impressão de estarem sendo solidários, procurando "ajudá-lo" ao lembrar que você tem de se ater à dieta, mas depois se comportam de um modo claramente não-solidário. Avalie os seguintes exemplos.

- Suzanne tinha 38 anos e era mãe de três rapazes adolescentes. Seu marido, Jeff, tinha um emprego na empresa local de serviços públicos que exigia grande esforço físico. Embora Jeff tenha ficado feliz quando Suzanne se inscreveu em um programa de emagrecimento, nenhum dos homens da casa ficou satisfeito quando ela começou a preparar refeições pobres em gordura e deixou de levar para casa a variedade habitual de *cookies*, sorvete e batata frita quando ia fazer compras. As queixas freqüentes e os olhares desapontados fizeram Suzanne se sentir culpada, de modo que, após três semanas, ela voltou a fazer as compras de antes, retomou os hábitos alimentares e saiu do programa.

- As irmãs Erica e Donna estavam no início da casa dos 30. Ambas eram casadas, tinham filhos e estavam entre 11 e 14kg acima do peso. Quando se encontravam ou batiam papo no telefone, a conversa freqüentemente girava em torno da dieta mais recente, de receitas pobres em carboidratos ou de baixa caloria que estavam experimentando, dos inevitáveis deslizes da dieta, além de uma comparação quase diária da leitura da balança. Durante alguns anos, ambas alcançaram alguns sucessos sem importância, mas a típica perda de 2 a 5kg era logo recuperada. Um dia, Erica se matriculou em um curso de dança aeróbica com aulas três vezes por semana, ficou entusiasmada e tentou, sem sucesso, convencer Donna a se matricular também. Vários meses depois, Erica continuava entusiasmada a respeito das aulas e estava conseguindo manter uma perda de 7kg, mas notou que Donna, às vezes, se referia a ela nas reuniões de família como a "Rainha da Aeróbica" e, freqüentemente, fazia comentários sarcásticos quando o tema do exercício vinha à baila.
- Frank e Marjorie eram casados e estavam na casa dos 40 anos. Marjorie já estava acima do peso quando casou, 18 anos antes. Frank freqüentemente se mostrava desapontado pelo fato de Marjorie nunca conseguir perder peso, apesar das dietas e de seus lembretes "providenciais" de que ela precisava se manter fiel ao regime. Depois de participar durante várias semanas do programa que eu estava oferecendo em um hospital, Marjorie havia perdido quase 5kg e ultrapassou o ponto em que normalmente as pessoas perdem o estímulo. Frank começou a se queixar de que, devido às reuniões e às aulas de ginástica, a mulher estava saindo muito. Então, começou a comprar chocolates para ela e, pelo menos uma vez, encorajou-a a repetir o prato quando estavam jantando na casa de amigos.

Esses exemplos mostram a verdade quase sempre negligenciada a respeito da perda de peso: se você já é gordo há algum tempo, outras pessoas poderão sentir dificuldades em se ajustar a seu novo comportamento alimentar e de exercícios, e podem não se sentir bem com a perda de peso subseqüente. Em geral, isso não resulta de uma atitude maldosa; seu cônjuge, a família e os amigos podem realmente desejar o que é melhor para você, mas podem se sentir ameaçados diante das mudanças.

No primeiro exemplo, o marido e os filhos de Suzanne ficaram contrariados porque os novos hábitos alimentares da mulher e da mãe, respectivamente, eram inconvenientes para eles. Estavam acostumados a ter guloseimas disponíveis sempre que queriam, em vez de precisar fazer planos para consumi-las fora de casa. A reação de Donna ao entusiasmo de Erica pela dança aeróbica é mais complexo. Como durante muito tempo elas choraram as mágoas uma com a outra a respeito da incapacidade de perder peso, o sucesso de Erica fez com Donna ficasse invejosa e se sentisse um pouco inadequada, já que ela relutava em ser tão ativa quanto a irmã. Em vez de enfrentar seus sentimentos, o sarcasmo e a zombaria de Donna consistiam em tentativas de atrapalhar o esforço de Donna para que ambas pudessem novamente fracassar nas tentativas de perder peso. Frank ficou simplesmente apavorado. Ele engordara e estava constrangido por causa de sua aparência. Enquanto Marjorie era gorda, ele se sentia seguro porque outros homens não se sentiriam atraídos por ela e, mesmo que se sentissem, ela careceria de autoconfiança. Ele achou que, se a mulher perdesse peso, ele talvez não estivesse à altura dela, de modo que se esforçou ao máximo para que ela continuasse corpulenta.

Pense nas pessoas mais próximas de você: seu cônjuge ou parceiro, os irmãos, sua mãe e seu pai, os amigos e os colegas de trabalho. Inclua qualquer pessoa que possa se sentir prejudicada com a mudança de seu comportamento, que possa ficar com ciúmes se você tiver sucesso, ou que se sentiria implicitamente pressionada a mudar porque você se modificou. Além disso, pense em como seu peso assumiu um papel ativo em seus relacionamentos. Se as outras pessoas estavam acostumadas a pensar em você como gorda, você acha que sua interação com elas mudaria se você perdesse peso? Elas a veriam de um modo diferente e teriam de tratá-lo de um modo distinto? Relacione em seu caderno o nome das pessoas que *poderiam* ser afetadas por qualquer mudança em seu peso ou hábitos alimentares. Se essas pessoas são importantes para você, e se você deseja manter o relacionamento, precisa desenvolver um plano para remover de suas interações com elas as questões relacionadas com alimentação e peso.

Em primeiro lugar, reconheça a verdade fundamental: *Você controla o seu corpo. A não ser que peça conselhos, o que você come e quanto pesa dizem respeito apenas a você.* Você pode ajudar sua família a criar um esquema alternativo se parar de levar batata frita para casa, e você deve conversar com eles para poder planejar uma hora conveniente para as suas aulas de ginástica, mas *você não precisa justificar a decisão de modificar sua alimentação e seus padrões de exercício.*

Para cada pessoa que você relacionou em seu caderno, relembre o tipo de comentário que ela tenha feito a respeito de sua alimentação ou de seu peso. É um comentário "divertido", um conselho bem-intencionado, uma queixa ou uma pergunta que o coloca na defensiva? Passe alguns minutos pensando a respeito de uma resposta que você possa dar que não seja rude, mas que faça a outra pessoa entender que você não quer discutir o assunto. Seu comentário pode ser divertido: "Sou alérgico a sorvete. Sempre que tomo sorvete fico cheio de gordura." Ou, então, pode ser sério: "Sinto que você está me enviando mensagens confusas. Você diz que gostaria que eu emagrecesse, mas, em seguida, pergunta se quero repetir o prato." Ou, ainda, você pode recusar-se educadamente a discutir o assunto mudando o tema da conversa ou invertendo a pergunta sem respondê-la: "Por que você quer saber isso?" Programe uma resposta a cada uma das pessoas que você relacionou anteriormente e anote-as em seu caderno.

Você pode precisar se repetir algumas vezes, mas, logo, até mesmo o inquiridor mais renitente aprenderá que você não vai permitir ser desviado de suas estratégias de controle do peso.

Os números têm força

Embora algumas pessoas possam tentar sabotar seus esforços, outras podem representar grande ajuda. Grupos como os Comedores Compulsivos Anônimos, o Take Off Pounds Sensibly (TOPS) e os Vigilantes do

Peso podem oferecer apoio mútuo e estímulo aos participantes, embora nem todo mundo se sinta à vontade para falar sobre seu peso com um grupo de desconhecidos. Programas *on-line* como *e-Diets* e vários grupos de bate-papo na Internet podem proporcionar apoio sem a necessidade de que você freqüente reuniões, mas, como você não chega a conhecer essas pessoas, poderá perder boa parte dos benefícios do contato pessoal. Além disso, quando as coisas não vão bem, é fácil minimizar a dificuldade que você estiver atravessando se apenas digitar num teclado e não tiver ninguém para quem telefonar e falar sobre o assunto.

O ideal é que o apoio mais positivo venha da parte das pessoas importantes em sua vida, ou seja, seus amigos e sua família. Uma pesquisa demonstrou que os participantes de um programa de perda de peso que foram recrutados junto a três amigos ou membros da família tinham propensão maior a permanecer no tratamento e manter a perda de peso depois do final do tratamento. O tratamento incluía tarefas destinadas a aumentar o apoio social, para que o emagrecimento não fosse uma atividade muito solitária. Por exemplo, os participantes telefonavam uns para os outros no intervalo entre as reuniões para oferecer apoio. Também participavam de tarefas em equipe e, em seguida, os resultados eram relatados para todo o grupo.

As implicações são claras: trabalhar com um parceiro que também deseje perder peso pode ajudá-lo bastante a permanecer motivado. Compartilhar seu sucesso e obter apoio farão com que você prossiga depois que o entusiasmo inicial se for. Um parceiro também pode ser muito útil ao confrontá-lo quando você se vir tentado a arranjar uma desculpa ou a fazer uma racionalização por deixar de realizar uma mudança planejada. Quando você estiver se sentindo desanimado, o fato de saber que desapontará seu parceiro ao desistir o ajudará a seguir em frente.

Pense nas pessoas que você conhece que têm problemas com o peso. Identifique alguém que tenha um ponto de vista positivo, que ficaria satisfeito ao vê-lo ter sucesso e pergunte a essa pessoa se ela gostaria de ser seu parceiro na perda de peso. Seu parceiro não precisa ser um membro de sua família nem um amigo íntimo. Você pode até escolher uma pessoa de quem gosta mas que não conhece muito bem. Observe o relacionamento se aprofundar enquanto vocês tentam atingir juntos a meta.

A mudança é um processo

Você está se sentindo esmagado devido à quantidade de planejamento que precisa fazer e às mudanças que tem de efetuar para comer de um modo inteligente? Talvez você tenha experimentado algumas das sugestões anteriores e desistido por não constatar nenhuma perda de peso significativa. Antes de chegar à conclusão de que terá de levar a vida comendo de forma não-inteligente, reflita um pouco sobre o processo por meio do qual a mudança tem lugar. Embora você possa ter ouvido falar em pessoas que, determinado dia, decidiram jogar fora o maço de cigarros e nunca mais puseram um cigarro na boca, modificar um hábito antigo e arraigado raramente é algo bastante objetivo. Especialmente no que diz respeito aos hábitos alimentares, a mudança é um processo gradual que tem lugar com o tempo e segue um padrão previsível. O dr. James Prochaska, psicólogo da Universidade de Rhode Island, e seus colegas identificaram cinco estágios de mudança:

- *Pré-contemplativo.* Você não pensa em mudar. Você pode estar rejeitando a idéia ("Não vai acontecer comigo") ou simplesmente desistiu porque sente que a mudança é impossível.
- *Contemplativo.* Você está pensando na mudança mas ainda não fez nada. Seus sentimentos estão confusos: "Sei que deveria me exercitar (a favor), mas não tenho tempo e detesto suar" (contra).
- *Preparatório.* Você pode tentar fazer uma pequena mudança ou experimentar um dos comportamentos necessários. Por exemplo, ao ir a um restaurante *fast-food*, você pede sanduíche de frango grelhado e não um hambúrguer com fritas.
- *Ativo.* Você está fazendo um esforço determinado e constante para promover a mudança desejada. Por exemplo, você limita os sorvetes que consome a um picolé três vezes por semana.
- *A manutenção e a prevenção das recaídas.* O novo comportamento se torna rotineiro e as mudanças já não exigem esforço. Os "deslizes" acontecem, mas logo são detectados e revertidos.

Se você leu este livro até aqui, é provável que esteja no estágio contemplativo ou preparatório, ou, então, alternando entre ambos. A fim de que você avance para o estágio da ação, será proveitoso que você:

- *Comece aos poucos.* Se está tendo dificuldade em tomar o café-da-manhã, comece fazendo essa refeição duas vezes por semana e depois aumente gradualmente a freqüência.
- *Recompense os sucessos.* Faça acordos ou contratos consigo mesmo. "Se eu me limitar a tomar um copo de vinho durante a refeição, amanhã irei ao cinema com um amigo."
- *Colabore com um parceiro da perda de peso.* Informe a seu parceiro um comportamento específico que você está tentando modificar para obter apoio e estímulo.

Lembre-se de que a mudança raramente é objetiva e descomplicada. É mais provável que você repita várias vezes o ciclo por meio de contemplação, preparação e ação. Para evitar ficar desanimado, releia a seção "Atitudes da dieta" no Capítulo 5 e mantenha essas atitudes até chegar ao estágio da manutenção.

Comer é realmente divertido

Com a inteligência corporal, você não precisa lutar e sentir que está sendo privado de um dos prazeres da vida. Por meio do planejamento e da atenção, você poderá apreciar a comida ao mesmo tempo em que controla o peso. Lembre-se de que você não deve tentar eliminar seus alimentos prediletos. Deve traçar um plano para consumi-los de modo inteligente:

- Coma guloseimas de alta densidade quando não estiver com fome.
- Compre as guloseimas em pacotes com uma porção individual.
- Comece as refeições com alimentos de baixa densidade.
- Leia os rótulos para determinar o tamanho da porção e evite qualquer coisa em tamanho grande.
- Coma devagar e torne o momento uma experiência agradável.
- Planeje sua alimentação para evitar ficar com fome.
- Tome um café-da-manhã rico em fibras.

- Beba álcool com moderação, de preferência com a comida, e não acompanhado por aperitivos.
- Trace um plano para controlar o tamanho das porções, e não belisque desnecessariamente quando for a restaurantes ou comparecer a eventos sociais.
- Evite discutir sua alimentação e seu peso com pessoas não-solidárias.
- Planeje antecipadamente para que as comemorações, as férias e as mudanças de vida não atrapalhem o progresso que você estiver fazendo.

CAPÍTULO 7

ESPELHO, ESPELHO MEU

O que você vê quando olha no espelho? Você fica triste, frustrado, zangado ou até mesmo desgostoso? Você evita os espelhos para não ter de experimentar esses sentimentos e pensamentos negativos? Quando fiz essas perguntas a um grupo de controle de peso que eu estava conduzindo, recebi várias respostas diferentes que possuíam em comum um tema subjacente: a vergonha de ter um corpo que divergia da noção amplamente aceita do que é desejável. Anne, uma professora com 73kg, declarou que não tem em casa um espelho de corpo inteiro. Ela descreveu o choque que teve ao ver seu reflexo na vitrine de uma loja pela qual estava passando. Ficou aborrecida e fez um registro mental para ficar longe das vitrines, a não ser que houvesse algo específico que ela quisesse examinar. Melodie, 28 anos, 66kg e mãe de duas crianças pequenas, descreveu sua estratégia para evitar a situação desagradável de olhar para si mesma. Sempre que se via diante de um espelho, ela se concentrava em alguma característica facial e se mantinha ocupada com um diálogo interior a respeito de alternativas de maquilagem. Ela se distraía pensando a respeito de diferentes tons de máscara, em vez de se concentrar em seu corpo. Tiffany, uma estudante universitária de 20 anos, não gostava da parede de espelhos da academia de dança que freqüentava. Embora não fosse gorda, sempre tentava se posicionar diante de um espelho que tinha uma pequena distorção, o que fazia com que ela parecesse mais magra.

Anne, Melodie e Tiffany não são mulheres fora do comum; a maioria das mulheres e muitos homens estão insatisfeitos com o próprio corpo. Vamos explorar neste capítulo seus sentimentos a respeito de seu corpo e descobrir as convicções implícitas que estão por trás desses sentimentos. Embora a imagem corporal seja negligenciada em quase todos os livros de dieta e programas de emagrecimento, ela é um componente indispensável na inteligência corporal. Sob a perspectiva de uma dieta tradicional, seus sentimentos a respeito de seu corpo são irrelevantes. Tudo o que importa é você evitar carboidratos, calorias ou gorduras. Se você seguir a dieta, perderá peso. A suposição é que, se você atingir a meta, ficará feliz e automaticamente gostará de seu corpo. Isso nem sempre é verdade. Freqüentemente, pessoas que fazem dieta e perdem peso continuam insatisfeitas com o corpo, perdem a motivação para continuar a dieta e recuperam o peso que se esforçaram tanto para perder. A inteligência corporal, ao contrário, inclui especificamente o desenvolvimento de uma imagem corporal saudável. Entender como você vivencia seu corpo, desenvolver idéias e sentimentos positivos e realistas sobre ele e tratá-lo com respeito são atitudes fundamentais para manter a motivação exigida para o controle do peso a longo prazo. Para começar, pense em uma palavra ou frase que usaria para descrever seu corpo.

A seguir, faça um x ao lado de cada declaração que seja verdadeira em seu caso.

- ❑ 1. Sinto-me insatisfeito com o formato de meu corpo.
- ❑ 2. Quando as pessoas olham para mim, acham que sou muito gordo.
- ❑ 3. Tenho vergonha de meu corpo quando fico sem roupa na frente de meu parceiro.
- ❑ 4. Sinto-me infeliz com as depressões que tenho na pele.
- ❑ 5. Minha pele não é firme.
- ❑ 6. Quando me sento em um ônibus, trem, cinema ou avião, sinto às vezes que ocupo muito espaço.
- ❑ 7. Evito os espelhos porque não quero ver o quanto engordei.
- ❑ 8. Uma parte de meu corpo (por exemplo, o estômago, as coxas, as nádegas) é grande demais em relação ao restante.
- ❑ 9. Depois que como, pareço visivelmente mais gordo.
- ❑ 10. Odeio o fato de minha gordura balançar quando caminho ou corro.
- ❑ 11. Quando encontro alguém, encolho a barriga.
- ❑ 12. Tomo cuidado para escolher roupas que escondam os defeitos de meu corpo.

- ❑ 13. Evito dançar, nadar ou praticar qualquer atividade que possa chamar atenção para o meu corpo.
- ❑ 14. Procuro evitar que tirem fotografias minhas.
- ❑ 15. Deixei de comparecer a uma reunião de turma ou a outro evento social por não gostar de minha aparência.

Embora não se trate de um teste cientificamente validado, suas respostas a essas questões o ajudarão a avaliar sua imagem corporal. Esta última é a "imagem mental" que você tem de seu corpo e é composta de três partes:

- Seus pensamentos e sentimentos subjetivos a respeito de seu corpo inteiro e das partes de seu corpo, que provavelmente são negativos.
- A experiência de seu corpo, inclusive a maneira como você percebe o tamanho de seu corpo, que é provavelmente exagerada.
- A ansiedade que você sente com relação a seu corpo e os tipos de comportamento que você tem ou evita ter por causa do mal-estar que sente com relação a ele, que provavelmente são desnecessariamente restritivos.

Pensar a respeito do corpo

Comece pela palavra ou pela frase que usou para descrever seu corpo. Ela foi depreciativa (*corpulento, repulsivo, feio*), foi neutra (*saudável*) ou positiva (*atraente*, sexy)? A seguir, pense nas respostas que você deu às cinco primeiras afirmações. Quantos desses pensamentos e sentimentos negativos você endossou? Se suas respostas revelam uma dolorosa insatisfação com o corpo, você talvez sinta um pequeno consolo ao saber que tem bastante companhia. Estudos realizados junto a leitores da revista *Psychology Today* descobriram que o percentual de mulheres americanas insatisfeitas com a aparência duplicou nos anos entre o primeiro levantamento, realizado em 1972, e o mais recente, conduzido em 1997. No estudo de 1997, 56 por cento das mulheres e 43 por cento dos homens informaram estar insatisfeitos com sua aparência de um modo geral. Setanta e um por cento das mulheres estavam insatisfeitas com o abdômen e 61 por cento não gostavam dos quadris e das coxas. Um estudo semelhante realizado com mulheres universitárias constatou que 91 por cento estavam insatisfeitas com o corpo. Esses levantamentos, realizados junto aos leitores da revista e às alunas universitárias, abrangiam muitas mulheres que não estavam acima do peso, mas que, mesmo assim, estavam insatisfeitas com o corpo. *Você não precisa ser gordo para detestar seu corpo!*

Apesar de extremamente comum, a insatisfação com o corpo não é saudável. Várias pesquisas realizadas com mulheres que participavam de programas de emagrecimento demonstraram que a insatisfação com o corpo está associada à baixa auto-estima e a sintomas depressivos. O grau de insatisfação não está relacionado com a quantidade de quilos em excesso. As mulheres que estão moderadamente acima do peso estão tão insatisfeitas quanto as mulheres extremamente obesas. Detestar o corpo é uma atitude que se tornou tão comum que é encarada como “normal” no caso das mulheres americanas, embora seja menos comum no caso das mulheres afro-americanas, que tendem a se sentir mais satisfeitas com o corpo. Se você usou um termo negativo para descrever seu corpo e concordou com as declarações negativas, precisará se esforçar para melhorar sua imagem corporal, independentemente de seu peso atual.

Perceber seu corpo

Seu corpo, independentemente de seu tamanho e forma, é uma realidade física tangível. Você sabe qual é a altura dele, quanto ele pesa e as dimensões de várias partes dele. Como você tem medidas objetivas de seu corpo, é razoável esperar que a imagem mental que você tem do próprio corpo seja igualmente objetiva. Isso raramente acontece, em especial se você estiver acima do peso.

Examine as respostas às declarações de 6 a 10. Elas lidam com a experiência subjetiva que você tem de seu corpo, principalmente o tamanho. Se você concordou com algumas ou com todas, você considera seu corpo grande demais. Embora seja difícil discordar de sua percepção, pense na possibilidade de que o que está vendo não é um reflexo perfeito da realidade. Um exemplo extremo da percepção que diverge da realidade é o "membro-fantasma". Algumas pessoas que tiveram um braço amputado ou uma perna, informam sentir dor ou coceira no membro que já não existe. A experiência da coceira ou da dor que a pessoa sente não é realista, mas é o que ela sente. É possível que, quando você se olha no espelho e vê sua imagem como gorda demais, sua percepção igualmente não seja precisa.

Pesquisas indicam que as pessoas que estão acima do peso com freqüência avaliam incorretamente o tamanho do corpo. Em comparação com os não-obesos, essas pessoas apresentam uma probabilidade três vezes maior de *superestimar* o tamanho do corpo, e as estimativas delas são em média de seis a 12 por cento maiores do que o tamanho efetivo. Se você vem tendo problemas com o peso, é provável que se veja maior do que realmente é quando se olha no espelho. Como Anne e Melodie, você pode ter desenvolvido estratégias para evitar ter de olhar para o reflexo de seu corpo, de modo que você nunca tem a oportunidade de verificar se o que percebe é preciso. Por outro lado, se você costuma olhar com freqüência para o espelho, talvez se concentre na parte de seu corpo que mais o incomoda e deixe de obter uma impressão precisa de sua aparência de um modo geral. Janice, uma das participantes de um grupo feminino universitário de imagem corporal, ficou impressionada quando o grupo fez um exercício destinado a aumentar a precisão da percepção do corpo. As mulheres se alternaram ao traçar o corpo umas das outras deitadas sobre grandes pedaços de papel de embrulho. Janice descobriu que seu contorno não era nem de perto tão grande quanto ela imaginara.

Você sabe que gostaria de ser menos gordo, mas, enquanto não tiver um indício objetivo, aceite a probabilidade de que a maneira como você percebe seu corpo talvez não seja precisa. O Capítulo 8 descreverá exercícios que o ajudarão a desenvolver uma imagem corporal mais realista e saudável, mas, por enquanto, faz sentido interromper qualquer tipo de julgamento. Ao olhar no espelho, você pode lembrar a si mesmo que sua percepção pode não estar correta.

Evitar seu corpo

O fato de ter marcado qualquer uma das cinco últimas declarações indica que você modifica seu comportamento por causa de sua imagem corporal. É verdade que, se você for muito pesado, seu corpo limitará algumas atividades físicas (ver o Capítulo 9), mas é mais provável que seja sua imagem corporal, não o corpo em si, que o esteja impedindo de fazer coisas que você normalmente apreciaria. Uma imagem corporal negativa pode fazer com que você se sinta mal e interrompa atividades agradáveis. Certa pesquisa, por exemplo, descobriu que estudantes universitárias sexualmente ativas e que tinham vergonha do corpo atingiam o orgasmo 42 por cento das vezes, ao passo que as mulheres que se sentiam menos constrangidas relataram alcançar o orgasmo 73 por cento das vezes. Além de exemplos do dia-a-dia, como mudar a postura ou vestir-se para ocultar defeitos do corpo, sua imagem corporal pode ser responsável por você se sentir constrangida em situações sociais ou deixar passar oportunidades no trabalho.

Pense um pouco em como seu comportamento é afetado por sua imagem corporal negativa.

- Você evita freqüentar eventos sociais, dançar, fazer exames físicos, pesar-se, nadar, praticar esportes ou usar roupas justas?
- O que você tenta esconder em seu corpo?
- Você encolhe a barriga quando há outras pessoas por perto?
- Você faz brincadeiras a respeito de seu peso ou de seu corpo para reduzir o constrangimento?
- Você abriu mão de algumas oportunidades por se sentir limitado por seu peso?

Relacione em seu caderno as atividades que você evitou e os comportamentos que modificou devido à insatisfação que sente com o corpo.

Examine a lista. A imagem corporal é importante para você porque a maior parte dessas limitações resultou da maneira como você pensava sobre seu peso. Muito poucos desses comportamentos foram fisicamente impossíveis devido a um excesso de gordura e talvez, até mesmo, nenhum deles. Se você modificar a forma como pensa a respeito de seu corpo, será capaz de participar de todas essas atividades sem se sentir constrangido. O Capítulo 8 apresenta métodos destinados a melhorar a imagem corporal, independentemente do peso.

Por que a imagem corporal é importante

Além do fato de a imagem corporal negativa ser um elemento depressor e impedir que você participe de atividades que são do seu agrado, pesquisas sugerem que a imagem corporal saudável e realista está associada a maior sucesso na perda de peso. Esta afirmação pode parecer paradoxal. Seria razoável perguntar o seguinte: "Se gostassemos de nosso corpo, não ficaríamos satisfeitos com o peso que temos e perderíamos a motivação para emagrecer?" Embora essa pergunta possa dar a impressão de ser lógica, não parece ser verdadeira. Uma pesquisa realizada com mulheres obesas que participavam de um programa desenvolvido para melhorar a imagem corporal constatou que as mulheres não engordaram depois da melhora da imagem corporal e da auto-estima. Verifiquei em meu trabalho que as pessoas que estão acima do peso, que têm uma imagem corporal saudável e que se libertaram da mentalidade da dieta possuem mais energia para realizar as mudanças necessárias ao controle permanente do peso.

Sara, uma planejadora financeira de 38 anos que participou de um grupo de inteligência corporal conduzido por mim, é um bom exemplo. Embora Sara só estivesse 9kg acima do peso (IMC de 28), tinha muita vergonha do corpo e evitava várias atividades sociais e recreativas que lhe teriam dado prazer. Depois de fazer alguns dos exercícios de imagem corporal do Capítulo 8, a preocupação que ela sentia com suas "imperfeições" diminuiu e Sara começou a passar mais tempo fazendo coisas com outras pessoas. Entrou para um time de *softball* no trabalho, passou a sair para dançar com amigos e se sentiu de um modo geral mais confiante nos contatos sociais. Embora Sara estivesse se sentindo melhor com relação ao corpo, seu desejo de perder peso não diminuiu. Ao contrário, participar de atividades que antes evitava a deixava com mais energia. Ela passou a ter mais motivação para implantar as mudanças de estilo de vida apresentadas em outras partes do programa; ela se tornou fisicamente mais ativa e acabou emagrecendo.

Depois que você perder peso, a imagem corporal saudável aumentará a probabilidade de que você seja capaz de manter essa perda. Várias pesquisas indicam que a perda de peso, por si só, talvez não melhore a imagem corporal. Pacientes que se submeteram à cirurgia bariátrica e que tiveram uma perda de peso significativa podem continuar a se sentir insatisfeitos com o corpo. Uma pesquisa realizada com pessoas que haviam sido gordas verificou que elas estavam tão insatisfeitas com o corpo quanto pessoas que estavam acima do peso na ocasião da pesquisa. O desprezo pelo corpo pode tornar-se um hábito. Mesmo depois de perder peso, você pode não gostar de seu corpo mais magro. Em vez de se preocupar com a gordura, você pode se sentir insatisfeito com as estrias, rugas, a forma do nariz ou alguma outra característica que não seja perfeita.

A imagem corporal e as metas de peso

A perda de peso em si não garante a melhora da imagem corporal, de modo que é melhor que você trabalhe agora sua imagem corporal, independentemente de seu peso. Reveja no Capítulo 5 todas as expectativas que tipicamente acompanham as metas irrealistas de perda de peso. Quando você fez dieta no passado, talvez tenha continuado insatisfeito com seu corpo depois de perder os quilos que desejava. Pense em suas duas últimas tentativas sérias de perder peso sem levar em consideração se foi um programa no qual você se inscreveu ou uma dieta que você se esforçou sinceramente para seguir. O que aconteceu? Você ficou feliz com os resultados ou insatisfeito porque alguma parte de seu corpo não se mostrou à altura de suas expectativas, embora você tenha emagrecido? Se você ficou desapontado com o resultado, o que aconteceu? O mais provável é que tenha perguntado a si mesmo algo como: "Se eu me esforcei e não gostei do resultado, por que deveria continuar a me esforçar?" A reação típica é desistir da dieta, recuperar o peso, sentir que tudo foi um total fracasso e ficar ainda mais desanimado com relação ao corpo.

Toni, de 48 anos e mãe de dois universitários, sentia-se muito infeliz por causa de seu corpo. Durante quase toda a vida adulta, ouviu a seguinte frase: "Você tem um rosto tão bonito... Se ao menos..." O conselho bem-intencionado sempre dava a entender que ela precisava fazer alguma coisa a respeito de seus 86kg. Bill, marido de Toni, era um advogado bem-sucedido e um ávido ciclista de fim de semana. Ao longo dos anos, ele sempre sugerira que andassem juntos de bicicleta, oferecendo-se para pedalar em um ritmo mais lento e voltar quando ela se cansasse. Toni geralmente recusava o convite, argumentando que não queria obrigar Bill a pedalar mais devagar para que ela pudesse acompanhá-lo. Tinha vergonha de admitir que algo muito mais poderoso a impedia de andar de bicicleta: sua preocupação com a aparência de suas nádegas quando ela estivesse encarapitada no pequeno assento da bicicleta. Por motivos semelhantes, ela evitava dançar e nadar quando Bill e ela partiam no cruzeiro que faziam todos os anos, e recusava os convites das amigas para que fossem juntas comprar roupas.

Toni era uma pessoa que estava o tempo todo alternando entre fazer e não fazer dieta. Seu maior sucesso fora com uma dieta pobre em carboidratos, quando ela conseguiu perder quase 14kg. Embora estivesse maravilhada com o fato de ter perdido quase 14kg, Toni continuava muito insatisfeita com seu corpo. Apesar de estar pesando praticamente 72kg, ela continuava a desprezar o corpo como na época em que pesava 86. Ainda acreditava que era gorda demais para andar de bicicleta, dançar ou comprar roupas; nada mudara apesar de seu esforço. Depois de atingir um patamar desencorajador, Toni cedeu à sua grande paixão por massas e pelo pão fermentado que adorava.

Reveja as declarações sobre a imagem corporal que você marcou e examine a lista de atividades que evita por causa de seu peso. Se uma imagem corporal negativa tem atrapalhado sua vida, o ideal seria que você melhorasse a imagem corporal agora, antes de perder peso. Você terá mais motivação quando estiver trabalhando em seu peso e, quando atingir sua meta e estiver no estágio de manutenção, não ficará desapontado e tentado a desistir. O Capítulo 8 apresentará métodos específicos para a melhora da imagem corporal, mas, antes de começar a utilizá-los, é interessante que você entenda como a nossa cultura dificulta o desenvolvimento de uma imagem corporal saudável.

Obstáculos para uma imagem corporal mais positiva

O Capítulo 2 descreveu sucintamente as origens da imagem corporal. Talvez seja proveitoso entender melhor agora as forças sociais que contribuem para as atitudes a respeito da gordura.

Geralmente, as pessoas que estão acima do peso tentam perder alguns quilos para melhorar a saúde, o condicionamento físico e a aparência. Embora a maior parte dos assuntos discutidos pelas pessoas que fazem dieta tenda a se concentrar na saúde, a realidade é que a aparência é uma motivação mais poderosa para a perda de peso. Até mesmo os pacientes obesos com importantes problemas de saúde e que estão pensando em se submeter a uma cirurgia bariátrica estão basicamente motivados pelo desejo de ter uma aparência melhor. Por que uma "boa aparência" é tão importante? Será que as pessoas estão sendo vaidosas e prestando atenção demais à aparência?

O corpo perfeito

Segundo o dr. Kelly Brownell, psicólogo da Universidade de Yale e um dos mais respeitados pesquisadores de obesidade e distúrbios alimentares,

> *(...) ter um corpo atraente sinaliza para o mundo exterior que a pessoa está no controle. Demonstra o controle sobre o impulso de comer e o de ser inativo, além de refletir o trabalho árduo, a ambição e o desejo.*

Pressupõe-se que o corpo perfeito traga consigo sucesso, felicidade e relacionamentos carinhosos. A realidade é que ser fisicamente atraente é uma bênção complicada. Halle Berry, comprovadamente uma das mais belas estrelas do cinema atual, declarou o seguinte:

> *Beleza? Vou lhes dizer uma coisa: ser considerada uma mulher bonita não me poupou de nada na vida. Nem das dores de cabeça, nem dos problemas. O amor tem sido difícil. A beleza é, basicamente, inexpressiva e é sempre transitória.*

Quase todos nos lembramos da frustração e da dor de perder a pessoa em quem estávamos interessados para um rival atraente na época do colégio ou da faculdade. No entanto, as mulheres atraentes na faculdade consideram-se menos satisfeitas com a vida que têm quando chegam à meia-idade. As crianças e os adolescentes que são valorizados pela aparência podem procurar relacionamentos superficiais nos quais continuam a ser valorizados pela aparência. Esses relacionamentos se tornam menos satisfatórios à medida que essas pessoas envelhecem e passam a ser menos atraentes.

Com freqüência, ser fisicamente atraente é algo igualado a ser sexualmente desejável e ter uma vida sexual gratificante. Embora a aparência desempenhe um papel relevante quando a pessoa deseja atrair um parceiro, ela pouco tem a ver com a sexualidade. Quase todas as pessoas têm uma aparência mediana e um corpo normal; no entanto, encontram um parceiro e desfrutam sua sexualidade. Se a beleza física fosse um pré-requisito para encontrar um relacionamento amoroso ou um parceiro sexual, a raça humana teria perecido milhares de anos atrás.

A discriminação e o estigma

Mesmo que você não esteja em busca do corpo perfeito, ainda assim controlar o peso é importante para evitar o estigma e a discriminação associados à obesidade. A discriminação contra as pessoas gordas é a única manifestação legal de preconceito. Não é educado, e pode ser ilegal praticar a discriminação ou fazer comentários depreciativos a respeito de minorias raciais ou étnicas, homossexuais e pessoas portadoras de deficiências. Em contrapartida, não existe nenhuma proteção oficial contra a discriminação dos obesos em áreas como emprego, saúde e educação. O estigma tipicamente associado à obesidade se baseia na suposição de que ela resulta de causas internas e controláveis, caracteristicamente de uma falta de força de vontade ou autodisciplina. Esses termos vagos e muito genéricos servem como justificativa para piadas, comentários grosseiros e conselhos bem-intencionados e indesejáveis "para o bem da pessoa". É claro que esse tipo de argumentação desconsidera por completo os importantes determinantes genéticos do peso, bem como os agentes ambientais que tornam o aumento de peso mais provável. O estigma não está igualmente dividido entre as pessoas gordas; ele é pior no caso das mulheres.

A gordura feminina *versus* a masculina

No reino animal, em geral é o macho da espécie que exibe as penas coloridas, ou outra característica diferenciada, que lhe possibilita atrair uma parceira adequada. Os seres humanos são atípicos. Em nossa espécie, espera-se que a fêmea seja bonita, a fim de conquistar um marido. Na cultura ocidental, os homens são valorizados por suas realizações, pela força física, pela riqueza e pelos bens que conseguiram acumular, pelo intelecto e, por último, pela aparência. Via de regra, as mulheres são valorizadas pela aparência, independentemente de suas realizações.

Uma estagiária de psicologia que estava sob minha supervisão apresentou vários exemplos da importância do peso. Antes de começar o programa de mestrado, ela foi orientadora psicológica em uma franquia de um centro de emagrecimento situado no centro financeiro de São Francisco. Quase todos os seus clientes eram mulheres de nível superior no exercício da profissão: contadoras, advogadas e executivas de grandes empresas. Em geral, as clientes se arrumavam de modo impecável, vestiam roupas caras e se comportavam com um profissionalismo que denotava competência e autoconfiança. Muitas das mulheres eram bastante atraentes, mas a atitude autoconfiante se evaporava assim que começavam a discutir as dificuldades que estavam tendo com o peso. Apesar do sucesso profissional, a maioria dessas mulheres se sentia totalmente incompetente ao lidar com o peso. Como era possível que alguns quilos, ou o fato de não conseguir resistir à tentação de comer uma deliciosa sobremesa, abalasse o bem-estar dessas mulheres inteligentes, competentes e bem-sucedidas?

Um homem heterossexual pode sentir orgulho de seu corpo mesmo que não tenha a aparência de um levantador de peso ou de um modelo (essa afirmação é menos verdadeira no que tange aos homens homossexuais). Por outro lado, a mulher tem tendência a se sentir um pouco envergonhada quando não está à altura do ideal da mídia. Foi sugerido que a diferença na importância de ser magra é responsável pela taxa de depressão mais elevada entre as mulheres. Essa diferença foi demonstrada alguns anos atrás quando eu estava comprando uma camisa em uma loja de departamentos. Mais ou menos perto de mim, um homem com 1,83m de altura e que pesava certamente mais de 110kg anunciou ao vendedor em um tom de voz alto o suficiente para que todos os que estavam por perto ouvissem: "Quero que você me mostre calças de *homem*, não quero calças de menino." Seria difícil imaginar uma circunstância semelhante em que uma mulher chamasse a atenção em voz alta para o fato de que as roupas que lhe estavam sendo apresentadas eram pequenas demais para ela.

Na maior parte da história documentada, a forma feminina arredondada era idealizada por refletir o poder reprodutivo da mulher. Mesmo atualmente, em grande parte do mundo árabe as mulheres obesas são mais cobiçadas como esposas. Nos Estados Unidos, ser gorda era elegante e *sexy* até o advento das melindrosas na década de 1920. À medida que a carreira foi ficando mais importante e a maternidade começou a se tornar menos significativa na definição da identidade da mulher, a forma arredondada deixou de ser atraente. Segundo a psicóloga Rita Freedman:

> *A magreza tornou-se um sinal de emancipação, um símbolo da sexualidade não-reprodutiva e de independência. A ênfase passou a incidir na aparência da* play-girl, *e não na da mãe-terra.*

Infelizmente, o físico magro idealizado é irrealista para a maioria das mulheres e, para muitas, ele seria pouco saudável mesmo que pudesse ser alcançado. Por exemplo, uma pesquisa realizada com 240 mulheres que apareceram na página central da revista *Playboy*, de 1978 a 1998, verificou que o Índice de Massa Corpórea (IMC) médio delas era 18. Esse valor é classificado como abaixo do peso normal, e o peso de mais de 75 por cento das moças equivalia a 85 por cento do peso ideal delas. Pesar 85 por cento do peso corpóreo esperado é um dos critérios para o diagnóstico de anorexia nervosa! A história da capa de uma edição da revista *People* mostrou fotografias do tipo antes e depois de 12 estrelas do cinema e da televisão que tinham emagrecido, e citou um *Hollywood trainer*: "Talvez as atrizes excessivamente magras não sejam clinicamente anoréxicas, mas com certeza possuem hábitos alimentares desequilibrados." Em contraposição, Marilyn Monroe, a primeira mulher a ter a foto publicada na página central da revista *Playboy* e a deusa sexual máxima da década de 1950 e do início da de 1960, pesava entre 54 e 61kg. Ela tinha um IMC de 19,6 (na faixa de peso normal) quando estava mais magra.

Esperemos que, à medida que o conhecimento a respeito da genética da obesidade se torne mais difundido, o estigma associado ao peso diminua e a definição da beleza feminina se torne menos restritiva. Alguns sinais preliminares indicam que a idealização da forma feminina esquelética pode estar em declínio. Filmes como *Casamento grego* e *Real Women Have Curves*, esforços da mídia como a edição "*body love*" da revista *Glamour* e o sucesso de Curves, um programa de condicionamento físico que encoraja a participação de mulheres mais pesadas, podem indicar uma tendência à aceitação cada vez maior de corpos maiores. Mas, mesmo que o progresso seja constante, você não pode se dar ao luxo de esperar até que todo mundo concorde com o fato de que as costelas salientes e as saboneteiras não são atraentes. Você precisa melhorar sua imagem agora, independentemente do ideal de beleza de outras pessoas. O Capítulo 8 o ajudará a fazer isso.

CAPÍTULO 8

O ESPELHO É SEU AMIGO

Mesmo depois de ler o Capítulo 7 você pode estar céptico em relação à idéia de gostar de seu corpo antes de perder peso. Se você tiver dúvidas, não precisa aceitar minha garantia. Afinal de contas, nunca vi seu corpo, ao passo que você o conhece intimamente. Em vez disso, você pode conservar o ceticismo, desde que se esforce bastante para realizar as tarefas sugeridas neste capítulo. Lembre-se de que detestar o corpo não é algo proveitoso. Você pode gostar de seu corpo e, mesmo assim, emagrecer.

Para aprender a gostar do corpo é necessário que você identifique os pensamentos negativos específicos que tem em relação a ele. Estou certo de que existe em sua cabeça alguma variação do tema "sou muito gordo", mas quais são as outras idéias depreciativas específicas que você tem a respeito de seu corpo? Por exemplo, Toni, a mulher de 48 anos, casada com Bill, o advogado/ciclista do Capítulo 7, estava convencida de que qualquer pessoa que passasse por ela de carro automaticamente voltaria a atenção para as suas nádegas e ficaria "horrorizada" porque elas eram maiores do que o assento da bicicleta. Para Toni, essa idéia era um dado básico. Embora Toni nunca tivesse visto uma foto de como seria sua aparência sentada em uma bicicleta e jamais tivesse verificado quantos motoristas efetivamente olhavam para ela quando passavam, ela nunca questionara a convicção de que as pessoas ficariam horrorizadas. Anne, a professora que evitava os espelhos de corpo inteiro, sentia-se especialmente envergonhada de seu abdômen. Além de encolher a barriga quando estava perto de outras pessoas, ela evitava namorar, porque tinha certeza de que qualquer possível parceiro sexual ficaria "horrorizado" com sua barriga.

Monitorar a imagem corporal

Durante a próxima semana, acompanhe o que você pensa sobre o seu corpo. Use um caderno ou cartões para criar um Registro da Imagem Corporal que você levará sempre com você. Faça três colunas: "Ativador", "Pensamentos/Sentimentos" e "Ação". O ativador é qualquer estímulo que faça você pensar em seu corpo. Pode ser quando você passa por um espelho, olha para um vestido antigo pendurado no armário, ouve pessoas falando sobre uma dieta ou qualquer outra coisa que atraia sua atenção para o corpo. Exemplos de pensamentos que você tem sobre seu corpo e que escreveria na segunda coluna englobam: "Sou gordo demais", "Nunca entrarei naquele vestido" ou "Eles vão ficar horrorizados com minhas coxas". Observe também o sentimento, tipicamente tristeza, ansiedade, culpa ou vergonha, que acompanham o pensamento. Na coluna "Ação", escreva o que você faz (caso faça alguma coisa) como reação aos pensamentos e sentimentos. Você pode afastar o olhar do espelho, encolher a barriga ou mudar de roupa. A ação também pode ser deixar de fazer algo que você gostaria de fazer. Por exemplo, se você queria nadar mas pensou "Eu ficaria gorda de maiô" e depois ficou ansiosa até que decidiu não ir, descreveria esse fato na terceira coluna.

Concentre-se bastante na coluna da "Ação". Pode haver algumas atividades que você já evita há tanto tempo que nem pensa mais em praticá-las. Você pode, por exemplo, partir do princípio de que é gorda demais para jogar *softball*, de modo que nem mesmo pensa na possibilidade de se inscrever no time do trabalho. Embora você não esteja pensando a respeito do assunto, a rejeição resulta de sua imagem corporal e deve ser registrada na terceira coluna. Por exemplo, eis o que Toni escreveu quando Bill a convidou para andar de bicicleta com ele:

Ativador	**Pensamentos/ Sentimentos**	**Ação**
Bill me convidou para andar de bicicleta.	As pessoas vão ficar horrorizadas. Ficarei envergonhada.	Arranjei uma desculpa para não ir.

No início, pode ser difícil acompanhar os pensamentos e sentimentos porque muitos deles são tão automáticos que nem mesmo são conscientemente registrados. Para tornar mais fácil o processo de reconhecer os pensamentos automáticos, identifique as situações que sabe que fazem com que você se sinta particularmente pouco à vontade com relação ao seu corpo. Relacione no caderno as situações que ocorrem com freqüência (lugares, pessoas e atividades) e que são mais propensas a desencadear pensamentos e sentimentos negativos a respeito de seu corpo.

Depois de identificar quatro situações, não deixe de usar seu Registro da Imagem Corporal para registrar os pensamentos/sentimentos e as ações na próxima vez em que se encontrar em qualquer uma dessas situações. Se você, por exemplo, tem tendência a ter pensamentos negativos quando passa por um espelho de corpo inteiro na portaria de seu prédio, faça planos para registrar seus pensamentos e ações quando estiver lá. As situações que você identificou são apenas um ponto de partida. Depois que começar a monitorar o raciocínio de sua imagem corporal, você se conscientizará de outras situações que acionam esses pensamentos. Não tente mudar nada durante essa semana; o objetivo desse exercício é apenas que você tome consciência de seus pensamentos e ações relacionados com a imagem corporal.

Ativadores

Depois de monitorar durante uma semana seus pensamentos a respeito do corpo, reveja o Registro da Imagem Corporal para identificar seus padrões. Examine a primeira coluna para verificar se existem pessoas, lugares ou situações, além dos quatro que você identificou anteriormente, que ativam pensamentos sobre a imagem corporal. Você pode se surpreender quando descobrir que, ao encontrar determinado amigo, você presta mais atenção a seu corpo do que quando encontra outros amigos, ou que o fato de você passar por determinada academia no caminho do trabalho ativa esses pensamentos. Relacione em seu caderno os ativadores adicionais que você identificou após monitorar seus pensamentos durante uma semana.

Pensamentos/Sentimentos

Existem vários padrões comuns de pensamentos e sentimentos sobre a imagem corporal. O primeiro é o filtro mental (essa definição consta do texto intitulado "Raciocínio Distorcido", no Capítulo 4). Quando você se vê no espelho, sua atenção se volta imediatamente para uma parte de seu corpo que você considera insatisfatória, em vez de contemplar a imagem como um todo? Por exemplo, você se concentra imediatamente em seu estômago e despreza o rosto, a roupa e o restante de seu corpo? Um segundo padrão comum é rotular ou usar palavras emocionalmente carregadas como *feia*, *gorda* ou *repulsiva* quando você pensa a respeito de uma parte de seu corpo que não lhe agrada. Caso você não use essas palavras desagradáveis, por acaso utiliza termos "engraçados" que, mesmo assim, são depreciativos, como *popozuda* ou *barriga de chope*? Independentemente do fato de você usar termos negativos ou "engraçados", pensar em seu corpo dessa maneira tende a deixá-lo triste, culpado ou zangado consigo mesmo, o que abalará sua autoconfiança. Um terceiro padrão comum de pensamento é tirar conclusões precipitadas ou fazer previsões para o futuro fundamentadas na avaliação que você faz de seu corpo. Por exemplo, depois de pensar que seu corpo é "gordo", você talvez chegue à conclusão de que ninguém jamais irá querer se casar com você, ou que você nunca irá progredir no trabalho porque todo mundo tem repugnância por sua aparência. Essas previsões produzirão um desânimo ainda maior e uma auto-estima mais baixa.

Anote em seu caderno os pensamentos sobre a imagem corporal que você teve no decorrer da última semana. Além de filtros mentais, rótulos negativos e conclusões precipitadas, você poderá descobrir que teve outras idéias negativas a respeito de seu corpo.

Ações

Reveja agora a coluna da "Ação" em seu Registro da Imagem Corporal. Além de encolher a barriga, o que você fez ou deixou de fazer por causa de sua imagem corporal? Muitas pessoas evitam os espelhos, mas outras ficam olhando compulsivamente para a própria imagem, afligindo-se com a parte do corpo de que não gostam.

- Sua imagem corporal afetou a escolha das roupas?
- Houve algum traje que você gostaria de ter vestido mas achou que o faria parecer gordo?
- Você usa roupas que não são atraentes mas que espera que escondam certas partes de seu corpo?
- Você evitou atividades sociais ou recreativas na semana passada por causa de sua imagem corporal?

Relacione em seu caderno as atividades que você fez ou deixou de fazer por causa de seus pensamentos sobre o seu corpo.

A análise e o resumo de monitoramento de uma semana da imagem do corpo deverão revelar o poder que sua imagem corporal tem de controlar seus pensamentos, sentimentos e comportamentos. A fim de permanecer motivado para o controle do peso, é preciso que você melhore a auto-estima e a disposição de ânimo, e se permita participar de atividades agradáveis, a fim de melhorar sua imagem corporal.

Recuperar sua imagem corporal

Depois de analisar a lista de ativadores que você identificou a partir do registro da semana, verifique se consegue se lembrar da primeira vez em que se sentiu mal com relação a seu corpo em cada uma das seguintes situações.

- Você se lembra de uma experiência embaraçosa, talvez na infância ou na adolescência, que o tenha deixado dolorosamente consciente do "defeito" em seu corpo?
- Um colega de sala ou um amigo caçoou de você?
- Um professor de educação física ou treinador chamou a atenção para você de maneira que o deixou constrangido com relação a seu corpo?
- Quando você começou a sair com pessoas do sexo oposto, um namorado se mostrou desapontado com algum aspecto de sua aparência?
- Você já sofreu abuso físico ou sexual, ou estupro?

Embora possa ser doloroso relembrar essas experiências, escreva em seu caderno o primeiro nome da pessoa, bem como o comentário ou a reação que o fez sentir que seu corpo era inadequado.

Agora, pense um pouco no impacto que esses comentários exerceram em você. Quando fizemos este exercício em um grupo que eu estava conduzindo, Brooke, uma executiva de 28 anos, lembrou-se de quando estava no final do ensino fundamental e um rapaz chamado Jeremy estava andando atrás dela no corredor da escola. Ele estava gracejando com os amigos quando viu Brooke e imitou o grunhido do porco e fez um comentário grosseiro a respeito do tamanho de seu traseiro. Brooke se sentiu humilhada e chegou à conclusão de que precisava fazer uma dieta. Quando fiz perguntas a ela a respeito de seus sentimentos atuais com relação a Jeremy, sua disposição de ânimo melhorou quando contemplou, sob a perspectiva de um adulto, as experiências que teve naquela época. Após alguma discussão, ela chegou à conclusão de que um garoto de 14 anos, que certamente também tinha as próprias deficiências, não deveria ter a última palavra no tocante a seu corpo ser ou não aceitável.

Analise seu rol de pessoas e experiências. Sob uma perspectiva adulta, procure entender as motivações da pessoa que fez os comentários ou colocou você em uma situação incômoda. Se foi um de seus pais ou outra figura de autoridade, não estaria essa pessoa transmitindo a você as próprias inseguranças com relação ao corpo? Os adultos insatisfeitos com o corpo às vezes se envolvem excessivamente com o peso e a alimentação dos filhos. Essa pessoa não poderia estar zangada com você por alguma outra razão, e ter escolhido criticar seu corpo, em vez de lidar diretamente com o que a estava incomodando? Se foi um irmão, amigo, colega de turma ou outro tipo de colega que fez um comentário ofensivo, não estaria essa pessoa se mostrando para os amigos à sua custa (como Jeremy fez)? Não estaria a pessoa com ciúmes de seu sucesso ou realizações e tentando se sentir melhor ao fazer com que você se sentisse pior? Talvez a pessoa só estivesse se sentindo sem jeito perto de você, sem saber o que dizer, de modo que fez uma "brincadeira" para atenuar o próprio mal-estar.

Depois que você tiver em mente uma imagem clara dessa primeira experiência que o deixou constrangido e entender um pouco a motivação das pessoas envolvidas, poderá rever seus sentimentos atuais a respeito do incidente. Olhando para trás, o que você gostaria de ter dito para a pessoa que fez o comentário sobre seu corpo? Quando fiz esta pergunta a Brooke, ela pensou por um momento, sorriu e respondeu: "Sabe, Jeremy tinha espinhas no rosto. Eu poderia ter dito que ele deveria se preocupar com a própria pele, em vez de ficar olhando para o meu traseiro." Brooke não ficou imediatamente satisfeita com o tamanho de suas nádegas depois de nossa conversa, mas passou a sentir menos vergonha delas, o que foi o início de uma imagem corporal aprimorada.

Agora que você é adulto, quer conceder à pessoa que o ofendeu um poder tão grande sobre seus sentimentos? Escreva em seu caderno o primeiro nome da pessoa e uma resposta madura à ação ou ao comentário ofensivo que ela fez anos atrás.

Se seu constrangimento inicial a respeito de seu corpo não resultou do comentário de uma única pessoa, mesmo assim você pode analisar as circunstâncias sob uma perspectiva adulta para reduzir os maus sentimentos. Por exemplo, Amber, uma professora de música de 32 anos, recordou um jogo de *softball* no final do ensino fundamental no qual sua posição no time era no campo de fora. Ao correr para pegar uma bola lançada em um arco elevado, ela escorregou na grama molhada e caiu sentada. Ela passou o resto do jogo preocupada porque a mancha molhada em sua calça certamente deveria estar atraindo a atenção de todo mundo para suas nádegas. Ao olhar para trás, na condição de adulta, Amber reconheceu que teria ficado sem graça por ter escorregado e perdido a bola mesmo que tivesse um traseiro bem magro. As adolescentes em geral ficam constrangidas sempre que as atenções se voltam para o seu corpo, independentemente de quanto possam pesar.

Embora as primeiras experiências possam ser dolorosas, não há razão para que elas tenham de exercer um impacto duradouro. Você não é mais criança nem adolescente. Você é uma pessoa mais segura e tem uma noção melhor de sua identidade do que na época que estava na escola. Analisar essas experiências sob a perspectiva de um adulto pode ajudá-lo a reduzir as reações emocionais resultantes do incidente, bem como auxiliá-lo a ver as coisas com mais clareza no futuro.

Renovar seu modo de pensar

Ao avaliar seus pensamentos e sentimentos a respeito do próprio corpo, é importante determinar primeiro que proporção da insatisfação que você sente com o corpo é causada por desapontamentos em outras áreas de sua vida. Se as coisas não estiverem caminhando bem, você poderá se concentrar no corpo e não nos problemas mais complexos que o estão perturbando.

Maryann, uma fotógrafa de 41 anos, estava sentindo que seu relacionamento com Patrick estava "emperrado". Eles estavam vivendo juntos havia mais de um ano. Ela queria filhos, mas Patrick não queria se casar, nem ser pai. Maryann não queria acabar com o relacionamento, mas sentia-se cada vez mais frustrada. À medida que a frustração aumentava, Maryann passou a ficar mais preocupada com o corpo e começou a passar mais tempo olhando, infeliz, para o espelho e se perguntando se Patrick assumiria um compromisso sério se ela emagrecesse.

Reveja os pensamentos/sentimentos que você registrou na semana passada. Reflita se parte da insatisfação que você sente por seu corpo não resulta de problemas mais complicados em sua vida. Se descobrir que existem outros assuntos que aumentam sua insatisfação com o corpo, seria proveitoso que você separasse os dois, ou seja, trabalhasse no problema importante e colocasse menos ênfase no corpo.

Filtros mentais

Ao analisar seus pensamentos/sentimentos da semana passada, você descobriu que tende a concentrar a atenção nas partes do corpo que você considera grandes demais, pequenas demais ou pouco atraentes? Se for este o caso, o primeiro objetivo será conceder uma atenção idêntica às características mais desejáveis. Crie em seu caderno uma lista com duas colunas. Na primeira, relacione as duas partes ou características de seu corpo que lhe causam mais insatisfação. Na segunda coluna, relacione as duas partes ou características mais atraentes de seu corpo.

Na próxima semana, faça um esforço deliberado para pensar nas características atraentes de seu corpo todas as vezes que pensar nas partes "defeituosas". Por exemplo, se você tiver o hábito de ficar remoendo maus pensamentos a respeito de sua barriga, obrigue-se a pensar em seus bonitos olhos todas as vezes que tiver pensamentos tristes sobre seu abdômen. Embora esta prática, no início, possa parecer forçada e pouco natural (especialmente se você não estiver acostumado a ter bons pensamentos a respeito de seu corpo), com a repetição, ela se tornará mais cômoda. Com o tempo, você desenvolverá uma visão mais realista de seu corpo, concentrando-se tanto nos aspectos positivos quanto nos negativos.

Fique atento ao que você diz

Preste atenção às palavras que você usa para descrever a si mesmo. O objetivo dessa prática não é fazer com que você despreze ou minimize as partes do corpo com as quais está insatisfeito, mas que crie uma descrição delas mais compatível com a realidade – e menos emocional. É difícil desenvolver uma imagem saudável do corpo se você estiver usando palavras carregadas de emoção como *gordo* ou *repugnante* para se descrever. Analogamente, é difícil gostar de si mesmo se você pensa nesses termos sobre partes de si mesmo. Em vez disso, adquira o hábito de descrever as partes de seu corpo de um modo mais neutro, mesmo se você não estiver satisfeito com o tamanho ou a forma delas. Você poderia dizer, por exemplo, que tem um estômago arredondado ou grande; ambas as descrições são precisas e objetivas. Entre outros termos descritivos que você poderia usar para se referir a partes do corpo, estão: *volumoso*, *pesado*, *côncavo*, *protuberante* ou *flácido*. Você não está negando a realidade do tamanho ou da forma de uma parte de seu corpo; está apenas descrevendo-a de maneira mais neutra, para que sua imagem saudável do corpo não seja debilitada.

Pense nas duas características do corpo que você identificou como a causa da maior insatisfação. Faça em seu caderno uma descrição precisa porém emocionalmente neutra dessas partes do corpo. Esforce-se para renovar sua terminologia. Sempre que se pegar pensando ou exprimindo uma descrição crítica, pare e se corrija. Substitua o pensamento ou a palavra por um termo preciso, porém neutro.

Olhar no espelho

O próximo passo talvez seja um pouco mais difícil. Quando você estiver sozinho em casa, vá para a frente de um espelho de corpo inteiro (completamente vestido), examine seu reflexo, concentrando-se na primeira parte insatisfatória, e descreva-a, em voz alta, usando o termo neutro que você escreveu anteriormente. Focalizar a atenção dessa maneira poderá deixá-lo ansioso, constrangido ou envergonhado, mas é pouco provável que um verdadeiro dano tenha lugar. Depois que você fizer isso várias vezes, os maus sentimentos diminuirão. Com o tempo, você será capaz de olhar para essa parte de seu corpo e descrevê-la sem se sentir constrangido. Sua imagem corporal ficará mais aprimorada quando você deixar de se sentir mal com relação às partes de seu corpo que não são tão perfeitas.

Repita o exercício para a segunda parte do corpo que você relacionou. Repita a descrição neutra várias vezes em voz alta, ao mesmo tempo em que se concentra no reflexo. Este exercício só deve durar poucos minutos, de modo que você pode repeti-lo uma vez por dia, até ele ficar maçante. Quando se tornar completamente enfadonho, isso significa que você teve êxito. Você pode agora pensar e olhar para essas partes do corpo sem se sentir mal.

Depois que se sentir à vontade com seu corpo quando estiver sozinho, o último passo é ficar à vontade com outras pessoas por perto. Este exercício necessita da ajuda de um amigo de confiança. Não escolha seu pai, sua mãe ou seu cônjuge, mas uma pessoa do mesmo sexo que você considere um amigo e que não concorra com você. Explique que está tentando sentir menos vergonha de seu corpo e que precisa da ajuda de alguém. Se você tiver a impressão de que a pessoa que você escolheu não está entendendo o que você está querendo fazer, ou que ela não está levando a sério seu pedido, mude de assunto e procure outro amigo que possa ajudá-lo. Por outro lado, se a pessoa demonstrar interesse ou curiosidade, peça-lhe que observe enquanto você mostra as partes de seu corpo com as quais está insatisfeito. A seguir, totalmente vestido, peça a seu amigo que olhe para as partes de seu corpo enquanto você as descreve empregando termos neutros. Continue a fazer isso até que a tensão diminua e você se sinta à vontade com a atenção de seu amigo concentrada em seu corpo. Quando você conseguir ficar relaxado por saber que outras pessoas poderão estar olhando para o seu corpo, descobrirá que sua imagem corporal se aprimora e que você passa a evitar um número bem menor de atividades agradáveis.

Um pouco constrangida, Cindy pediu à amiga Carol que olhasse para suas coxas. Depois de vestir um *short*, Cindy começou a conversar, meio sem jeito, sobre suas coxas grossas. Ela ficou agradavelmente surpresa quando, com um grande sorriso, Carol levantou a saia e sugeriu que comparassem as coxas de uma com as da outra. O fato de elas rirem sobre celulite e varizes relaxou a tensão. Cindy sentiu-se menos constrangida apenas por saber que a amiga não achava suas coxas repulsivas.

Controlar as implicações descomedidas

Volte e reveja uma vez mais a coluna "Pensamentos/Sentimentos", mas, desta vez, escolha um pensamento e procure implicações em seu modo de pensar negativo a respeito de seu corpo. Se você pensou, por exemplo, *a celulite nas minhas coxas é realmente feia,* reflita sobre o que acha que vai acontecer, ou o que aconteceu, por você ter celulite nas coxas. Descreva em seu caderno exatamente o que você acha que vai acontecer em razão de essa parte do corpo ser insatisfatória.

Você deve se lembrar que o Capítulo 7 mostrou que existem evidências de discriminação contra as pessoas gordas com base no argumento de que qualquer pessoa razoável poderia ser magra se se esforçasse para tanto. Embora você possa ter sido discriminado por causa do tamanho, é pouco provável que ouça comentários grosseiros todos os dias. O que acontece diariamente é a argumentação antigordura para a discriminação que você interiorizou. De acordo com a socióloga Natalie Allon:

> *Não é de causar surpresa que, devido às inúmeras opiniões negativas a respeito das pessoas gordas, muitas delas estejam cheias de desprezo e ódio por si mesmas. Elas estão triplamente em desvantagem: (1)*

porque sofrem discriminação, (2) porque os outros fazem com que elas sintam que merecem ser discriminadas e (3) porque elas passam a considerar justa a maneira como são tratadas.

Se você interiorizou o preconceito antigordura, está aceitando pelo menos uma das implicações comuns do peso: alguém vai me rejeitar por causa de meu peso, ou meu peso é uma indicação de uma doença mental ("Sou um neurótico viciado em comida"), de características negativas da personalidade ("Sou fraco e preguiçoso") ou de fraqueza moral ("Não consigo resistir à tentação"). Seguem-se interpretações mais racionais dessas premissas.

- *Rejeição social.* É possível que alguém possa fazer um comentário grosseiro, deixá-lo constrangido diante dos outros ou não querer andar em sua companhia. Embora esses efeitos sejam possíveis, pergunte a si mesmo com que freqüência eles irão acontecer. Se você tiver vergonha de suas coxas, terá a tendência de pressupor que todo mundo também estará igualmente preocupado com elas. Isso raramente é verdade. Lembre-se de que a insatisfação com o corpo é virtualmente universal entre as mulheres brancas americanas, de modo que é provável que qualquer pessoa que esteja a seu lado se preocupe mais com a própria aparência do que com suas coxas. Poderá surgir uma situação em que você se veja diante de uma pessoa grosseira a ponto de fazer um comentário, mas ela provavelmente será imatura, revoltada ou invejosa. De qualquer modo, você não vai querer deixar que essa pessoa exerça uma influência tão grande em seus sentimentos.
- *Doença mental.* Examine seus pensamentos. Você encara a dificuldade em controlar sua ânsia de comida como uma indicação de que possui uma personalidade tendente ao vício, que sofre de neurose ou de outro distúrbio mental? Você talvez fique surpreso ao saber que o manual oficial de diagnóstico psiquiátrico, o DSM-IV-TR, inclui a anorexia nervosa e a bulimia nervosa na categoria de distúrbios alimentares, mas não relaciona a obesidade como um distúrbio psiquiátrico ou um vício. Além disso, as pesquisas indicam que, com exceção

das orgias alimentares, associadas à depressão, a obesidade, por si só, não está associada a nenhum tipo de doença mental.

- *Características negativas da personalidade.* Você parte do princípio de que é indigno porque seu corpo imperfeito demonstra um defeito de personalidade profundamente arraigado? Embora você não sofra de doença mental, será que seus traços indesejáveis de personalidade (preguiça, fraqueza, imbecilidade, baixa auto-estima) não são responsáveis por seu peso? Igualmente, as pesquisas não encontraram nenhum conjunto homogêneo de características da personalidade relacionadas com a obesidade. Você pode ser ou não preguiçoso, fraco etc., mas é pouco provável que seu peso seja reflexo de qualquer uma dessas características. Você talvez precise lembrar ocasionalmente a si mesmo que seu peso e a forma de seu corpo são determinados pela genética e pela inteligência corporal, mas não existem indícios de que eles estejam relacionados com traços da personalidade.
- *Fraqueza moral.* É possível que, em vez de achar que seu peso resulte de uma doença mental ou de uma característica da personalidade, você considere que ele é conseqüência de uma deficiência moral. Afinal de contas, a gula é um pecado e a imoralidade do aumento de peso está implícita em muitas das palavras empregadas por aqueles que prescrevem as dietas. Se você "trapaceou" em sua dieta comendo alimentos "proibidos" ou "ilegais" (especialmente sobremesas "indecentemente" saborosas), o excesso de peso é uma prova visível de suas transgressões. Entre alguns fundamentalistas religiosos, a dieta é vista como uma variação da luta para resistir à tentação e alcançar a virtude e a salvação. Mesmo que aceitássemos esse sistema de referência, seria difícil entender por que algumas pessoas são geneticamente preparadas para ter de se esforçar mais, enquanto uns poucos felizardos podem se salvar com um mínimo de esforço.

Se você reconhecer a rejeição social, a doença mental, as características negativas da personalidade ou temas de imoralidade na forma como você pensa a respeito de seu corpo, o próximo passo é desenvolver pensamentos perturbadores que poderá usar para neutralizar o raciocínio irracional. Chamei a atenção para algumas suposições irracionais nesses pensamentos negativos, mas você deve desenvolver os seus próprios pensamentos polêmicos personalizados. Se você acha, por exemplo, que o seu corpo é um indício da sua preguiça, pode recordar situações em que teve diante de si uma tarefa difícil ou desagradável que você não queria fazer mas executou assim mesmo.

Carolyn tinha 39 anos, era mãe de dois meninos e trabalhava fora. Certa noite, ela precisou ficar acordada até às três horas da manhã cuidando de Josh, de nove anos, que estava com uma tosse horrível. Quando o despertador tocou no dia seguinte, ela se obrigou a sair da cama e ir trabalhar. No entanto, como seu IMC era 29 e ela não gostava de seu corpo, achou que talvez fosse preguiçosa. Esse tipo de raciocínio é irracional. Se ela fosse realmente preguiçosa, teria telefonado para o trabalho dizendo estar doente e passaria o dia deitada recuperando o sono perdido.

Escreva em seu caderno dois pensamentos realistas que contrariem as idéias irrealistas que você tinha a respeito de seu corpo.

Embora o processo vá exigir atenção cuidadosa e repetição, procure captar os pensamentos negativos que tem sobre o seu corpo e substituaos por idéias mais racionais. Se você estiver sozinho, seria interessante expressar os pensamentos racionais em voz alta.

Controle a verificação

Embora algumas pessoas evitem as balanças e os espelhos, outras se sentem impelidas a verificar com freqüência sua aparência ou pedir para ser tranqüilizadas. Antes de sair, por exemplo, você experimenta várias blusas e se olha no espelho para ver qual delas esconde melhor a barriga? Você pergunta a seu cônjuge: "Esta roupa me faz parecer gordo(a)?" Se você é uma pessoa que faz freqüentes verificações, pergunte a si mesmo se essa atividade é proveitosa. Quando explorei o assunto com Carolyn, a mãe de 31 anos que trabalhava fora, ela reconheceu que sua disposição de ânimo exercia importante influência na insatisfação que ela sentia com o corpo. Se ela estava triste por algum motivo, sentia-se mais insatisfeita com a própria aparência. Pense se você se sente melhor depois de olhar repetidamente para o espelho. O fato de você verificar a aparência está gerando algum resultado?

Em geral, fazer verificações e pedir para ser tranqüilizado é contraproducente porque faz com que você concentre a atenção nas partes do corpo que não gosta ao mesmo tempo que faz com que você deixe de lado as partes que mais aprecia. Como é pouco provável que vá ocorrer uma mudança drástica em seu quadril ou em seu abdômen desde a última vez que fez uma verificação, você estará apenas lembrando a si mesmo que está insatisfeito. Este fato o deixará desanimado e diminuirá sua motivação para desenvolver novos hábitos alimentares. Em vez de persistir com esse ritual inútil, você pode limitar sua verificação. Se você costuma se pesar constantemente, procure reduzir a freqüência. Normalmente, o ideal é a pessoa se pesar uma vez por semana, já que pesagens mais freqüentes podem resultar na preocupação com flutuações triviais que podem ser perturbadoras. Depois de se vestir, limite-se a dar uma rápida olhada no espelho, mas olhe para o corpo inteiro, não apenas para a parte que você não gosta. Certifique-se de que está dispensando igual atenção às suas características agradáveis e depois siga em frente. Não volte ao espelho, nem peça aos outros que o tranqüilizem.

Aja como se gostasse de seu corpo

Quando você começar a contrariar algumas das idéias irracionais que nutre a respeito de seu corpo, ficará mais fácil praticar algumas das atividades que andava evitando. Volte à lista das coisas que você fez ou deixou de fazer devido à maneira como via seu corpo. Classifique-as em função da dificuldade, atribuindo 1 à mais fácil e 6 à mais difícil. Ficar de pé sem encolher a barriga, por exemplo, pode ser a atividade mais fácil de sua lista, ao passo que dançar em uma festa ou deitar-se ao sol de maiô, na praia, com um grupo de amigos, pode ser a mais difícil. Sua tarefa é praticar essas atividades começando pela mais fácil e avançando ao longo da lista. Se você perceber que está ansioso, cheio de medo ou sempre adiando uma atividade, examine suas idéias a respeito dela. Sem dúvida, você encontrará uma implicação descomedida em sua maneira de pensar. Você precisará fazer um esforço adicional para lembrar a si mesmo as idéias racionais contrárias, identificadas anteriormente, para reduzir seu mal-estar diante dessa tarefa.

O último exercício talvez seja um pouco assustador, já que exige que você faça coisas a que não está acostumado para chamar a atenção para o seu corpo. Por exemplo, em vez de usar roupas folgadas, você poderia vestir um traje justo ou enfiar a blusa para dentro da calça. Vista um *short* e vá dar uma volta. O objetivo, neste caso, não é que você se torne um exibicionista, mas que se sinta à vontade com seu corpo, mesmo quando souber que há outras pessoas por perto. Quando você se sentir à vontade fazendo isso, poderá sair para comprar roupas, experimentar alguma coisa e perguntar à vendedora se a roupa cai bem em você. Você talvez não receba uma resposta sincera, mas isso não importa. A intenção da pergunta é fazer com que fique relaxado quando souber que outras pessoas estão olhando para você. Se esta tarefa lhe parecer impossível, será necessário trabalhar um pouco mais seu jeito de pensar. Quando conseguir questionar as implicações de estar acima do peso e puder descrever comodamente seu corpo de um modo preciso e neutro, o fato de outras pessoas olharem para o seu corpo não será tão doloroso.

Aprecie o que vê no espelho

Transformar a imagem corporal não é um projeto a curto prazo. Lembre-se de que o Capítulo 7 mencionou que, mesmo depois de perder peso, muitas pessoas ainda se sentem gordas. Embora o aprimoramento da imagem corporal possa não parecer tão importante quanto a mudança dos hábitos alimentares, ele é um componente essencial da inteligência corporal, porque é necessário para o controle do peso a longo prazo. Para melhorar sua imagem corporal:

- Mantenha um Registro da Imagem Corporal, a fim de monitorar seus pensamentos, sentimentos e ações.
- Quando se olhar no espelho, contemple a imagem inteira, em vez de se concentrar exclusivamente em partes menos satisfatórias de seu corpo.

- Adquira o hábito de utilizar termos neutros para descrever partes insatisfatórias de seu corpo.
- Comece a praticar atividades agradáveis que você vinha evitando devido à preocupação com a aparência.
- Examine suas idéias a respeito do peso e conteste pressupostos irracionais.
- Sinta-se à vontade com partes de seu corpo que não são tão perfeitas.

O terceiro componente da inteligência corporal, usar o corpo de um modo inteligente, possui um relacionamento recíproco com a imagem corporal. À medida que sua imagem corporal se aprimorar, sua disposição para participar de atividades aumentará. À medida que você se tornar fisicamente mais ativo, sua imagem corporal se aprimorará ainda mais. No próximo capítulo, vamos explorar por que tem sido tão difícil ser fisicamente ativo e como modificar essa tendência.

CAPÍTULO 9

SÓ PERDAS, NENHUM GANHO: POR QUE VOCÊ REALMENTE DETESTA SE EXERCITAR

Sempre que menciono a palavra "exercício" em um grupo de inteligência corporal que eu esteja conduzindo, alguns participantes riem nervosamente e se contorcem na cadeira. Sei que eles estão esperando um sermão que os exorte a praticar atividades que eles não têm vontade de praticar. Em geral, eles estão preparando mentalmente uma lista de motivos pelos quais não têm sido mais ativos e pensando em todas as circunstâncias que os impediria de se tornar mais ativos. Somente depois que eu lhes garanto que não estava pensando que eles eram preguiçosos e que não ia fazer com que se sentissem culpados por serem sedentários é que eles relaxam e começam a avaliar o que sentem a respeito do corpo e da atividade física. É necessário superar a atitude defensiva com relação ao exercício para desenvolver um plano realista com vistas ao terceiro componente da inteligência corporal: a atividade física confortável e rotineira.

Se você vem lutando com o peso há algum tempo, provavelmente passou por experiências semelhantes quando foi incentivado a se exercitar. Talvez até o fato de você estar lendo agora a respeito do exercício poderá estar lhe causando certo mal-estar. Se a idéia como um todo desperta sentimentos incômodos, teremos de entender, e depois superar, essa inquietação. Parte do desconforto pode ser associado a experiências da infância e da adolescência, mas vamos apreciar primeiro suas experiências como uma pessoa adulta tentando se exercitar e perder peso. É importante saber o que o exercício pode e o que ele não pode realizar para que suas expectativas sejam realistas. É igualmente importante entender como suas experiências anteriores fizeram com que você se sentisse afastado de seu corpo e constrangido em usá-lo. Depois que isso tiver sido realizado, você será capaz de desenvolver um plano de atividades adequado à sua vida e que o faz sentir-se bem.

Tabela 9.1 Atividade física relacionada com o trabalho

1. Quanto tempo você passa sentado no trabalho?	
Praticamente o tempo todo	(0)
Mais da metade	(1)
Mais ou menos metade	(2)
Menos da metade	(3)
Quase nenhum	(4)
2. Quanto tempo você passa caminhando no trabalho?	
Quase nenhum	(0)
Menos da metade	(1)
Mais ou menos metade	(2)
Mais da metade	(3)
Praticamente o tempo todo	(4)
3. Quanto você caminha na ida e na volta do trabalho?	
Nada ou menos de um quarteirão	(0)
1 ou 2 quarteirões	(1)
3 ou 4 quarteirões	(2)
de 5 a 9 quarteirões	(3)
de 10 a 19 quarteirões	(4)
de 20 a 39 quarteirões (1,6km e não 3,2)	(5)
40 ou mais quarteirões	(6)
4. Com que freqüência você levanta ou carrega coisas pesadas?	
Com muito pouca freqüência ou nunca	(0)
Às vezes	(3)
Freqüentemente	(6)
5. Que transporte você usa no percurso de/para o trabalho?	
Nenhum	(0)
Carro e/ou ônibus e/ou trem e/ou barca	(1)
Metrô	(2)
Metrô e um ou outros meios de transporte	(3)
6. Quantas horas por semana você passa no trabalho?	
Menos de 25	(1)
25-34	(2)
35-40	(3)
41-50	(4)
mais de 51	(5)
Total ___________	

Para ter uma idéia aproximada de seu nível de atividade, faça um círculo ao redor da melhor resposta para os itens das Tabelas 9.1 e 9.2 relacionados com sua atividade física no emprego e fora dele. Este é o Questionário da Atividade Física H.I.P.* desenvolvido para uma seguradora, com o objetivo de estimar a atividade física no trabalho e no lazer.

Tabela 9.2 Atividade física fora do trabalho

	Freqüentemente	Às vezes	Com muito pouca freqüência/ Nunca
Dá um passeio quando o tempo está bom	2	1	0
Faz trabalhos na casa ou no apartamento	2	1	0
Pratica jardinagem na primavera ou no verão	2	1	0
Participa de atividades esportivas (jogos ativos com bola, exceto golfe e boliche)	4	3	0
Outras atividades físicas	3	2	0
Total _____			

Para obter o resultado concernente à atividade física no seu trabalho, coloque entre parênteses, ao lado das respostas, os números que você marcou para cada item. Para obter o resultado pertinente à atividade de lazer, some os números que marcou. Use a Tabela 9.3 para interpretar os resultados.

Tabela 9.3 Interpretação dos resultados

	Atividade no trabalho	Atividade de lazer
Inativo	1-10	0-1
Moderadamente Inativo	11-14	2-3
Moderadamente Ativo	15-18	4-5
Predominantemente Ativo	19-28	6-10

*S. Shapiro, E. Weinblatt, C. W. Frand e R. V. Sager. O estudo H.I.P. da incidência e do prognóstico da doença coronariana. Reproduzido a partir do *Journal of Chronic Diseases*. n. 18, pp. 527-58. Copyright © 1965, com permissão de Elsevier.

Se o seu resultado ficou na faixa Inativo ou Moderadamente Inativo, você tem bastante companhia. De acordo com um levantamento realizado em nível nacional em 2000, 72 por cento das mulheres americanas e 64 por cento dos homens não se exercitam regularmente. Existem, no entanto, algumas exceções. Os agricultores das comunidades amish que aram a terra com arados puxados a cavalo praticam uma vigorosa atividade física 52 horas por semana (e não são obesos), mas a maioria de nós não se exercita muito no trabalho. Analogamente, muitas atividades recreativas ao ar livre foram mecanizadas, de modo que já não contam como exercício. Os veículos para neve têm com freqüência substituído os esquis *cross-country*, dirigir um veículo para todo tipo de estrada toma o lugar da caminhada, e os golfistas transitam pelo campo nos carrinhos, em vez de percorrer a pé os 18 buracos. No caso da maioria dos americanos, uma rotina regular não encerra muita atividade física.

Quais são seus motivos?

Relacionei oito das razões mais citadas pelas pessoas para não se exercitarem. Examine a lista e faça um x ao lado dos motivos que explicam sua relutância em praticar exercícios.

- ❑ 1. Tentei me exercitar mas não perdi peso.
- ❑ 2. Não tenho tempo.
- ❑ 3. Sou muito preguiçoso.
- ❑ 4. Quando me exercito, fico com fome e como mais ainda.
- ❑ 5. Detesto suar.
- ❑ 6. Sinto dor depois de fazer exercícios.
- ❑ 7. Fazer exercícios é muito chato.
- ❑ 8. Meu trabalho exige tanto de mim que não me resta nenhuma energia para fazer exercícios.

Uma pesquisa realizada com adultos de meia-idade que haviam abandonado programas de exercício constatou que a falta de motivação (que abrangia o tédio e a preguiça, números 1 e 7 na lista anterior) e a dificuldade com a administração do tempo (número 2) eram responsáveis por metade das desistências. Vamos examinar a lógica por trás das oito racionalizações anteriores e explorar alguns motivos adicionais, menos óbvios, para que você não se sinta à vontade com o exercício. À semelhança do que ocorreu com a alimentação inteligente e o desenvolvimento da imagem corporal, o primeiro passo em direção a usar seu corpo de forma inteligente é entender seus hábitos e padrões atuais.

- Se sua intenção ao se exercitar era perder peso, é compreensível que você não tenha logrado êxito. Segundo os Drs. Steven Blair e Elizabeth Leermakers, do Cooper Institute for Aerobics Research, em Dallas, "A atividade física, por si só, produz apenas uma modesta perda de peso". A má notícia é que um Big Mac possui 600 calorias e uma Coca média, 210. Se você queimar 325 calorias por hora caminhando 6,5km/h, você precisará andar 16km durante duas horas e meia para eliminar as calorias adquiridas na parada não-planejada no McDonald's. Com base nesses números, seria razoável que você concluísse que o exercício não é prático porque requer um esforço excessivo para obter resultados mínimos ou nulos, mas essa conclusão seria limitada. Ao longo do tempo, pequenas mudanças na atividade produziram resultados significativos. Uma pesquisa recente realizada pela Clínica Mayo descobriu que as pessoas obesas ficavam sentadas em média duas horas a mais por dia do que as pessoas magras. Estas últimas consumiam 350 calorias adicionais por dia por não ficarem tanto tempo sentadas. Se uma mulher que pesa 80kg caminhar mais dez minutos por dia sem que nada mais mude, em um ano ela perderá mais de 2kg. Embora você não veja efeitos imediatos, o aumento da atividade física também melhorará seu ânimo, o que tornará mais fácil controlar a alimentação. Como a atividade física é absolutamente necessária para a manutenção da perda de peso, ela é parte essencial de seu plano de inteligência corporal.
- Se você "não tem tempo", reflita se tudo o que você faz é mais importante do que sua saúde. Tenha em mente que muitas pessoas ocupadas encontram tempo para se exercitar. Tanto o presidente Bush quanto o presidente Clinton corriam na época em que atuavam na Casa Branca. De acordo com George W. Bush: "Se o presidente dos Estados Uni-

dos consegue arranjar tempo, qualquer pessoa consegue." Como todas as coisas importantes que você precisa fazer dependem de você estar saudável, passar 30 minutos por dia em atividade é um bom investimento de tempo. Ao analisar suas atividades diárias, você pode reorganizar a programação e encaixar os exercícios. O Capítulo 10 o ajudará a fazer isso.

- Pensar que você é "excessivamente preguiçoso" é um raciocínio circular que não explica adequadamente os legítimos sentimentos negativos que você tem com relação ao exercício. Por exemplo, se eu lhe perguntasse "Por que você não gosta de se exercitar?", você responderia: "Porque sou preguiçoso." Se a seguir eu perguntasse "Como você sabe que é preguiçoso?", você provavelmente responderia: "Porque não me exercito." A preguiça é apenas um rótulo anexado a seu desconforto com a atividade física. Isso é triste, pois há bons motivos para você gostar de se exercitar. Qualquer atividade física é mais difícil para você do que para uma pessoa que estivesse carregando menos massa corporal. O peso adicional significa que qualquer atividade física será mais difícil e você ficará cansado mais cedo. Rotular-se de preguiçoso não o ajuda a entender sua relutância em fazer exercício, tampouco oferece qualquer auxílio para que você a supere.
- Logicamente, você esperaria gastar mais energia ao se exercitar, de modo que seu apetite aumentaria e você comeria mais. Os melhores indícios revelam que a ingestão de comida não aumenta depois do exercício e que, no caso de algumas pessoas, o apetite diminui depois da atividade física. Analogamente, quando uma pessoa ativa torna-se sedentária, é pouco provável que ela automaticamente reduza a quantidade de alimentos que consome. Ao contrário, ela continuará a comer a mesma quantidade de antes, quando era ativa. Não há uma grande relação entre a quantidade de atividade que você pratica e a quantidade de comida que consome.
- Detestar suar, sentir dor depois de se exercitar, preocupar-se com as batidas do coração ou ficar sem fôlego são associações negativas que você pode ter feito em suas tentativas anteriores de fazer exercício. Essas sensações são compatíveis com um padrão duradouro de senti-

mento afastado de seu corpo. Vamos explorar com mais detalhes esse assunto ainda neste capítulo.

- Alguns programas de exercícios são repetitivos e maçantes, mas seria irracional partir do princípio de que você não conseguiria encontrar um programa mais interessante e talvez divertido. Mesmo que o programa escolhido envolva repetição, com um pouco de planejamento você pode torná-lo menos maçante.
- Se o seu trabalho exige muito de você, se trabalha muitas horas ou se o ambiente da empresa é estressante, você se sentirá muito cansado no fim do dia. No entanto, pensar intensamente ou ficar estressado não substituem a atividade física. Se você passou o dia trabalhando sentado a uma mesa, não despendeu mais energia do que se tivesse ficado em casa relaxando na espreguiçadeira. No final de um longo dia, você não terá vontade de praticar atividade alguma, mas, se conseguir se obrigar a começar, sentir-se-á melhor e terá mais energia ao término do que no início.

Por que se dar ao trabalho?

Se você analisar seus antigos esforços para perder peso, provavelmente descobrirá que eles se concentravam no que você comia, não em quanto você se exercitava. Se você experimentou algum tipo de exercício, talvez tenha desistido porque ele não resultou em nenhuma perda de peso (ver o número 1 mais atrás). Como você ouve repetidas exortações ao exercício para a perda de peso, é razoável que se sinta frustrado e confuso. Será que você fez algo errado? Será que parou cedo demais? Será que o exercício apenas aumentou seu apetite, fazendo com que você comesse mais?

Gordura, músculo e metabolismo de repouso

Embora o exercício possa não produzir uma expressiva perda de peso, ele é capaz de produzir perda de gordura. Uma recente pesquisa constatou que mulheres que estavam acima do peso que se exercitavam mas não faziam dieta obtiveram significativa redução na circunferência da cintura, embora seu peso permanecesse inalterado. Além disso, o exercício possui efeitos benéficos – dentre eles, o aumento do nível de energia – o que, a longo prazo, se torna fundamental para o controle permanente do peso. Durante o período em que estiver se exercitando, você poderá queimar mais gordura e seu metabolismo chegará a ficar 20 vezes mais rápido com relação à taxa de repouso. Quando você acabar de se exercitar e estiver apenas relaxando, poderá chegar a queimar 130 calorias adicionais, dependendo da intensidade e da duração do exercício.

A taxa metabólica de repouso é a energia, expressa em calorias, que o corpo usa para se manter quando parado. O tecido muscular usa mais calorias do que o tecido adiposo mesmo quando estamos repousando. Se você emagrecer apenas fazendo dieta, até um quarto do peso que você perder corresponderá a músculo, não a gordura. Como são necessárias mais calorias para sustentar o tecido muscular do que o tecido adiposo, você reduzirá a taxa metabólica de repouso ao perder massa muscular. Em outras palavras, fazer dieta sem se exercitar pode causar o próprio fracasso! Por outro lado, se você se exercitar, mesmo que não esteja levantando peso, minimizará a perda de massa muscular e aumentará o número de calorias que o corpo usa para se manter. À medida que você for ficando mais forte, gastará mais calorias para praticar as atividades regulares da rotina do dia-a-dia.

O exercício ajudará a reduzir a frustração que você pode ter sentido quando estava fazendo dieta e seu peso atingiu determinado patamar. Se você estiver seguindo uma dieta mas o ponteiro da balança recusar-se obstinadamente a se mexer, é provável que você fique desanimado. Em vez disso, se você se tornar mais ativo, neutralizará o declínio do metabolismo de repouso causado pela dieta, de modo que deverá continuar perdendo peso.

Manter a perda

Se você ainda duvida da necessidade de aumentar a atividade física, leve em consideração que, mesmo que o acréscimo de rotina de atividade não produzisse nenhuma perda de peso, é pouco provável que você conseguisse sustentar qualquer perda de peso apenas fazendo dieta. Uma pesquisa comparou mulheres obesas que perderam peso e depois o recuperaram com mulheres igualmente pesadas que perderam peso e mantiveram a perda. Noventa por cento destas últimas relataram fazer exercícios três vezes por semana, durante 30 minutos ou mais, ao passo que apenas 34 por cento daquelas que recuperam o peso se exercitavam regularmente. Outra pesquisa constatou que 1.047 pessoas que haviam perdido em média 29kg e sustentaram essa perda durante aproximadamente seis anos praticavam em média uma hora por dia de atividade física. Um levantamento realizado pelo *Consumer Reports* descobriu que 81 por cento das pessoas que perderam peso com sucesso (uma perda de dez por cento ou mais mantida pelo menos durante um ano) exercitavam-se pelo menos três vezes por semana. As mais de 8 mil pessoas que emagreceram com sucesso mencionaram o exercício mais do que qualquer outro método de perda de peso. Esses estudos possuem importantes implicações para os seus esforços de regular o peso. É pouco provável que você consiga manter qualquer perda de peso apenas fazendo dieta. Se você pretender se esforçar para perder peso, é essencial que pratique alguma atividade para sustentar a perda.

Benefícios adicionais

O exercício possui benefícios psicológicos, dentre os quais o decréscimo da depressão, a melhora da disposição de ânimo e o aumento da auto-estima. Esses benefícios não dependem do tipo ou da intensidade de atividade. Ela pode ser aeróbica ou não-aeróbica, e os benefícios têm lugar mesmo que a atividade não seja intensa o bastante para melhorar o condicionamento cardiovascular. Se você estiver céptico, experimente fazer esta pequena experiência apresentada pelo dr. Robert Thayer, especialista na regulação do humor. Quando estiver sentado, sentindo-se cansado e talvez um pouco deprimido, avalie sua energia em uma escala de sete pontos, com 7 representando a disposição mais dinâmica e 1 a disposição menos dinâmica, mais letárgica. Depois de avaliar o nível de energia, obrigue-se a levantar-se e fazer uma caminhada acelerada durante dez minutos. Ao voltar, avalie novamente sua energia na escala de sete pontos e verifique se não está se sentindo mais dinâmico. Caso você costumasse sentir-se tentado a beliscar quando estava cansado, talvez venha a constatar que a vontade diminuiu. Manter-se ativo aumentará a disposição de ânimo e fará você se sentir melhor com relação a si mesmo. Quando você se tornar mais ativo, descobrirá que sua imagem corporal se aprimorará e você se sentirá mais motivado a fazer mudanças em seu comportamento alimentar.

Gwen, uma funcionária pública de 53 anos, oferece um bom exemplo dos benefícios indiretos do aumento da atividade. Durante dez anos ela fizera muitas tentativas para perder 9kg, mas sempre sem lograr êxito. O médico a incentivou a se inscrever em meu programa em um hospital da cidade, mas ela estava profundamente céptica e me informou que tinha poucas esperanças. Concordou, relutante, em participar da aula "Aeróbica para Iniciantes", que fazia parte do programa. Seis meses depois, no final do programa, Gwen conseguira sustentar uma perda de quase 7kg. Na última vez que nos encontramos, ela me disse que a aeróbica fora a chave de seu sucesso. Pela primeira vez, ela estava se sentindo à vontade na prática de exercícios, descobriu que, na verdade, apreciava dança aeróbica e começou se sentir mais conectada a seu corpo. Com a melhora da disposição de ânimo e da imagem corporal, Gwen sentiu que tinha mais energia para dedicar à mudança dos hábitos alimentares e precisava lutar menos com os novos comportamentos. Estava convencida de que, sem a aula de aeróbica, o programa teria sido apenas um outro fracasso para ela.

Benefícios para a saúde

O corpo humano foi concebido para se movimentar. Quando a atividade física consiste principalmente em sair da cama para o carro, do carro para uma cadeira reclinável e depois de volta para a cama, o corpo está destinado a ter um mau funcionamento. As estatísticas médicas mostram que a inatividade é extremamente prejudicial ao corpo; estima-se que 250 mil mortes possam ser atribuídas à inatividade a cada ano. A *causa mortis* mais comum nos Estados Unidos, a doença coronariana, está claramente vinculada ao peso. Uma pesquisa comparou o estado de saúde dos motoristas de ônibus de dois andares em Londres com o dos cobradores no mesmo tipo de ônibus. Os motoristas ficavam sentados o dia inteiro, enquanto os cobradores subiam e desciam as escadas, recolhendo o pagamento das passagens. É compreensível que os cobradores apresentassem um índice menor de doenças do coração; e, quando sofriam ataques do coração, os cobradores se mostravam mais propensos a sobreviver.

Além das doenças do coração, do diabetes, de alguns tipos de câncer, da osteoartrite no joelho e nos quadris, dos cálculos biliares, da disfunção pulmonar e da apnéia do sono, as irregularidades menstruais e vários problemas reprodutivos nas mulheres estão associados ao excesso de peso. Existem também alguns indícios menos conclusivos que ligam a asma, o distúrbio da regurgitação gastresofagiana e a cicatrização deficiente ao excesso de peso. O exercício não apenas ajuda a evitar a doença, como também pode reduzir a probabilidade de a pessoa sobreviver a uma doença possivelmente fatal. Um estudo recente realizado em mulheres diagnosticadas com câncer de mama constatou que o exercício moderado reduzia a chance de morte entre 20 e 50 por cento. Segundo um artigo recente da revista *Newsweek*, "A ciência médica precisa criar um tratamento que consiga igualar os benefícios do exercício moderado". Se uma indústria farmacêutica tivesse descoberto e patenteado o exercício, estaríamos vendo propagandas apregoando seus milagrosos benefícios e exigindo que os planos de saúde cobrissem esse novo tratamento. Em vez disso, muitas pessoas que poderiam ser beneficiadas desconhecem esse tratamento "milagroso". Por que uma pessoa que se preocupa com a saúde, vai regularmente ao dentista para fazer uma revisão, leva os animais de estimação ao veterinário ao primeiro indício de um problema e troca o óleo do carro nas ocasiões recomendadas evitaria uma simples rotina que confere tantos benefícios? Se um plano coerente destinado a aumentar a atividade pode ajudá-lo a perder gradualmente parte de seu excesso de peso, a evitar o peso que você teria ganho com o envelhecimento, a diminuir os tipos de riscos à saúde, a melhorar seu humor e a maneira como você percebe a si mesmo, e a permanecer motivado para efetuar as outras mudanças necessárias para o controle permanente do peso, por que é tão difícil adotá-lo?

Sentir-se desligado do corpo

Se você reconheceu na lista anterior qualquer uma das oito racionalizações para não se exercitar, provavelmente sabe que, embora suas objeções possam ser parcialmente válidas, existem motivos menos óbvios que fazem com que você resista à idéia de ser mais ativo.

Heather era uma mulher de 38 anos que me foi encaminhada por seu médico após repetidas tentativas frustradas de perder peso. Em parte justificada, Heather endossava quase todas as racionalizações para não se exercitar. Ela era uma advogada autônoma e mãe de dois filhos, de modo que o tempo dela era realmente escasso e precioso. Levando em conta sua programação frenética e imprevisível, Heather achava que não poderia se dedicar a um programa regular de exercício. Vários anos antes, ela se submetera a uma cirurgia da coluna parcialmente bem-sucedida, de modo que, justificadamente, se preocupava em realizar qualquer tarefa que pudesse agravar sua dor. Quando lhe fiz perguntas a respeito de sua experiência com exercícios, ela respondeu que tentara anteriormente mas desistira porque "eles de nada adiantavam". Heather não perdeu peso, e detestava suar e ficar sem fôlego.

Embora muitos de seus motivos para não se exercitar tivessem uma base lógica, vários temas subjacentes para sua relutância emergiram quando comecei a conhecê-la melhor. Por possuir um histórico da imagem corporal insatisfatório, Heather se sentia desligada do corpo. Ela pensava no corpo como uma realidade desagradável que infelizmente estava agregada a seu "verdadeiro eu". Sua personalidade, seu intelecto, seus sentimentos maternais e todas as outras qualidades intangíveis compreendiam quem ela realmente era; o corpo permitia apenas que ela se deslocasse.

Quando criança, Heather sentia-se à vontade com o corpo. Embora seus pais às vezes a descrevessem como "rechonchuda", também achavam que ela era uma menina com jeito de garoto porque passava o mesmo tempo jogando bola com os meninos quanto brincando de boneca com as meninas. Essa situação mudou nos últimos anos do ensino fundamental. Ela se desenvolveu antes da maioria de suas colegas de turma e começou a se sentir constrangida, especialmente com os meninos que notavam a forma arredondada de seu corpo. Heather passou a se sentir menos à vontade praticando esporte com os meninos e começou a passar mais tempo ao lado das meninas. Heather detestava em particular a aula de educação física, porque tinha de usar um uniforme que acentuava as curvas de seu corpo em desenvolvimento. Durante um período de vários anos, os jogos, o esporte e a atividade física deixaram de representar uma das partes mais agradáveis do dia de Heather e passaram a ser tarefas desagradáveis que tinham de ser suportadas na aula de educação física. Nesse ínterim, o prazer de usar o corpo foi perdido.

À medida que Heather passou a entender melhor os motivos de seu mal-estar, ela reconheceu que muitas de suas preocupações de adolescente não faziam mais sentido. Ela não precisava mais usar um uniforme de educação física, nem se preocupar com os comentários grosseiros dos meninos adolescentes. Embora não estivesse interessada em iniciar um programa formal de exercício em uma academia, Heather recuperou parte da alegria de usar o corpo. Ela se matriculou em uma aula de dança de salão no centro educacional de adultos e redescobriu a alegria de jogar *softball*.

Pense um pouco em sua experiência. Lembre-se de que existe uma base genética para *alguns* aspectos da atividade física. Você talvez tenha herdado a tendência de ser menos ativo do que seus colegas de turma. Além de seu código genético, a experiência de sua infância pode tê-lo preparado para uma futura inatividade. Seus pais, por exemplo, podem não ter lhe dado o exemplo de um comportamento ativo ou não tê-lo estimulado a ser ativo. Você talvez não tenha recebido apoio para participar no atletismo ou no esporte. A genética e os pais apenas preparam o terreno para a inatividade e para que você se desligue do corpo. As experiências com os colegas e a sociedade mais ampla são, no mínimo, igualmente importantes. Sua inteligência corporal aumentará à medida que você entender como perdeu a alegria natural de ser ativo e começar a sentir prazer em usar o corpo.

Se você detestava as aulas de educação física, certamente não era o único. Oprah Winfrey relembra: "Sempre que possível, eu evitava as aulas de educação física. Eu ficava de fora ou tinha pavor de participar." Antes das aulas de educação física, houve uma época em que você era naturalmente ativo? Você corria, nadava, andava de bicicleta, de patins, dançava ou praticava esportes apenas para se divertir, sem sentir que estava fazendo um esforço especial? Se você se lembra de ter sido mais ativo, o que mudou? Obviamente, você não está mais na escola, de modo que não tem as tardes livres para brincar e se divertir, mas o que mais mudou? De que maneira você perdeu a alegria natural de usar o corpo?

Para ajudá-lo a responder a esta pergunta, relacionei algumas das experiências negativas habituais que podem contribuir para a sensação de estar desligado do corpo.

- Você se sentia constrangido quando tinha mau desempenho esportivo? Por exemplo, quando você lançava uma bola para fora ou não conseguia pegar a bola.
- O esporte estava associado à sua rejeição social? Você era o último a ser escolhido quando os times eram selecionados, ou seus colegas de turma ridicularizavam sua atuação?
- A participação em uma atividade o deixava pouco à vontade porque a roupa que você usava chamava atenção para o seu corpo? Por exemplo, você ficava constrangido ao usar malha de ginástica, trajes de banho ou calção de educação física?
- Você se sentia envergonhado por não conseguir acompanhar seus colegas? Em uma caminhada em grupo, por exemplo, os outros tinham de esperá-lo enquanto você parava para tomar fôlego?
- Você ficava nervoso porque era o centro das atenções e sentia todo mundo olhando para você? Por exemplo, você ficava nervoso se tinha que cobrar uma falta no basquete, sabendo que todos os olhares no estádio se voltariam para você?
- Você se sentia desajeitado ou descoordenado porque não conseguia fazer o que todo mundo estava fazendo? Tinha dificuldade em entrar no ritmo quando pulava corda com as outras meninas ou em conservar a bola de basquete enquanto corria pela quadra?
- Algum professor de educação física, treinador ou adulto importante o deixou constrangido por criticar seu desempenho diante de um grupo?

Qualquer uma dessas experiências poderia fazer com que você relutasse em experimentar novamente a atividade. Se você considerava o esporte ou a atividade física uma experiência malsucedida, hoje é possível afastar-se dessas atividades e se dedicar a outras. Em vez de pensar em si mesmo como um bom jogador de beisebol, dançarino ou nadador, você talvez tenha enfatizado seu intelecto, as habilidades musicais ou artísticas. Esses eram atributos que você valorizava, ao passo que as atividades físicas eram encaradas como experiências desagradáveis e fracassadas. Você se via como inteligente ou popular, como um músico ou um artista, mas também como uma pessoa não-atlética e talvez desajeitada, fraca e preguiçosa.

As conseqüências de estar desligado do corpo

Se você conversar com atletas, corredores ou ambiciosos ciclistas, talvez ouça a palavra "transpirar" pronunciada de um modo positivo. Por exemplo, Jill, uma aluna de 28 anos da pós-graduação, não ficava satisfeita em andar de bicicleta pelo bairro porque o chão era plano e os freqüentes sinais de parada impediam que ela aumentasse a velocidade. Ela se sentia mais feliz subindo e descendo as colinas vizinhas e ficava genuinamente satisfeita quando suas roupas ficavam encharcadas de suor. Em contrapartida, quando o tema do suor surge na conversa com uma pessoa desligada do próprio corpo, a experiência é em geral descrita como desagradável, como nas expressões "Detesto suar" ou , em um tom queixoso, "Fiquei todo suado".

As mesmas diferenças são encontradas nas atitudes relacionadas com outros efeitos físicos do exercício. Ron, um professor de 55 anos, descreve as sensações que sente nos músculos depois de se exercitar como "ardência" ou "tensão muscular" e fica satisfeito porque encara essas sensações como um indício de que está ficando mais forte. Seu amigo Stan, que também é professor, na casa dos 50, matriculou-se na mesma academia, mas desistiu um mês depois. Parte do motivo que levou Stan a sair da academia foi o fato de ele não estar familiarizado com a sensação de distensão muscular e interpretá-la como algo doloroso. Ele declara que levantar peso deixava os seus músculos "doloridos".

Quando as pessoas que se sentem à vontade com o corpo começam a sentir falta de ar, sabem que precisam diminuir o ritmo. Quando as pessoas desligadas do corpo começam a respirar com muita força, ficam assustadas, talvez com medo de ficar sufocadas. Quando você se sente à vontade com o corpo, interpreta os pequenos aumentos na freqüência cardíaca como um indício de que está fazendo seu coração ficar mais forte. Quando você está desligado do corpo, a mesma sensação é assustadora e pode fazer você achar que está tendo um ataque do coração.

Para sentir-se à vontade com o exercício, é preciso que você se familiarize novamente com o corpo e com as sensações que tem quando ele está sendo usado. Em vez de interpretá-las de forma negativa ou pouco realista, você pode aprender a reconhecê-las, a pensar logicamente a respeito delas e sentir prazer no *feedback* físico que está recebendo. Literalmente, você está recebendo inteligência de seu corpo.

Vamos começar com o suor. Se você é mulher, talvez tenha aprendido que as damas não transpiram, e muito menos suam. Mesmo que você não tenha sido criada com uma extensa lista de comportamentos próprios e impróprios para uma dama, ainda assim você pode associar o suor à ansiedade (como antes de um encontro importante), ou a ficar com calor e grudenta em um dia quente e úmido de verão. Quase todas as mulheres, independentemente de quanto pesam, conseguem se lembrar de ter se sentido mal quando a blusa que vestiam exibiu uma mancha de suor. Suar por estar ansiosa ou porque o tempo está quente e úmido é uma experiência diferente de suar por causa do exercício. Quando você se prepara para fazer uma aula de aeróbica, andar de bicicleta ou fazer uma caminhada acelerada, você se veste adequadamente. Como você estará vestindo uma camiseta ou um traje adequado ao exercício, não precisa se preocupar com a possibilidade de estragar uma blusa cara ou ter de pagar uma fortuna para lavar a blusa a seco e eliminar as manchas de suor. O mais provável é que você tome uma ducha depois do exercício, de modo que não precisa se preocupar com a possibilidade de o suor arruinar sua aparência. Se o suor que pinga de sua testa lhe causa mal-estar, você pode usar uma faixa protetora.

Não há nada intrinsecamente pernicioso a respeito do suor. O que torna o suor desagradável é a maneira como você o interpreta. Mas você pode mudar o jeito de pensar e reconhecer que o suor é útil. Quando ele evapora, refresca a pele, ajudando a manter a temperatura ideal do corpo. O suor é composto predominantemente de água com sal e algumas outras substâncias químicas. São as bactérias e os fungos na pele, não o suor propriamente dito, que causam o odor que você associa à transpiração, de modo que, se você realmente não consegue suportar o cheiro, pode tentar se lavar antes de fazer exercícios. Quando você estiver produzindo suor, lembre a si mesmo que ele é a evidência tangível de que você está fortalecendo o coração, acelerando o metabolismo e reduzindo vários riscos à saúde. Você pode se orgulhar e talvez até gostar de suar!

Superar a inércia

À medida que você for aprendendo a gostar do corpo, achará mais fácil gostar de usá-lo. Apesar das imperfeições dele, você se sentirá mais satisfeito ao enfrentar desafios físicos, mesmo que o desafio seja apenas dar uma volta no quarteirão. Você pode desenvolver uma rotina para não precisar se afligir a respeito de quando e onde você vai se exercitar ou sentir que estaria "perdendo tempo" se saísse para caminhar. Você pode alterar o conceito que tem de si mesmo e se ver como uma pessoa ativa e em boa condição física, mesmo que não tenha atingido sua meta de peso. Para fazer isso, você precisa superar a inércia que o mantém emperrado. O Capítulo 10 lhe mostrará como fazer isso.

CAPÍTULO 10

O ASPECTO POSITIVO DE TRANSPIRAR

No Capítulo 9, Heather, Gwen, Ron e Oprah conseguiram superar sua experiência original com o exercício, viram-se livres da inércia e se tornaram pessoas ativas. Por meio de uma abordagem inteligente ao exercício, você pode fazer o mesmo, mas não vá tentar participar de uma maratona, nem se matricular na academia mais cara do bairro. Em vez disso, reconheça que é provável que você sinta um conflito. Você sabe que precisa se exercitar para perder peso e manter a perda; sabe que ser mais ativo traz verdadeiros benefícios para a saúde; entende que muitas das razões que você alegava para não ser mais ativo são apenas racionalizações; e compreende alguns dos problemas que tornaram a idéia como um todo tão desagradável para você. *Mas, mesmo assim, você não tem vontade de fazer nada!*

Antes de se recolher à justificativa da preguiça, uma abordagem mais inteligente é reconhecer que a mudança é um processo que evolui com o tempo. É pouco provável que as resoluções drásticas ou os lampejos repentinos de discernimento por si só produzam hábitos duradouros. Lembre-se de que no Capítulo 6 foi dito que a mudança é um processo que evolui à medida que você passa pelos estágios previsíveis: o pré-contemplativo, o contemplativo, o preparatório, o ativo e o de manutenção. Você aumentará a atividade identificando seu estágio atual e dando pequenos passos para avançar em direção ao próximo estágio.

Estágios da mudança

Se você estiver no estágio pré-contemplativo, não terá nenhum plano para se tornar mais ativo em um futuro próximo. Você leu o Capítulo 9, de modo que conhece os motivos pelos quais deveria ser mais ativo, mas, em parte, duvida que seja capaz de fazê-lo. Você talvez tenha medo de fracassar em qualquer programa de exercício no qual venha a se inscrever, de maneira que prefere não pensar nessa possibilidade. Também é possível que não esteja pensando em se tornar ativo porque tem sido pressionado por sua família ou por seu médico. Eles vêm insistindo com você para que se exercite, e você não está a fim de que lhe digam o que fazer. Se eles "largarem do seu pé", talvez você pense em fazer alguma coisa no futuro, mas, neste momento, não tem planos para se exercitar.

Lucy, uma secretária da área médica, estava no estágio pré-contemplativo. Mantinha um relacionamento instável com Mike, seu marido, de 39 anos. Uma das freqüentes queixas dele era que Lucy precisava se exercitar para perder peso. Ela sabia que precisava ser mais ativa, mas não queria dar a ele uma "vitória" no permanente conflito do casal. Aventei que ele já havia vencido a disputa, já que ela estava apenas reagindo às exigências dele, em vez de tomar as próprias decisões. No lugar de continuar a resistir, ela foi capaz de avançar para o estágio contemplativo no qual decidiu desenvolver um plano com o qual se sentisse à vontade, ao mesmo tempo que não dava atenção aos comentários negativos de Mike.

Se você vem resistindo à pressão para que se torne mais ativo, pare para pensar em como isso é autodestrutivo. Sem dúvida, poucos adultos gostam que lhes digam o que fazer, mas, se você está se recusando a fazer algo por causa da pressão dos outros, eles ainda o estão controlando. Você se liberta no momento em que toma a decisão, independentemente do que os outros possam dizer.

Quando você está no estágio contemplativo, pensa seriamente em se tornar mais ativo. As pessoas nesse estágio geralmente planejam fazer mudanças nos seis meses seguintes, mas, às vezes, continuam a pensar no assunto durante dois anos ou mais sem efetivamente iniciar alguma coisa. Paul, um empreiteiro aposentado de 62 anos que participa de meu programa no hospital, confessou que telefonara pedindo informações um ano antes, mas, quando descobriu que o programa continha um componente aeróbico, decidiu adiar a inscrição. Ele levou 11 meses para atravessar o estágio contemplativo. Paul sabia que precisava ser mais ativo. Desejava participar do programa e, freqüentemente, pensava em se inscrever, mas levou quase um ano para estar pronto. Se você está no estágio contemplativo, você é ambivalente. Conhece as vantagens do exercício e acha que deveria ser mais ativo, mas também está consciente dos custos pessoais e dos possíveis desapontamentos, de modo que hesita em começar.

No estágio preparatório, você deu alguns passos incertos em direção às suas metas de atividade, mas não definiu um padrão constante. Talvez você tenha decidido andar para ser mais ativo. Desse modo, saiu para caminhar determinado dia, mas depois só foi se lembrar de andar de novo na semana seguinte. Ou, então, você talvez tenha feito uma resolução de Ano-novo e foi algumas vezes à academia antes de desistir. O estágio da preparação se caracteriza por tentativas intermitentes de adotar o comportamento em foco. Como uma pesquisa constatou que cerca de metade dos participantes dos programas de exercício desiste nos primeiros seis meses, tudo indica que muitas pessoas nunca vão além do estágio preparatório.

No estágio da ação, você sistematicamente tenta alcançar seu objetivo. Este é o estágio que exige mais esforço. Quer sua meta seja caminhar todos os dias, quer seja freqüentar a academia três vezes por semana, você precisará recorrer a uma diversidade de métodos para sustentar o comportamento com certa persistência. Várias estratégias para manter a motivação são apresentadas mais adiante neste capítulo.

Após o objetivo ter sido sistematicamente alcançado durante seis meses, você entra no estágio da manutenção. Durante esse estágio, o esforço exigido para a consecução da meta diminui. A vigilância ainda é necessária, para garantir que você não terá uma recaída (voltar ao estágio contemplativo ou preparatório). Você sabe, por exemplo, que seria tentador "esquecer" a rotina de exercícios depois das férias, de modo que faz planos para garantir que reiniciará seu programa quando as férias acabarem. Em geral, são necessários cinco anos no estágio de manutenção para que se conclua, com firmeza, que não existe o risco de uma recaída.

Se você está inativo há anos, não deve se desesperar, mas reconhecer que está no estágio pré-contemplativo ou contemplativo. Isso não significa que você esteja predestinado a levar uma vida sedentária não-ativa, mas sim que qualquer tentativa de aumentar a atividade precisa levar em conta o estágio em que você se encontra atualmente. Com freqüência, a dificuldade em avançar para o estágio seguinte pode ser associada a antigos problemas na definição de metas. Se você fosse fumante, seria fácil definir sua meta. Independentemente de sua altura, peso, sexo, número de anos que fumava ou qualquer outra característica, sua meta seria parar completamente de fumar. As coisas não são tão simples com relação ao exercício. Embora "ser mais ativo" represente um objetivo de mérito, não existe uma única atividade que seja adequada a todo mundo, mesmo que todas as pessoas visassem uma mesma perda de peso. Com a inteligência corporal, você avançará para o próximo estágio desenvolvendo uma meta que leve em conta as circunstâncias e preferências individuais.

Exercício *versus* atividade

Venho usando alternadamente os termos *exercício* e *atividade* ou *atividade física*. Para estabelecer metas tangíveis e mensuráveis é preciso distinguir entre os exercícios formais e o aumento da atividade. O exercício formal é um intervalo de tempo que visa especificamente aumentar o esforço. A corrida, o levantamento de peso, uma aula de dança aeróbica ou a natação são exemplos de exercício formal. A atividade, por outro lado, envolve esforço e pode ser tão vigorosa quanto o exercício formal, mas a intenção é fazer algo diferente do exercício. Por exemplo, se você balançar um machado de quatro quilos para rachar lenha para a sua lareira, estará gastando mais calorias do que se estivesse nadando, e estará desenvolvendo massa muscular, mas trata-se de uma atividade, já que seu principal objetivo é rachar lenha para a fogueira, não se exercitar.

Se você estiver no estágio da contemplação ou da preparação, é provável que sua meta envolva um programa de exercícios. Você talvez esteja pensando em se matricular em uma academia, inscrever-se em uma aula de aeróbica ou dedicar-se a algum outro programa formal de exercício. Trata-se de uma meta válida, mas pode não ser adequada a todo mundo. Muitas pessoas reconhecem os benefícios do exercício descritos no Capítulo 9 e ficam motivadas a começar um programa formal de exercício, mas, quando pensam no quanto ele vai custar sob o aspecto de tempo, esforço e risco de insucesso, a motivação diminui. Se perceber que "emperrou", você pode resolver esse impasse deixando o programa formal de exercício em suspenso e definindo como meta o aumento da atividade diária. No caso da maioria das pessoas, a maneira mais simples de intensificar a atividade é andar mais.

Caminhar

Embora você não vá experimentar uma perda de peso substancial, não deve minimizar os benefícios a longo prazo da caminhada diária. Uma pesquisa realizada com 600 pessoas que perderam em média 30kg e mantiveram a perda de peso durante cinco anos constatou que 78 por cento delas caminhavam regularmente, enquanto a dança aeróbica era o segundo tipo mais popular de exercício. Outra pesquisa comparou os resultados de sessões de exercício em grupo usando uma esteira ergométrica nas dependências de uma clínica com um programa de caminhada doméstico. Ambos os grupos participaram durante um ano de um programa de controle de peso e receberam um apoio idêntico para se exercitar. Quinze meses depois, as pessoas que faziam a caminhada doméstica exibiram uma perda de peso maior do que aquelas que se exercitavam na clínica. Vários outros estudos demonstram que o aumento da atividade doméstica rotineira apresenta uma probabilidade maior de produzir uma manutenção do peso a longo prazo do que um programa organizado de exercícios aeróbicos.

A velocidade de sua caminhada dependerá de seu nível de condicionamento físico quando você começar. Se você tem levado uma vida completamente sedentária, uma caminhada acelerada de meia hora pode ser desagradável para você. Em vez disso, experimente dar um passeio de 5km/h, durante dez minutos, três vezes por dia. Você certamente queimaria mais calorias se andasse em um ritmo mais rápido, mas você pode deixar isso para depois. O importante agora é começar a se mexer.

Monitorar os passos

Para ter mais facilidade em avançar para o estágio da ação, comece por monitorar seus passos. Você vai precisar de um pedômetro (consulte o texto intitulado "Escolher um pedômetro") e crie um Diário de Atividades. Você pode usar como diário seu caderno ou fazer o registro em um pedaço de papel dividido em três colunas:

Data	**Número de passos**	**Outras atividades**

Você não precisa carregar o diário consigo; simplesmente guarde-o em um lugar conveniente para que possa fazer o lançamento à noite, antes de dormir, ou logo de manhã, antes de reiniciar o pedômetro. As colunas da "Data" e do "Número de passos" são auto-explicativas, ao passo que a de "Outras atividades" requer certa análise. Embora a contagem de passos seja uma medida aproximada da atividade, ela não inclui o movimento do tronco. Por exemplo, se você lavar seu carro, o pedômetro registrará os passos que você dá enquanto anda ao redor do carro e arrasta a mangueira, mas não registrará toda a movimentação que você faz com os braços enquanto lava e seca o automóvel. Se você usar o ancinho para juntar folhas no jardim, o pedômetro não medirá seus movimentos para a frente e para trás, de modo que você deve anotar essas atividades no diário na coluna de "Outras atividades", acrescidas do tempo gasto: "lavar o carro – meia hora"; "juntar folhas – 20 minutos"; "jogar vôlei – meia hora".

Escolher um pedômetro

O pedômetro é um pequeno aparelho que você usa preso ao cinto ou no cós. Ele detecta os movimentos de seu corpo e conta os passos que você dá. Modelos mais elaborados informam a hora, fornecem *feedback* sobre a distância percorrida, dão uma estimativa do número de calorias gastas e dizem quanto tempo você passou caminhando. Existe pelo menos um modelo com um rádio FM para que você possa ouvir música enquanto anda. Os pedômetros são baratos e estão disponíveis nas lojas de artigos esportivos ou na Internet.

Para garantir que todos os seus passos estão sendo contados, use o pedômetro o mais perto possível da região do quadril e certifique-se de que o aparelho está paralelo ao chão. Além disso, uma boa idéia é prender o clipe a um cordão preso ao cinto, para não perdê-lo quando você se sentar. Mesmo que você esteja no estágio da pré-contemplação e não tenha planos imediatos para aumentar seu nível de atividade, achará interessante verificar como esse nível flutua a cada dia.

Depois de fazer registros durante duas semanas, reveja seu Diário de Atividades. Adicione os passos que registrou ao longo das duas semanas e divida o total por 14, para obter a média diária. Os drs. Cooper, Fairburn e Hawker, pesquisadores da Universidade de Oxford, sugerem que você utilize a Tabela 10.1 para avaliar o nível de atividade:

Tabela 10.1 Avaliação do nível de atividade

Nível de atividade	Passos por dia
Muito baixo	Menos de 3.000 passos
Baixo	3.000 a 5.000 passos
Moderado	5.000 a 7.000 passos
Elevado	mais de 7.000 passos

Tomando por base esse critério, você tem estado menos ativo do que imaginava? Segundo uma estimativa, o americano médio dá menos de 4 mil passos por dia. Você encontrou padrões em seu Diário de Atividade? Você dá mais passos nos fins de semana ou durante a semana? Examinando os dias em que você esteve especialmente inativo e aqueles em que esteve significativamente mais ativo, qual foi a diferença? Por exemplo, Liz, uma assistente médica de 48 anos, descobriu que tinha caminhado menos em um dia chuvoso (1.055 passos) e mais em um sábado no qual saiu para fazer compras com uma amiga (5.467 passos), mas, ainda assim, sua média foi menor do que 2 mil passos por dia. Ao examinar a coluna de "Outras atividades", Liz constatou que, nos dois domingos, a única atividade praticada fora passar o aspirador no apartamento.

Acrescentar passos

Depois de determinar a média diária, sua meta será aumentar gradualmente o número de passos que você dá por dia. Uma meta razoável é aumentar esse número em 20 por cento. Multiplique sua meta diária por 1,2. Essa é a sua meta diária para a próxima semana. A cada semana, multiplique a média diária encontrada por 1,2, até que ela chegue a 10 mil passos ou mais.

Depois de definir sua meta, você poderá rever a rotina diária, para descobrir oportunidades de acrescentar passos. Como o pedômetro mantém um total contínuo, você não precisa andar tudo em uma única sessão, nem acompanhar a duração de várias pequenas caminhadas. O texto intitulado "Acrescentar passos", apresentado mais adiante, relaciona maneiras indolores de aumentar o número diário de passos.

Pense em adicionar passos à sua rotina. Liz não tinha um animal de estimação, mas gostava de brincar com o cachorro de um vizinho. Como geralmente chegava do trabalho no meio da tarde, ela se ofereceu para levar o animal para passear todos os dias. Para aumentar sua motivação de andar no trabalho, Liz avisou aos colegas que faria todos os seus telefonemas caminhando pelo escritório e que daria uma volta na hora do cafezinho. Ela começou a prestar atenção às suas rotinas e estava sempre atenta a oportunidades de acrescentar passos.

Acrescentar passos

- Ande de um lado para o outro enquanto estiver esperando o ônibus ou o metrô.
- Use um telefone sem fio e ande pelo aposento quando der um telefonema.
- Use a escada, e não o elevador ou a escada rolante.
- Estacione no lado mais distante do estacionamento quando for fazer compras.
- Quando estiver assistindo à televisão, levante-se e caminhe durante os comerciais.
- Dê uma volta na hora do almoço ou durante o intervalo para o café no trabalho.
- Leve o cachorro para passear com mais freqüência.
- Ande de um a quatro minutos a cada hora no trabalho (por exemplo, use o bebedouro de outro andar).
- Dê um passeio com uma criança.
- Leve o lixo para fora com freqüência.

- Salte do ônibus ou desça do metrô um ponto antes do habitual e percorra a pé o restante do caminho.
- Não acumule coisas ao pé da escada; faça uma viagem separada para cada uma delas.
- Leve seus filhos para a escola a pé; se levá-los para um treino de futebol depois da aula, caminhe ao redor do campo enquanto estiver assistindo ao jogo.
- Solte pipa.
- Em casa ou no trabalho, use o banheiro de outro andar.
- Ande até a sala de seus colegas, em vez de enviar um *e-mail* ou telefonar para eles.

Acrescentar diversão

Reveja a coluna de "Outras atividades" em seu Diário de Atividades. Embora medir "Outras atividades" não seja um procedimento tão claro quanto medir passos, você deve ter uma idéia a respeito da atividade física praticada nas últimas duas semanas. A maioria das atividades físicas esteve ligada a trabalhos domésticos, como passar o aspirador e lavar o carro, ou você fez alguma coisa apenas para se divertir? Você jogou bola, dançou ou remou? Se você tem estado distante de seu corpo, talvez tenha esquecido como usá-lo com o único propósito de se divertir. Ao mesmo tempo em que aumenta o número de passos diários, você também pode começar a sentir prazer em usar o corpo. Por exemplo, Heather, a advogada de 38 anos que conhecemos no Capítulo 9, deixou de sentir prazer em praticar esporte quando entrou na puberdade, mas, quando adulta, conseguiu restabelecer a conexão com o corpo e passou a se divertir dançando e jogando *softball*.

Pense um pouco nos esportes, nos jogos e nas atividades físicas de que você gostava.

- Quando criança, você gostava de andar de bicicleta, pular corda ou andar de patins?
- Mesmo que você tenha sido uma criança sedentária, quais eram as suas fantasias?
- Você já fingiu alguma vez que era um jogador de futebol de um grande time, patinador olímpico ou bailarino?

Entregue-se a um devaneio e observe o tipo de imagens que surgem em sua consciência. Não permita, neste ponto, que a realidade censure seus devaneios. Mesmo que você tenha apenas 1,50m de altura, pode imaginar que é um jogador profissional de basquete. Dê asas à sua imaginação e pense no que gostaria de fazer.

O que o está impedindo de tentar? Mesmo que você nunca chegasse a fazer parte dos times que disputam o campeonato nacional de basquete, o que o impediria de fazer alguns arremessos? Lembre-se de que você não precisa entrar para um time, contar os pontos ou jogar a partida inteira. Você não deixará ninguém desapontado se errar a cesta, não será o centro das atenções e poderá parar quando não estiver mais se divertindo. Se a única coisa que o está impedindo de fazer isso é o fato de você "não ter tempo" de acrescentar uma nova atividade à sua vida, pense na possibilidade de reduzir o tempo que você passa com o mais desperdiçador de tempo conhecido: a televisão.

Destrua sua televisão, satisfaça sua fantasia

Você talvez já tenha visto um adesivo com os dizeres "Destrua sua televisão". No que diz respeito ao condicionamento físico, isso pode ser exagerado. Em vez de dar um fim a seu aparelho, você deve tentar mutilá-lo. De acordo com um levantamento estatístico, os homens americanos assistem à televisão, em média, 29 horas por semana, e as mulheres, 34 horas; as pessoas com excesso de peso passam um tempo ainda maior fazendo isso. É provável que você possa dedicar algumas dessas horas à sua fantasia e, ainda assim, não perder seu programa favorito.

Se você tem o hábito de ligar o aparelho para relaxar e se desligar das dificuldades do dia-a-dia, leve em consideração que pode estar adicionando um outro problema a seu dia. Um pesquisa publicada no *Journal of the American Medical Association* constatou que, para cada duas horas por dia que as pessoas passavam assistindo à televisão, ocorria um aumento de 23 por cento na obesidade e de 14 por cento no risco do diabetes tipo 2.

Em vez de se sentar e assistir à televisão, passe o tempo fazendo alguma coisa divertida. Freqüente aulas de dança de salão, entre para um time esportivo de iniciantes ou faça um passeio de caiaque em um rio próximo no ano que vem nessa mesma época. Uma meta a curto prazo seria jogar bola com um amigo durante 20 minutos, duas vezes na semana. Escolha uma das atividades que acabam de ser descritas e com a qual você tenha se identificado, e escreva suas metas a curto e a longo prazos para ela. Acompanhe seu progresso no Diário de Atividades.

O exercício formal

Embora várias pesquisas anteriormente citadas demonstrem que a atividade informal, doméstica, está mais propensa a resultar em perda de peso, provavelmente por exigir menos tempo, algumas pessoas preferem a estrutura de um programa formal de exercícios, tipicamente em uma academia ou em uma aula de dança aeróbica. Se você acha que se sairia melhor em um programa de exercícios, ou se gostaria de combinar o programa com um aumento da atividade, examine as sugestões no texto intitulado "Escolher uma academia ou um programa de exercícios", a seguir.

Escolher uma academia ou um programa de exercícios

Avalie cuidadosamente a academia ou o programa antes de se matricular. Eis alguns pontos a serem considerados:

- O local fica perto de sua casa ou de seu trabalho? Um trajeto longo aumentará a probabilidade de você faltar.
- O horário é compatível com sua programação?
- Você se sentirá à vontade no local? A idade, o perfil e o condicionamento físico de alguns participantes são iguais aos seus? Se todos forem homens enormes, levantadores de peso, ou mulheres pequenas vestindo malhas de grife, você talvez fique inibido e não tenha vontade de se exercitar.
- Faça uma visita ao estabelecimento nas prováveis horas de mais movimento (na hora do almoço ou logo depois do horário

comercial). As pessoas precisam fazer fila para usar os aparelhos ou entrar em sala de aula?

- Você aprecia as atividades aeróbicas oferecidas? Se você gosta de nadar, eles têm uma piscina? Se você prefere a dança aeróbica, aulas de *step*, ou *spinning*, você gosta da música que eles tocam? Você pode escolher entre esteiras, bicicletas ergométricas, máquinas de *step*, remada e *cross-country*?
- Você conhece alguém que já freqüente o local ou que possa se matricular com você? É mais fácil começar quando vemos um rosto familiar!
- Os profissionais do local são competentes? Você acha que se sentirá à vontade com eles? Eles têm algum tipo de registro? Isso é importante porque, no início, você precisará de alguém que lhe mostre como usar o equipamento e que acompanhe seu progresso.
- Evite os contratos longos. Peça para fazer algumas aulas de experiência e depois se matricule, pagando, mês a mês, até ter certeza de que está no local certo.

Permanecer motivado

Quer decida caminhar, praticar um esporte ou freqüentar uma academia, você notará que, depois que começar, sua motivação será maior em alguns dias do que em outros. Em geral, as pessoas que já estão ativas há algum tempo consideram a atividade e o exercício sua recompensa. Ao contrário, as pessoas sedentárias não têm vontade de praticar atividades e precisam desenvolver estratégias que as façam permanecer motivadas. Se você tem estado inativo, precisará desenvolver motivos, rituais ou recompensas para se tornar ativo, porque essas coisas o estimularão até você começar a se considerar uma pessoa ativa. Ao superar essa dificuldade e começar a se ver como uma pessoa que se exercita, você se sentirá mais inclinado a buscar novas oportunidades para se manter ativo. Relaciono a seguir estratégias que o ajudarão a permanecer motivado. Analise a lista para avaliar quais seriam úteis para você, mas lembre-se de que você só poderá saber com certeza depois de experimentá-las.

- *Programe a atividade.* Resolva quando e onde praticará a atividade e anote sua decisão no caderno. Não é necessário que a atividade tenha lugar em uma única sessão. Por exemplo, você pode andar 30 minutos em uma esteira todas as manhãs antes de tomar uma chuveirada ou pode caminhar durante 15 minutos na hora do almoço e dançar 15 minutos sozinho ao chegar em casa. No caso de algumas pessoas, a parte mais difícil da atividade é debater consigo quando estarão a fim de praticá-la. Depois que sua rotina estiver estabelecida, você se poupará desse aborrecimento.
- *Pratique a atividade com um parceiro.* Saber que um amigo estará de pé na esquina esperando por você às sete e meia da manhã o ajudará a sair da cama. Mesmo que você não precise desse estímulo adicional para começar, praticar uma atividade com um parceiro a tornará mais divertida.
- *Escreva suas metas e mantenha atualizado um gráfico ou uma tabela.* Ver uma evidência tangível de seu progresso fará você se sentir bem e servirá de lembrete. Se você acha que poderá "esquecer", mostre o gráfico a um amigo e peça a ele que o examine todas as semanas.
- *Deixe avisos ou lembretes para se exercitar.* Você pode, por exemplo, deixar perto da cama o tênis que usa para caminhar, arrumar a bolsa que leva para a academia e colocá-la ao lado da porta ou afixar um Post-it no computador para lembrar que precisa caminhar na hora do almoço.
- *Gratifique-se ao atingir pequenas metas.* Especialmente quando estiver começando, saber que você vai ter uma compensação como ir ao cinema na sexta-feira por ter caminhado todos os dias o ajudará a permanecer motivado para levar adiante sua programação.
- *Peça a um amigo que o gratifique.* Quando começar, dê a um amigo um pouco de dinheiro, CDs prediletos ou outras coisas e diga a ele que os devolva a cada semana que você atingir sua meta.
- *Torne a atividade mais interessante.* Se a caminhada diária se tornar maçante, passe a andar com um *walkman* com fones de ouvido e ouça música, livros em áudio ou seu programa favorito de notícias no rádio. Se você usa uma esteira ou uma bicicleta ergométrica, separe sua revista predileta e deixe para lê-la enquanto estiver usando o aparelho.

- *Castigue a si mesmo quando for desobediente.* Use essa estratégia somente se os outros métodos falharem. Emita vários cheques de cinco dólares em nome de um partido político ou causa que você deteste intensamente. Entregue os cheques a um amigo e peça a ele que envie um pelo correio todas as semanas que você deixar de alcançar sua meta. No final de uma semana em que você tenha atingido seu objetivo, ambos podem se distrair rasgando o cheque correspondente.
- *Preveja interrupções em sua rotina.* As viagens de negócios, as doenças, as férias e outras mudanças na rotina podem interferir nas atividades programadas. A interrupção temporária pode facilmente se transformar em recuo ao estágio contemplativo. Planeje com antecedência, para que você recomece a atividade tão logo termine o contratempo.

Avançar pelos estágios da mudança

Tenho um colega de 52 anos chamado Lewis que conheço há 20 anos. Ele é um excelente exemplo de pessoa sedentária que avançou pelos estágios da mudança, começando pela atividade relacionada com o estilo de vida e depois envolvendo-se com um programa formal de exercícios. Lembro-me de que, quando vários dos nossos amigos em comum começaram a correr, Lewis declarou enfaticamente que não estava interessado. Ele me confessou que o exercício mais intenso que fazia era se levantar do sofá para se servir de uma segunda porção de sorvete. Ele admitiu que estava pensando em fazer algo mais dinâmico, mas não tinha certeza se encontraria algo que tivesse vontade de fazer. Ele permaneceu no estágio da contemplação durante mais dois anos, até que o médico lhe disse que ele precisava perder peso. Lewis, então, concordou, relutante, em começar a caminhar. Ele morava em uma região campestre e, de vez em quando, andava até o riacho depois do jantar, mas com freqüência se "esquecia" de fazê-lo.

Lewis permaneceu no estágio preparatório até o início do semestre seguinte. Em vez de adquirir um selo do estacionamento perto de sua sala no *campus*, ele decidiu deixar o carro estacionado na rua de um bairro vizinho. Ele teria de andar de cinco a sete blocos todos os dias.

Depois de uma semana, ele achou que essas caminhadas davam muito trabalho, mas era tarde demais para desistir, pois todas as vagas no estacionamento já estavam ocupadas. Passados alguns meses, as caminhadas diárias se tornaram um hábito. Certo dia, um amigo avistou Lewis andando e lhe ofereceu uma carona. Sem pensar duas vezes, Lewis recusou o convite. Ocorreu-lhe que ele não queria desistir da caminhada porque ela o ajudava a fazer a transição de casa para o trabalho e do trabalho para casa. Ele se preparava mentalmente para as atividades do dia enquanto caminhava. Ao andar de volta para casa, ele analisava o que havia concluído e o que ainda precisava fazer.

Vários anos depois, a mulher de Lewis começou a ter aulas de dança aeróbica em uma academia de ginástica. Lewis não se interessava por dançar, mas tinha curiosidade de experimentar os equipamentos de musculação. Embora costumasse fazer comentários depreciativos a respeito dos "atletas", a idéia de ter músculos mais definidos o atraía e os equipamentos pareciam menos intimidantes do que os pesos. Ele decidiu se matricular em um período de experiência e teve a sorte de ter estímulo social no início. Sua mulher o encorajava a se exercitar enquanto ela fazia a aula de aeróbica, e Lewis, em geral, encontrava alguém conhecido com quem podia conversar enquanto descansava entre um aparelho e outro. Quando não encontrava nenhum conhecido, ele colocava os fones de ouvido e ouvia as notícias no rádio enquanto ia seguindo sua programação.

Lewis já caminha e se exercita há mais de dez anos. Quando lhe perguntei se gostava de se exercitar, ele respondeu o seguinte:

> *Aprecio a caminhada diária, mas não posso afirmar que realmente goste de fazer os exercícios. O que me faz ir sempre à academia é o fato de eu ficar satisfeito com o resultado alcançado. Sinto-me realizado e relaxado quando termino, de modo que sei que preciso ir à academia para ter novamente essa sensação agradável. Às vezes, fico tentado a faltar a uma sessão, e geralmente consigo encontrar uma boa razão para justificar minha falta, mas sei que estaria enganando a mim mesmo e me sentiria mal mais tarde. Preciso lembrar a mim mesmo que, apesar de não estar com vontade de me exercitar na hora, eu me*

sentirei melhor mais tarde. Às vezes, quando estou cansado, prometo a mim mesmo que usarei um número menor de aparelhos, reduzirei os pesos ou farei menos repetições em cada equipamento, mas, quando chego à academia, acabo cumprindo normalmente meu programa. Quando falto a algumas sessões por ter estado doente ou viajado de férias, sinto o corpo pesado ou indolente, mesmo que não tenha engordado. Eu nunca teria imaginado há dez anos que um dia realmente ficaria ansioso para voltar para a academia.

O exemplo de Lewis mostra como uma pessoa sedentária pode avançar pelos estágios da mudança e aprender a usar o corpo de um modo inteligente. Você pode fazer o mesmo.

- Use um pedômetro e um diário de atividades para monitorar o número de passos que você dá a cada dia.
- Procure maneiras de aumentar o número de passos em suas atividades diárias.
- Em vez de assistir à televisão, passe o tempo praticando uma atividade física divertida.
- Desenvolva estratégias para permanecer motivado.
- Planeje de antemão as inevitáveis interrupções em sua rotina.

Lembre-se de que a mudança acontece em estágios, mas por meio da persistência você desenvolverá um programa de atividades que fará com que se sinta bem e o ajudará a controlar seu peso a longo prazo.

CAPÍTULO **11**

EDUCAR UMA CRIANÇA COM INTELIGÊNCIA CORPORAL

O Capítulo 2 enfatizou sua infância: as forças individuais, sociais e culturais que formaram sua inteligência corporal. Ao ler aquele capítulo, você provavelmente identificou a influência de seus pais, colegas e da cultura mais ampla que debilitou sua inteligência corporal natural. Se você é pai ou mãe, é natural que deseje proteger seu filho de algumas das influências que diminuíram sua inteligência corporal. Infelizmente, isso não é tão simples. Além do ambiente diferente no qual seu filho vive (quantas horas você ficava diante do computador quando era criança?), nos últimos 20 anos os pais têm se preocupado cada vez mais com os distúrbios alimentares. Leve em consideração o dilema da sra. Arria:*

Passei os dois últimos anos dizendo a Briana, minha filha de dez anos, que ela não é gorda – de fato, um pouco acima do peso, atlética, forte, até mesmo levemente corpulenta –, mas gorda não. Foi então que, em junho, recebi uma carta do Departamento de Saúde Pública de Cambridge. Tratava-se de um "boletim de saúde" e fazia parte de um plano para ajudar os pais de nossa cidade a identificar e ajudar os filhos que estavam acima e abaixo do peso. Eu sabia que Briana era a menina mais alta da quarta série. Ela mede 1,52m e pesa 58kg. O que eu só percebi quando abri a carta e me vi diante da verdade nua e crua é que ela também está no 97º percentil, número calculado com

*S. Arria e L. Welch. "Balancing act". *The New York Times.* www.nytimes.com. Consultado em 7 de setembro de 2003.

base em sua altura e peso entre as meninas de sua idade. Esse número foi como um soco no meu estômago. Até esse momento, eu vivia dizendo a mim mesma que era apenas uma fase que ela iria superar (...) eu estivera negando completamente a realidade dos fatos.

Briana teve sorte. O "boletim de saúde" atravessou o estado de negação da sra. Arria e fez com que ela percebesse que a filha não era apenas a menina mais pesada da turma; ela estava entre as mais pesadas da cidade. Depois de reconhecer o problema, a sra. Arria marcou uma consulta para Briana na clínica de emagrecimento de um hospital de Boston. Não tem sido fácil para a sra. Arria lidar com o peso de Briana, pois ela também tem problema de peso. Ela quer garantir que Briana não ficará obcecada por esse problema.

À semelhança da sra. Arria, quase um terço das mães que responderam a uma pesquisa não reconheceu que os filhos estavam acima do peso. Se você não tem certeza de que seu filho está acima do peso ou se está preocupado a respeito da alimentação, dos exercícios e do peso de seu filho, você está diante de um dilema bastante real. Se você intervier e demonstrar preocupação, ou tentar restringir o que seu filho come e estimular o exercício, você corre o risco de aumentar o conflito, a inibição e uma imagem corporal insatisfatória. Isso talvez encoraje um comportamento alimentar pouco saudável, que poderá se transformar em distúrbio alimentar. Alternativamente, você pode não dar atenção ao fato de que o seu filho está comendo demais e se exercitando pouco, e simplesmente torcer para que ele se livre do excesso de peso. Vamos examinar os perigos idênticos da obesidade infantil e dos distúrbios alimentares antes de definir uma estratégia para o desenvolvimento da inteligência corporal.

Os perigos da obesidade infantil

O aumento de pressão sangüínea, níveis de lipídeos e tolerância à glicose são fatores de risco para a doença cardiovascular. Sessenta por cento das crianças com excesso de peso possuem pelo menos um desses fatores de risco, ao passo que 20 por cento possuem dois ou mais. Uma pesquisa recente realizada com mais de 5 mil crianças e adolescentes constatou que a pressão sangüínea sistólica e diastólica aumentara significativamente entre 1988 e 2000. Os pesquisadores atribuíram esse fato a um percentual maior de crianças e adolescentes acima do peso, e advertem que eles correrão um risco maior de sofrer do coração quando adultos. Outras pesquisas apontam para um rápido aumento do diabetes aliada à obesidade infantil. O diabetes tipo 2 costumava ser chamado de diabetes da maturidade porque raramente ocorria antes da meia-idade. A última década presenciou um aumento decuplicado no número de crianças diagnosticadas com o diabetes tipo 2. Quase todas essas crianças apresentavam excesso de peso. Os pesquisadores acreditam que, nos próximos dez ou 20 anos, muitas dessas crianças estarão sofrendo de insuficiência renal, cegueira, ataques do coração e amputações resultantes do diabetes.

Seu filho é gordo demais?

Como a gordura no corpo da criança muda à medida que ela amadurece, determinar se uma criança está acima do peso ou é obesa é mais complicado do que no caso do adulto. Os Centers for Disease Control and Prevention (CDC) possuem tabelas de crescimento que mostram o Índice de Massa Corpórea (IMC) por idade para meninos e meninas. De acordo com essas tabelas, uma criança que esteja no 95º percentil é considerada acima do peso, ao passo que uma pontuação entre o 85º e o 94º percentis indica um risco de que a criança venha a ficar acima do peso. Essas tabelas estão disponíveis *on-line*, em cdc.gov/growthcharts. Para usar as tabelas, você terá de calcular primeiro o IMC de seu filho. A seguir, divida o número resultante novamente pela altura da criança. Multiplique o novo número por 703 e, em seguida, consulte a tabela para determinar em que percentil está seu filho. Você encontrará uma calculadora que faz o trabalho para você em kidsnutrition.org/bodycomp/bmiz2.html.

Se seu filho estiver no 85º percentil, ou acima, ele tem bastante companhia. Usando dados do CDC, a National Health and Nutrition Examination Surveys verificou que a prevalência de estar acima do peso em crianças e adolescentes duplicou de 11 por cento nas pesquisas realizadas entre 1963 e 1970 para 22 por cento nas pesquisas realizadas entre 1988 e 1994. Na Califórnia, mais de 3 milhões de crianças estão acima do peso – três vezes a quantidade de crianças nessa condição no final dos anos 70. Lamentavelmente, a maioria dessas crianças não se livrará do excesso de peso adquirido na infância. Uma pesquisa realizada em crianças com IMC acima do 95° percentil descobriu que 77 por cento delas se tornaram adultos obesos.

As conseqüências psicológicas da obesidade infantil também podem ser dolorosas para os pais. Embora essas conseqüências possam não ser potencialmente tão fatais quando o diabetes ou a doença do coração, elas são mais imediatas. Já aos seis anos de idade, é possível encontrar preconceito contra as crianças obesas. Em uma pesquisa realizada em alunos do jardim-de-infância, uma criança com excesso de peso era descrita como preguiçosa, suja, idiota e feia. Quase todas as meninas adolescentes entrevistadas relataram ter sofrido abuso verbal. Alunos universitários consideraram defraudadores, usuários de cocaína, pessoas que roubam em lojas e cegos como melhores parceiros para o casamento do que uma pessoa obesa. Essa discriminação é mais penosa porque a criança com excesso de peso sabe por que está sendo rejeitada e interioriza os estereótipos negativos. Uma pesquisa realizada na Holanda constatou que as crianças com excesso de peso, de ambos os sexos, atribuíam um valor mais baixo a si mesmas nas avaliações de aparência física, habilidade atlética, aceitação social e auto-respeito. Com freqüência, o problema se autoperpetua. A criança com excesso de peso se afasta das atividades sociais, é solitária e usa a comida como consolo.

Nenhum pai ou mãe desejaria que seu filho sofresse as conseqüências médicas e psicológicas da obesidade, mas existem perigos muito reais associados ao excesso de preocupação com o peso e a dieta de uma criança.

Os perigos dos distúrbios alimentares da infância

A anorexia nervosa é um distúrbio mental grave que afeta tipicamente as adolescentes e um número cada vez maior de meninos adolescentes. A intensa perda de peso pode exigir que a pessoa seja hospitalizada para evitar problemas cardiovasculares, que são fatais em cerca de dez por cento dos casos. A bulimia nervosa (orgia alimentar seguida de vômito, uso excessivo de laxantes ou alguma outra tentativa de compensar a orgia) é um distúrbio menos grave mas que, mesmo assim, pode causar erosão do esmalte dos dentes, inchação das glândulas salivares e laceração do esôfago. Muitas pessoas que sofrem de anorexia e bulimia foram crianças com excesso de peso. Na adolescência, ficaram preocupadas em fazer dieta e desenvolveram uma imagem corporal distorcida. Freqüentemente, relatam que começaram a fazer dieta depois que seus pais, professores, instrutores ou médicos fizeram comentários sobre seu peso. Embora muitos fatores possam contribuir para o desenvolvimento de um distúrbio alimentar, a preocupação excessiva dos pais com relação ao peso na infância em geral desempenha um papel importante. Uma pesquisa retrospectiva, por exemplo, constatou que mulheres adultas que sofriam de bulimia relataram que suas mães eram mais propensas a demonstrar uma preocupação excessiva com alimentação, peso e forma do corpo quando elas eram adolescentes. Outra pesquisa acompanhou meninas do 1º ano do ensino médio durante quatro anos e descobriu que a preocupação excessiva das mães com relação ao peso e à forma do corpo das filhas estava relacionada com o distúrbio alimentar posterior das meninas.

Inteligência corporal *versus* dieta

Por volta dos 11 anos, mais de 66 por cento das meninas americanas já tentaram fazer dieta. Lembre-se de que você leu no Capítulo 5 que, independentemente da dieta mais badalada ou se a dieta preferida no momento é a pobre em gorduras ou pobre em carboidratos, qualquer tipo de dieta é uma estratégia ineficaz para o controle do peso. Ela pode ser ainda menos eficaz para as crianças e os adolescentes do que é para os adultos. Um estudo que acompanhou 153 meninas dos cinco aos nove anos constatou que níveis mais elevados de dieta, preocupação com peso e insatisfação com o corpo estavam associados a um maior aumento de peso, indicando que as tentativas de fazer dieta podem exercer o efeito oposto ao desejado e aumentar o peso.

Outra pesquisa, realizada em meninas do ensino médio que foram acompanhadas durante três anos descobriu que as meninas que faziam dieta tinham mais tendência a ganhar peso do que as que não faziam. Embora possa haver várias explicações plausíveis para essas constatações (por exemplo, fazer dieta pode provocar orgias alimentares ou os jovens podem achar que estão fazendo dieta quando, na verdade, não estão reduzindo a alimentação), está claro que a dieta autoconduzida é contraproducente para as crianças e para os adolescentes, independentemente do motivo. Embora a Federal Drug Administration tenha recentemente aprovado o uso do Xenical (orlistat), medicamento para perda de peso, em crianças, ele é apenas "moderadamente útil". O uso do medicamento requer que a criança evite alimentos como *pizza* e batata frita, para não sofrer desagradáveis efeitos colaterais.

Em contraposição à dieta, uma análise recente de 39 pesquisas sugere que abordagens mais sistemáticas à alimentação saudável, à mudança do comportamento e ao exercício (componentes da inteligência corporal) podem produzir reduções a longo prazo na obesidade infantil.

Samantha tinha 16 anos, cursava a penúltima série do ensino médio e pesava 68kg. Seu peso oscilara de 50kg aos 12 anos para 73, quando estava com 15. Ela me descreveu o extenso histórico de dietas, que incluíam participar dos Vigilantes do Peso com a mãe, experimentar o vômito autoinduzido, tentar vários suplementos fitoterápicos que ela comprava em uma loja de produtos naturais e experimentar inúmeras variações de dietas pobres em gordura ou em carboidratos que ela encontrava em revistas femininas. Ela sempre fora uma "menina forte", mas declarou: "Eu só queria ser magra uma única vez. Eu recebia muita atenção todas as vezes que perdia peso. As pessoas me diziam que minha aparência estava ótima, mas eu nunca consegui permanecer muito tempo numa dieta."

Como as refeições com a família eram em pequeno número, a alimentação de Samantha era pouco estruturada. Quando tentava seguir uma dieta, ela não tomava o café-da-manhã e fazia o possível para não dar atenção à fome que sentia durante o dia, mas, com freqüência, avaliava incorretamente o conteúdo calórico da *fast-food* e dos lanches que ela fazia à tarde e à noite. Sua tendência para orgias alimentares aumentava sempre que ela fazia uma dieta particularmente restritiva.

Samantha resistiu inicialmente às minhas sugestões de que parasse de fazer dieta, mas os repetidos fracassos nas tentativas de perder peso a deixaram desesperada o suficiente para experimentar viver sem dietas. Embora sua família continuasse a comer desordenadamente, estabelecemos uma estrutura de refeições e lanches para ela, bem como um plano que continha uma atividade física razoável. À medida que a terapia progredia, sua imagem corporal melhorava e ela ia entendendo o papel que sua constituição física hereditária, seu amadurecimento físico precoce e a longa luta da mãe com o peso desempenhava no que ela sentia com relação ao corpo. Com o aumento da inteligência corporal, Samantha descobriu que era capaz de manter confortavelmente um peso de 64kg, que se sentia bem com ele e recebia bastante atenção dos rapazes.

Se a dieta não funcionar, como ajudar seu filho a regular o peso? À semelhança do que ocorre com os adultos, as crianças e os adolescentes precisam desenvolver os três componentes da inteligência corporal: conscientizar-se dos motivos pelos quais comem, para poder reduzir a ingestão desnecessária de comida; desenvolver uma inteligência corporal saudável e realista; e sentir-se à vontade com a atividade física rotineira. Seu papel como pai ou mãe é ajudar. Como grande parte da ajuda que você pode oferecer está relacionada com o aumento de sua inteligência corporal e requer sua participação ativa, em vez de apenas dar instruções, tanto você quanto seu filho serão beneficiados.

Comer de modo inteligente

A alimentação inteligente na infância inclui administrar a fome física para que a fome de seu filho não se torne tão intensa a ponto de ele perder o controle quando finalmente se vir diante da comida. A alimentação inteligente também envolve minimizar a alimentação motivada por estímulos externos, bem como abordar os transtornos emocionais da infância e da adolescência sem comer. Os pais preocupados com a alimentação e o peso do filho têm à disposição pelo menos três estratégias gerais para modificar o comportamento alimentar da criança: proibir e admoestar, controlar o ambiente alimentar e oferecer como exemplo um comportamento saudável. Infelizmente, quase todos os pais se apóiam excessivamente na primeira estratégia e tendem a desconsiderar a segunda e a terceira.

Proibições e censura

Dizer à criança o que comer e o que não comer é a estratégia mais amplamente utilizada pelos pais. Trata-se de uma abordagem eficaz para crianças muito pequenas, pois os bebês e as crianças até três anos de idade não experimentarão novos alimentos se não forem estimulados. Sugestões repetidas de "experimente um pouquinho" podem ser necessárias para expor a criança pequena a alimentos diferentes, mas, à medida que ela cresce, as instruções verbais dos mais velhos passarão a influenciá-la menos. Se você quiser uma prova da inutilidade de tentar controlar o que as crianças mais velhas e os adolescentes comem, lembre-se de todas as instruções recebidas de seus pais (o Capítulo 2 contém uma lista delas). Quantas vezes você ouviu e deixou de dar atenção a algo como: "Não coma isso agora, pois vai estragar seu apetite"? Os resultados das pesquisas bem como as experiências de sua infância indicam que, a não ser para as crianças bem pequenas, as proibições e advertências são ineficazes e, com freqüência, contraproducentes.

Controlar o ambiente alimentar

Até o seu filho ir para a escola ou começar a passar algum tempo na casa de um amigo, você conseguirá controlar a alimentação dele. Se você seguiu as sugestões apresentadas no texto intitulado "Minimizar os sinais visuais", no Capítulo 3, sua casa deverá ter menos sinais externos que poderiam induzir seu filho a comer. Se você não deu atenção às sugestões porque "não tinha tempo" ou por achar que não valia a pena o esforço, releia o capítulo e faça as modificações necessárias em benefício da criança, ou até mesmo para o seu bem-estar.

À semelhança dos adultos, as crianças tendem a gostar de alimentos ricos em gordura e açúcar, mas, ao contrário do que ocorre no caso dos primeiros, as preferências delas não estão tão arraigadas. Embora uma exposição repetida possa ser necessária, você pode ajudar seu filho a aprender a gostar de comidas mais saudáveis. Deixe que ele tome decisões, mas estruture as escolhas disponíveis. Reconheça que ainda haverá ocasiões em que ele fará uma escolha alimentar insatisfatória ou comerá demais, mas, com o tempo, você estará ajudando seu filho a desenvolver hábitos alimentares benéficos. O texto intitulado "Criar um ambiente alimentar saudável" apresenta algumas sugestões adicionais para que você controle o ambiente alimentar de seu filho.

Criar um ambiente alimentar saudável

Se você vem seguindo as diretrizes apresentadas no Capítulo 6, está criando um ambiente saudável para o seu filho. Eis algumas idéias adicionais:

- Estruture a alimentação de sua família. Embora as programações agitadas possam apresentar desafios, não desista da idéia do jantar em família. Desestimule as refeições feitas às pressas e os lanches não-planejados. Em vez disso, estabeleça rotinas para o café-da-manhã, o almoço, o jantar e os lanches após a aula.
- Ofereça no café-da-manhã uma variedade de cereais ricos em fibras, com baixo teor de açúcar, leite (desnatado) e frutas. Verifique as informações nutricionais na caixa e evite os cereais ricos em açúcar. Aveia em flocos, farelo de uva-passa, granola sem gordura e trigo triturado são boas opções. Se seu filho está acostumado com cereais açucarados, vá misturando paulatinamente os cereais mais saudáveis enquanto reduz a proporção dos que contêm açúcar.
- Não tente proibir *fast-food* nem os alimentos desprovidos de valor nutritivo. Considere-os guloseimas a serem consumidas ocasionalmente, mas não no lugar das refeições ou lanches regulares. Se você precisar ter biscoitos (um máximo de três gramas de gordura por porção; evite os óleos parcialmente hidrogenados) e sobremesas em casa, limite o número de opções e procure adquirir pacotes com porções individuais, para que a tentação de comer demais seja menor. Substitua-os por opções mais saudáveis sempre que possível. Se você oferecer *frozen* iogurte desnatado a uma criança, é pouco provável que ela sinta falta de um sorvete rico em gorduras.

- Reduza o número de distrações enquanto seu filho estiver comendo. Desligue a televisão e desestimule-o a comer diante do computador ou de *videogames*.
- Minimize o consumo de refrigerantes e sucos de fruta com açúcar. As calorias nos refrigerantes não são nutritivas, nem reduzem a fome. Enquanto comer uma maçã diminui a fome, tomar suco de maçã ou de uva de nada adianta.
- Sirva porções de tamanho razoável a seu filho. Se ele ainda ficar com fome, pode pedir para repetir. Se você calcular mal e servir comida demais, guarde a sobra para comer mais tarde ou jogue fora, mas não insista com a criança para que ela coma mais apenas para não desperdiçar comida.
- Não use a comida como recompensa pelo fato de a criança ter comido outros alimentos. Se para saborear uma sobremesa a criança precisa comer legumes e verduras, você está transmitindo a ela a idéia de que estes últimos são menos desejáveis, o que poderá levar a criança a não gostar deles.
- Não ofereça comida a seu filho quando ele estiver triste ou aborrecido. Analogamente, não ofereça comida como recompensa por uma conquista.
- Não compre brinquedos que exaltem alimentos desprovidos de valor nutritivo. Em vez disso, adquira um livro de culinária para crianças e prepare as receitas com ela.
- Ao introduzir alimentos novos e saudáveis, estimule seu filho a ajudar na preparação do prato. Se ele recusar a nova comida, não pressuponha que ele jamais gostará dela. Tente novamente noutro dia.
- Monitore o almoço de seu filho na escola. Três em cada quatro almoços escolares contêm excesso de gordura e são deficientes em frutas, legumes e verduras. Vinte por cento das escolas oferecem *fast-food* no refeitório.
- Procure substituir os doces e as balas nas comemorações festivas por pequenos brinquedos não-dispendiosos. Uma pesquisa descobriu que, quando têm opção, as crianças que vão de casa em casa pedindo doces no Halloween se mostravam tão propensas a escolher brinquedos quanto pirulitos, doces ou chocolates.
- Diga a seus filhos que, quando eles comerem fora de casa, poderão escolher seus pratos favoritos. Você não tem como controlar isso e o fato de dar permissão para que eles comam o que quiserem

reduzirá a probabilidade de que eles mintam para você com relação ao assunto. Eles poderão achar que precisam comer uma *pizza* ou tomar um refrigerante ou suco com açúcar para se entrosar em um grupo de amigos, de modo que você deve procurar estimular seu filho a fazer amizade com crianças que não ingiram muitos alimentos desprovidos de valor nutritivo.

Dar o exemplo de um comportamento saudável

Se você disser a uma criança: "Faça o que eu digo, e não faça o que eu faço", pode ter cem por cento de certeza de que ela não dará a menor atenção a seu conselho e fará o que você faz e não o que você diz. Se se tratar de um adolescente, a recomendação de "Evite os erros que eu cometi" geralmente cai em ouvidos moucos e pode provocar acusações de hipocrisia. Brian, um empreiteiro de 33 anos, lembra-se da mãe lhe dizendo: "Brian, não devore a comida." Ele também se lembra de que o pai chegava em casa às cinco horas da tarde e eles comiam rápido para que o pai pudesse chegar às seis horas no segundo emprego. Mais de 20 anos depois, Brian ainda come muito rápido, apesar de a mãe sempre tê-lo repreendido. Se você quiser promover uma alimentação inteligente, terá de ser coerente com seu discurso, em vez de apenas proferi-lo.

Eis algumas sugestões para que você dê como exemplo um comportamento alimentar saudável, as quais podem ser adicionadas às diretrizes apresentadas no Capítulo 6,

Christine, uma mulher de 49 anos, executiva de uma seguradora, é mãe de três filhas adultas já na casa dos 20 anos. Embora as duas mais velhas tenham se preocupado em perder peso depois da gravidez, nenhuma delas tinha sérios problemas com o peso. Christine explicou o seguinte:

Minhas filhas nunca fizeram dieta, nem mesmo quando todas as suas amigas estavam experimentando diferentes tipos de dieta. Embora duas delas tenham sido um pouco corpulentas na primeira fase do ensino fundamental, isso não era um problema porque elas eram crianças ativas e tinham bons hábitos alimentares. Provavelmente, o mais im-

portante era o fato de que nunca tínhamos biscoitos doces, batata frita, doces, balas ou chocolate em casa. De vez em quando, uma das meninas me ajudava a preparar cookies *em casa, mas eram ocasiões especiais. Quando queriam beliscar, podiam comer uva-passa, queijo ou frutas. Elas gostavam de beliscar alimentos que podiam colocar diretamente na boca, sem cortar, de modo que eu cortava uma maçã em pedaços para elas quando chegavam da escola. Como não se entupiam de porcarias, tinham fome na hora do jantar e comiam o que lhes era servido, inclusive legumes e verduras. Elas ainda gostam de legumes, verduras e frutas, e não comem muitos alimentos sem valor nutritivo. Eu estava um pouco preocupada porque o marido da minha filha mais velha cresceu comendo* cookies *no lanche e sobremesa depois das refeições, mas ela conseguiu convencê-lo a comer os* cookies *na hora do almoço no trabalho para que não precisassem ter guloseimas desse tipo em casa.*

Faça o que eu faço

- Faça do jantar e de outras refeições momentos agradáveis. Guarde as discussões sobre boletins insatisfatórios, mau comportamento e outros temas estressantes para outras ocasiões.
- Examine diferentes frutas, legumes e verduras, até encontrar vários que você goste; depois, deixe que seu filho o veja escolhendo esses alimentos.
- Se lhe servirem uma grande porção de comida, deixe um pouco no prato.
- Limite-se a não comer mais de uma sobremesa por dia. Se lhe oferecerem uma sobremesa na hora do almoço, recuse educadamente.
- Quando seus filhos assistirem a anúncios de balas, chocolate, cereais com açúcar ou *fast-foods* na televisão, informe a eles por que você acha que os anúncios são enganadores e manipuladores.
- Relaxe e desfrute o que está comendo! Mesmo que você esteja monitorando a si mesmo, não precisa ficar ruminando obsessivamente o conteúdo calórico de tudo o que come.

- Mantenha a calma. Apesar de seus melhores esforços, quer seu filho seja uma criança pequena ou esteja no último ano do ensino médio, ele colocará à prova sua paciência desenvolvendo métodos originais de desafiar a sabedoria nutricional que você está tentando transmitir a ele. Não fique irritado, não leve isso para o lado pessoal, nem transforme a situação em uma luta de forças. Lidar com as dificuldades faz parte das atribuições dos pais. Conte até dez e experimente de novo no dia seguinte.

Enxergar o corpo de modo inteligente

Embora alguns pais possam não reconhecer os problemas de peso dos filhos, você ficará preocupado se seu filho engordar muito. O problema é que você certamente não vai querer que a preocupação faça seu filho sentir vergonha do próprio corpo, o que abalaria a auto-estima dele. Lembre-se de que você leu no Capítulo 7 que uma imagem corporal insatisfatória está associada à depressão e à baixa auto-estima, fazendo com que os adultos freqüentemente evitem atividades que lhes teriam dado prazer caso se sentissem mais à vontade com o corpo. Talvez você já tenha notado situações em que seu filho ficou inibido e deixou de participar de atividades e ocasiões sociais por causa de uma imagem corporal insatisfatória. À semelhança do que ocorre com os adultos, uma imagem corporal sofrível fará com que as crianças tenham mais dificuldade em perder peso, já que a inatividade e o retraimento social podem fazer a pessoa comer mais.

Se seu filho ainda não está na escola, provavelmente ainda gosta do corpo que tem, apesar da "gordura de bebê". Quando seu filho for para o ensino fundamental, ele será exposto a inúmeras mensagens que debilitarão o bem-estar que ele sente com o corpo. Quando adicionarmos a isso a pressão dos colegas, mais tempo na frente da televisão e com outros meios de comunicação, seu filho passará a enfrentar uma dificuldade de cada vez maior de ter uma imagem corporal saudável. Embora ajudar seu filho a olhar para o próprio corpo de maneira inteligente seja mais fácil quando ele é bem pequeno, mesmo assim você é uma influência importante, independentemente da idade que ele tenha.

Antes de tentar ajudar seu filho a desenvolver uma imagem do corpo saudável, analise como você se sente ao ter um filho que não é magro. Procure separar a preocupação real com relação à obesidade infantil das opiniões de que a gordura de seu filho é feia, ou da preocupação a respeito do que as outras pessoas vão pensar sobre você quando virem que seu filho tem excesso de peso. Mesmo que você não faça nenhum comentário direto, seu filho captará seu constrangimento e se sentirá mal por deixá-lo pouco à vontade. Talvez seja interessante você separar a sua própria luta com o peso dos seus sentimentos com relação ao físico de seu filho. Devido à sua crescente conscientização da inteligência corporal, não há motivo pelo qual seu filho tenha de repetir suas infelizes experiências. Você pode ajudar a desenvolver a inteligência corporal de seu filho com a mesma atitude carinhosa que teve quando o ajudou a desenvolver a inteligência acadêmica.

O exemplo é tão importante para a imagem corporal quanto o é para a alimentação. Mesmo que você esteja muito longe de atingir sua meta de peso, seu filho não deve ouvi-lo fazer comentários depreciativos a respeito de seu corpo, nem vê-lo evitar atividades porque você não gosta de seu corpo. A dra. Dianne Neumark-Sztainer, pesquisadora da School of Public Health da Universidade de Minnesota, advertiu o seguinte em 2002 em um artigo no *The New York Times:* "É tão comum dizermos 'Oh, fico tão gordo com esta roupa', mas, se você disser isso, seus filhos vão dizer a mesma coisa." Em vez disso, deixe que seu filho o escute expressar de vez em quando orgulho por sua aparência quando você estiver bem-vestido e demonstrar satisfação quando praticar uma atividade física. Se alguém elogiar sua aparência, aceite graciosamente o cumprimento, em vez de discordar ou fazer uma referência à quantidade de quilos que você ainda precisa perder. Desde que o sentimento seja genuíno, não é arrogante gostar do aspecto de sua nova roupa ou penteado. Além de oferecer como exemplo uma imagem corporal saudável, você pode fazer coisas específicas para ajudar seu filho. O texto intitulado "Aprimorar a imagem corporal de seu filho" apresenta algumas sugestões práticas para os pais. Algumas se aplicam mais a um sexo do que ao outro, mas a maioria pode ser adaptada para ser usada tanto com meninos quanto com meninas.

Wendy era uma farmacêutica de 38 anos, divorciada, que criava a filha Karen de dez anos. Certa noite, Karen pareceu estar aborrecida, de modo que Wendy perguntou à filha se ela estava triste. Karen respondeu: "Odeio a escola", e prosseguiu descrevendo a maneira como fora deixada de lado enquanto Heather, sua amiga mais magra, havia recebido toda a atenção dos meninos em uma festa da turma. Karen continuou dizendo que tinha decidido não comer mais carboidratos para conseguir perder peso e ser magra como Heather. Wendy admitiu que se sentir deixada de lado era realmente frustrante. Mas ela também explicou à filha:

> *Você não deve ficar aborrecida demais por causa de uma festa. Você não pode se comparar com Heather; aliás, você não pode se comparar com ninguém. Onde quer que você vá, haverá uma pessoa mais bonita e outra mais feia do que você; uma pessoa mais alta e outra mais baixa; uma mais gorda e outra mais magra, mas você é a única que é exatamente desse jeito, e haverá pessoas que gostarão de você pelo que você é. Se você passar o tempo todo se comparando com outras pessoas, ficará triste, o que fará com que os outros tenham mais dificuldade em conhecê-la melhor.*

INVESTIR NA IMAGEM CORPORAL DE SEU FILHO

Não apenas as crianças, como até mesmo os adolescentes rebeldes que acham que os pais estão irremediavelmente "por fora", podem ser influenciados por informações recebidas dos pais. Embora seu filho possa não lhe dar a satisfação de reconhecer que você está conseguindo chegar até ele, mesmo assim você deve persistir. Eis algumas sugestões:

- Sempre que possível, deixe seu filho escolher o que quer vestir. Se a roupa for obviamente inadequada, encontre um meio-termo e deixe que ele use a parte menos excêntrica. Embora você não deseje enfatizar em excesso a aparência, não há nada errado em cumprimentar seu filho quando ele estiver especialmente atraente.
- Ajude seu filho a conhecer melhor a mídia. Discuta astros e estrelas do cinema, da televisão e do *rock* que sejam irrealisticamente

magros, bem como todas as ilusões necessárias para criar a aparência desejada para o cinema ou as fotos nas revistas. Explique os motivos econômicos dos anunciantes que prometem nos tornar mais magros ou mais bonitos.

- Discuta as mudanças que têm lugar na puberdade bem antes de elas serem esperadas (em algumas meninas, elas às vezes começam a se manifestar aos oito ou nove anos). A puberdade precoce pode ser difícil para as meninas, pois elas podem interpretar as modificações no corpo como um indício de que estão ficando gordas.
- Explique os aspectos genéticos da forma e do tamanho do corpo. Seu filho poderá ficar preocupado com a possibilidade de vir a herdar uma característica indesejável semelhante à de um dos membros da família. Ajude a criança a reconhecer que ela só pode exercer controle limitado na forma como as características geneticamente determinadas se manifestam, mas que, mesmo assim, o mundo seria incrivelmente monótono se todo mundo tivesse a mesma aparência.
- Estimule as amizades de seus filhos com colegas que se preocupam menos com o tamanho e a aparência do corpo. Especialmente no caso das meninas, ter amigas que se preocupam com a aparência, o peso e a dieta aumenta a probabilidade de que sua filha se sinta insatisfeita com o próprio corpo. Estimule-a a participar de equipes esportivas, em vez de ficar na casa das amigas conversando sobre roupa e maquilagem, mas tenha cuidado com o balé, a ginástica das chefes de torcida ou outras atividades que possam valorizar exageradamente a magreza.
- Tome cuidado com a terminologia que usa ao descrever seu filho. Expressões como *menina com modos de menino, maricas* ou *fracote* podem ser nocivas.
- Não faça críticas ou comentários sobre alimentação, peso ou forma do corpo de outras pessoas na presença de seu filho.
- Tenha uma conversa com adolescentes que descreva uma criança mais nova que esteja preocupada em perder peso. Peça a seu filho adolescente que sugira palavras específicas que possam ser ditas a essa criança, para ajudá-la a aceitar o próprio corpo. Uma pesquisa realizada com estudantes universitárias encontrou uma redução da idealização da magreza e da insatisfação com o corpo depois que um procedimento semelhante foi adotado.

Quando você está conseguindo ajudar seu filho a comer de um modo inteligente, os efeitos são observáveis; você pode perceber mudanças na maneira como ele come. Quando você ajuda seu filho a olhar para o corpo de um modo inteligente, os sinais de que você está tendo sucesso são menos óbvios. Embora você possa não perceber imediatamente os resultados de seu esforço, pode se consolar ao saber que está neutralizando parte das influências culturais que deixam as crianças insatisfeitas com o corpo e que está ajudando a tornar mais provável o controle do peso a longo prazo.

Usar o corpo de modo inteligente

Roger, um músico de 48 anos, pesa 100kg. Ele recorda fins de semana de sua infância em que seu pai acordava às cinco e meia da manhã de domingo para conseguir um lugar no campo de golfe. Depois de jogar nove buracos, o pai voltava para casa mais ou menos na hora em que Roger estava acordando. Eles tomavam juntos o café-da-manhã, e o pai de Roger ia tirar um cochilo depois de dizer ao filho que "fosse para o lado de fora respirar ar puro". Mas Roger preferia assistir a desenhos animados na televisão. Hoje, na idade adulta, Roger ainda prefere assistir à televisão a praticar alguma atividade. O médico queria que ele se exercitasse, mas, todas as vezes que ele se matriculava em uma academia, entrava para um time ou simplesmente resolvia ser mais ativo, as boas intenções desapareciam após algumas semanas. Se o pai de Roger o tivesse levado para jogar golfe, jogado *softball*, passeado de bicicleta ou participado de qualquer atividade física com o filho, é bem provável que Roger pesasse hoje menos de 100kg.

À semelhança do que ocorre com a alimentação inteligente, você não pode esperar ensinar seu filho a usar o corpo de um modo inteligente dizendo a ele o que fazer, mesmo que as instruções sejam mais específicas do que "Vá para o lado de fora e respire um pouco de ar puro". Para ser bem-sucedido, você precisa organizar o ambiente da atividade e dar o exemplo de um comportamento ativo.

Antes de começar, examine suas atitudes com relação à atividade em geral e ao esporte em particular. Lembre-se de que leu no Capítulo 9 que você pode se sentir separado de seu corpo. Esperançosamente, você fez progressos e reviu algumas atitudes com relação ao esforço físico. Também será importante para alguns pais examinar, e talvez modificar, as atitudes relacionadas ao esporte. Por exemplo, se você despreza o esporte profissional por não considerá-lo importante e classifica os atletas como "burros", será mais difícil para o seu filho envolver-se de forma plena nas atividades esportivas. Embora você não precise se tornar fã empolgado de um time, seria interessante que conseguisse comunicar um respeito razoável pelas conquistas dos atletas. Além disso, examine sua atitude com relação às aulas de educação física de seu filho. Uma aula de educação física vigorosa pode baixar a pressão sangüínea e reduzir a gordura corporal. Procure pôr de lado quaisquer experiências negativas que você possa ter tido em suas aulas de educação física. Demonstre interesse pela aula de educação física de seu filho e faça as mesmas perguntas que faria a respeito das outras aulas.

Organizar o ambiente da atividade

Não faz muito tempo, o ambiente de uma criança exigiria naturalmente que ela fosse dinâmica nas atividades normais da infância. As crianças iam a pé ou de bicicleta para a escola, pulavam corda ou brincavam de pegar antes da aula e, durante o recreio, tinham aulas de educação física várias vezes por semana e depois saíam para brincar quando voltavam para casa depois da aula. Hoje em dia, a televisão, o computador e inúmeros dispositivos destinados a economizar energia, aliados à redução das horas das aulas de educação física nas escolas e às preocupações realistas com relação à segurança das crianças quando deixadas sozinhas do lado de fora, tornaram o ambiente menos propício à atividade. O estado natural das crianças de hoje parece ser sedentário. Recente avaliação em âmbito estadual realizada com crianças da Califórnia da quinta, sétima e nona séries descobriu que 75 por cento delas não correspondiam aos padrões em seis categorias básicas de condicionamento físico.

Você precisará realizar um esforço deliberado para fazer com que seu filho seja mais ativo. Para começar, analise o ambiente físico dele. Provavelmente a mudança ambiental mais útil que você pode fazer é retirar a televisão do quarto de seu filho. O Capítulo 2 apresentou indícios consideráveis que demonstram os efeitos nocivos que a televisão pode ter no desenvolvimento da imagem corporal, da alimentação e nos hábitos alimentares de uma criança. Joseph Piscatell, autor de *Fat-Proof Your Child*, resumiu grande parte da pesquisa:

> *(...) assistir à televisão em excesso aumenta o risco de obesidade infantil, impede que as crianças se exercitem, aumenta o estresse, reduz o metabolismo, faz com que elas anseiem por alimentos com baixo teor nutritivo, contribui para níveis elevados de colesterol e é em grande parte responsável pela perda da arte da comunicação em família. Você contrataria uma babá com um currículo assim?*

Embora alguns pais possam ter vontade de criar os filhos abolindo completamente a televisão, no caso da maioria das famílias, essa possibilidade não é realista. O texto intitulado "Controlar a televisão" encerra algumas sugestões destinadas a minimizar o impacto negativo da televisão sobre seu filho.

Se o fato de impor limites à televisão representar uma mudança substancial para seus filhos, você pode estar quase certo de que eles vão se queixar de tédio ou alegar que "não há nada para fazer". Você não precisa se sentir culpado ou preocupado com a possibilidade de não estar sendo razoável. As crianças eram capazes de encontrar coisas para fazer antes do advento da televisão. Um pouco de tédio talvez seja necessário para motivá-las a descobrir atividades novas e mais dinâmicas, mas elas logo as encontrarão.

Limitar o tempo que elas passam diante da tela é importante, mas não é a única mudança ambiental que você pode efetuar para fazer seu filho ficar mais ativo. Muitas das sugestões para "Acrescentar passos" apresentadas no Capítulo 10 podem ser adotadas com seus filhos. O texto "Criando um ambiente para a atividade" apresenta algumas dicas adicionais para aumentar a atividade.

CONTROLAR A TELEVISÃO

A televisão pode funcionar como uma babá, concedendo a você uma pausa muito necessária. Pode ser divertida e ocasionalmente educacional, mas os pais precisam manter algum controle com relação a ela. Reconheça que você não tem controle algum quando não está em casa ou quando seu filho está na casa de um amigo, mas o fato de você não ter um controle total sobre a televisão não significa que deva abandonar todas as tentativas de limitar a televisão.

- Estabeleça um limite diário diante da tela, o que inclui televisão, computador, *videogames*, DVDs e fitas de vídeo. Excluindo o uso do computador para os deveres de casa, duas horas por dia é um limite razoável para a maioria das crianças.
- Retire o aparelho de televisão do quarto de seu filho. Quando ele quiser ficar sozinho no quarto, poderá encontrar outra coisa para fazer.
- Faça com que seu filho identifique programas específicos a que tem vontade de assistir, em vez de permitir que ele faça uma busca aleatória pelos canais.
- Converse com seu filho a respeito dos programas que ele viu. Você talvez não tenha muito controle sobre o conteúdo dos programas a que seu filho assiste, mas pode exercer influência sobre o que ele assimila dos programas e dos comerciais.

Dar o exemplo da atividade saudável

Se você ainda está se esforçando para aumentar a contagem diária de seus passos, talvez sinta que está sendo hipócrita ao encorajar seu filho a ser mais ativo. Você não tem de ser um atleta para efetivamente encorajar a atividade de seu filho, mas precisa ser uma pessoa ativa. Pesquisas realizadas com crianças de quatro a sete anos de idade demonstram que aquelas que tinham pais fisicamente mais ativos eram quase seis vezes mais propensas a ser ativas do que as que tinham pais sedentários. O texto "Mexa-se" contém atividades que você pode praticar com seu filho e que farão com que vocês dois se movimentem e aumentem a contagem diária de seus passos. Você estará demonstrando que ser ativo é parte normal da vida cotidiana e que pode ser divertido.

Criar um ambiente para a atividade

- No caso de crianças com até três anos, minimize o tempo que elas passam em um ambiente restritivo.
- Compre brinquedos e jogos que exigem movimento. Evite os brinquedos que podem ser usados na posição sentada.
- Escolha uma área no interior da casa e outra do lado de fora onde correr, pular e, se possível, jogar bola sejam atividades permitidas.
- Tenha sempre um Frisbee no carro. Em vez de ficar sentado no carro enquanto seu parceiro faz compras, vá até um parque e jogue Frisbee com seu filho durante alguns minutos.
- Se seu filho não estiver muito fora de forma, estimule-o a entrar para uma equipe de *cross-country*. É um esporte que requer menos coordenação do que o futebol, o basquete ou o beisebol, e a concorrência para entrar no time deve ser menor.

Existem amplos indícios de que a alimentação inteligente, a atividade e a imagem corporal saudável adquirida na infância apresentam benefícios a longo prazo. Por meio do planejamento e de algum esforço, você pode ajudar seu filho a conservar a inteligência corporal, apesar da influência da cultura popular. Você pode:

- Usar tabelas de IMC para crianças a fim de determinar se seu filho está acima do peso.
- Estabelecer rotinas para as refeições e os lanches em família, ao mesmo tempo em que desencoraja a dieta.
- Evitar ao máximo impor ou proibir alimentos a crianças pequenas; oferecer opções de comidas saudáveis às crianças mais velhas e aos adolescentes.
- Evitar usar a comida como recompensa ou consolo e reduzir em casa os sinais alimentares externos.
- Dar o exemplo de alimentação, imagem corporal e atividade inteligentes.
- Limitar as horas diante da televisão e conversar com seu filho sobre os anúncios de alimentos e os padrões irrealistas de beleza.
- Comprar brinquedos e jogos que exijam movimento.
- Participar de atividades físicas com seu filho.

Mexa-se

Você pode ajudar seu filho a adquirir o hábito de ser ativo apresentando oportunidades para a atividade em diferentes horas do dia e em circunstâncias diversas. É importante que você seja sensível ao que seu filho gosta ou não, a fim de encorajá-lo a praticar atividades agradáveis e, esperançosamente, participar de muitas delas. Eis algumas sugestões:

- Caminhe ou vá de bicicleta com seu filho para a escola.
- Nos dias em que estiver ventando, solte pipa; nos dias frios, patine no gelo; nos dias quentes, nade ou espalhe *sprinklers* pela grama e corra entre eles com seus filhos.
- Plante um jardim com seu filho.
- Inscreva-se em caminhadas beneficentes ou limpezas comunitárias com seu filho.
- Faça com que seu filho ajude a juntar folhas, remover neve com uma pá e lavar o carro.
- Faça uma surpresa a seu filho e dê de presente a ele um bambolê ou uma corda para pular.
- Compre um vídeo de aeróbica e siga os exercícios de dança com seu filho (mas não inclua isso no tempo que você permite que ele fique diante da tela).
- Ponha uma mochila nas costas, vá até o mercado do bairro e faça as compras com seu filho.
- Ajude seu filho a fazer um vídeo de condicionamento físico com os amigos e, em seguida, faça os exercícios com eles.
- Você encontrará outras idéias criativas no *site* fitnessmom.com.

O próximo capítulo mostrará como você pode começar a mudar a cultura para que, no futuro, o desenvolvimento e a manutenção da inteligência corporal requeiram menos planejamento e esforço.

CAPÍTULO 12

A CULTURA DA INTELIGÊNCIA CORPORAL

Durante toda a discussão sobre alimentação inteligente, a imagem corporal e a atividade física, sugeri métodos capazes de ajudar você e seus filhos a superarem a influência da televisão e da mídia, da *fast-food*, dos anúncios e dos dispositivos destinados a poupar energia que interferem no desenvolvimento normal da inteligência corporal. Embora cada um de nós precise seguir um programa individual, não seria agradável se você não tivesse tantos obstáculos pelo caminho? O objetivo deste capítulo é oferecer sugestões para que o ambiente mais amplo passe a apoiar mais o desenvolvimento da inteligência corporal.

Caso você esteja pessimista com relação à probabilidade de uma mudança na cultura, pense no que aconteceu com nossas atitudes a respeito do cigarro. Há 30 anos, o homem Marlboro era o epítome da virilidade masculina, e fumar era algo elegante e sofisticado para quem não era um caubói. Quem poderia adivinhar naquela época que as pessoas um dia evitariam os fumantes devido à preocupação com o fumo passivo e que acender um cigarro seria ilegal na maioria dos prédios públicos? No intervalo de várias décadas, o ato de fumar deixou de ser um sinal de sofisticação e passou a ser indício de um vício detestável. Essa mudança não ocorreu por acaso. O número de fumantes começou a declinar com o relatório do Surgeon General,* de 1964, que descreveu os riscos para a saúde, e continuou a diminuir com a ajuda da educação pública e da legislação que tornou o vício mais dispendioso e difícil. Pense também nos cintos de segurança. Poucos carros vinham equipados com ele até a

*Diretor do Serviço de Saúde Pública norte-americano. (*N. da T.*)

década de 1960, e quando foram introduzidos, raramente eram usados. Uma campanha publicitária de 25 milhões de dólares incentivando o uso do cinto de segurança, aliada a leis que exigem que ele seja usado, bem como a freqüentes notícias da mídia comentando que os cintos salvam vidas, aumentou sua utilização em 79 por cento.

Em 2003, o Surgeon General iniciou uma campanha para controlar a epidemia de obesidade infantil. É precoce afimar que essa campanha será bem-sucedida, mas não é cedo demais para começar nossa própria campanha. Embora você não possa mudar a cultura do povo esta semana, pode estimular pequenas modificações em nível local e também pode colaborar com políticas nacionais que ajudarão a tornar a inteligência corporal mais fácil para seus filhos e as gerações futuras. Provavelmente o melhor lugar para começar a mudar a cultura é nas escolas.

Escolas inteligentes

Infelizmente, a maioria das escolas não está ajudando a combater a epidemia de obesidade na infância. As indústrias de alimentos bajulam a juventude porque, nos Estados Unidos, por exemplo, as crianças entre quatro e 12 anos têm 30 bilhões de dólares para gastar e influenciam os pais a gastarem 600 bilhões adicionais. Apesar de seus melhores esforços para promover a inteligência corporal em casa, quando seu filho chega à escola, poderá se ver diante de esforços bem financiados para recolher esse dinheiro. A indústria de alimentos distribui seus produtos nas escolas, junto à propaganda na televisão de produtos sem valor nutritivo, livros escolares que citam o nome de marcas desses produtos, refrigerantes altamente calóricos nas máquinas de venda automática e *fast-food* no refeitório.

O Channel One, por exemplo, é uma rede de televisão exibida em 12 mil escolas americanas, com 8 milhões de telespectadores adolescentes. Sessenta e nove por cento dos comerciais transmitidos são de *fast-food*, balas, chocolate, refrigerantes e tira-gostos. De acordo com os Centers for Disease Control e Prevention (CDC), 98 por cento dos alunos das escolas de ensino médio americanas podem comprar *fast-food*, refrigerantes, barras de chocolate e outros alimentos altamente calóricos sem sair da escola. Um levantamento realizado em 200 escolas de 24 estados constatou que 75 por cento das bebidas e 85 por cento dos tira-gostos vendidos nas máquinas de venda automática das escolas possuíam pouco valor nutritivo. Apenas 26 das 9.723 máquinas automáticas verificadas ofereciam uma fruta ou um legume. O CDC estima que cerca de 20 por cento das escolas americanas oferecem *fast-foods* de marcas industriais nos refeitórios.

Muitas escolas americanas aceitam de bom grado a participação das empresas de *fast-food*, refrigerantes e tira-gostos por uma razão muito simples: isso ajuda a pagar as contas. O Channel One fornece equipamentos de vídeo gratuitos às escolas que exibem sua programação. As vendas de guloseimas freqüentemente financiam os passeios escolares, os clubes extracurriculares e as equipes de atletismo. Mais de 5 mil escolas possuem máquinas de venda automática de *fast-food* nos refeitórios. Os distritos escolares recebem *royalties* das máquinas e das empresas de *fast-food* que vendem seus artigos no refeitório. Em 1998, por exemplo, o distrito de Colorado Springs recebeu vários milhões de dólares para vender apenas Coca-Cola. Temendo que as quotas de venda não fossem preenchidas, um administrador enviou uma carta recomendando com insistência que os diretores mudassem de lugar as máquinas de venda automática, para que elas estivessem disponíveis para os alunos o dia inteiro. Embora esteja claro que as escolas se beneficiam do dinheiro, dos equipamentos de vídeo e de outros incentivos oferecidos pelos promotores dos alimentos altamente calóricos, será que esses benefícios valem os prováveis custos envolvidos?

As escolas podem ajudar a aumentar a inteligência corporal. Psicólogos da Universidade de Wales, Bangor, observaram que menos de quatro por cento das crianças inglesas com idade entre quatro e seis anos comiam as porções de frutas, legumes e verduras recomendadas por dia. Eles desenvolveram um vídeo criativo que chamaram de "Food Dudes", que apresentava o desenho de quatro crianças ligeiramente mais velhas lutando contra os "Junk Punks", que estavam determinados a destruir todas as frutas, verduras e legumes da Terra, para que os seres humanos fossem privados dos alimentos que lhes conferiam sua "Força Vital". Além de seis episódios curtos exibidos em sala de aula, o programa incluía adesivos, canetas e borrachas Food Dude que eram usados como prêmio para as crianças que experimentavam os alimentos enfatizados e encorajava que os adeptos de Food Dudes escrevessem cartas. Embora o programa completo tivesse apenas 16 dias de duração, o consumo de frutas, verduras e legumes mais do que duplicou e os benefícios ainda estavam presentes quatro meses depois do término do programa. Um dos estudos demonstrou que o aumento do consumo de frutas, legumes e verduras foi acompanhado por um decréscimo no consumo de chocolate, batata frita e tira-gostos habituais. Os pesquisadores afirmam que seu programa motiva as crianças a experimentarem os alimentos em foco e que, depois de uma exposição repetida, elas aprendem a gostar deles, de modo que os vídeos e os prêmios deixam de ser necessários. Mais informações sobre esse programa estão disponíveis em fooddudes.co.uk.

O que você pode fazer

Você sabe que tipos de alimentos as escolas de sua comunidade vendem para os alunos? Caso não haja restrições aos alimentos e bebidas desprovidos de valor alimentício, você poderia começar a tentar convencer os dirigentes das escolas e os deputados estaduais a proibirem os alimentos que não atendam aos padrões nutricionais mínimos. Embora as crianças gostem de *fast-food*, refrigerantes açucarados e tira-gostos, você não deve chegar à conclusão de que elas não gostariam de alternativas mais saudáveis. Ed Wilkins, diretor de nutrição estudantil do conselho escolar de São Francisco, introduziu em 2006 a política de que a comida vendida na escola tem de ter menos de 30 por cento de suas calorias provenientes da gordura (menos de dez por cento de gordura saturada) e menos de 35 por cento têm de ser provenientes do açúcar. A composição da comida também precisa atender a padrões mínimos de vitaminas, minerais, proteínas e fibras. Todos os tipos de batata frita, refrigerantes, Gatorade, cachorro-quente, bem como todos os tipos de massas e frituras, foram abolidos do refeitório. Embora as vendas de comida tenham inicialmente declinado, elas logo se recuperaram. Wilkins também está introduzindo um bufê de saladas nas escolas primárias. Ele está planejando um café-da-manhã que a criança possa comer enquanto se encaminha para a sala de aula, para aquelas que não fazem essa refeição em casa.

Na maioria das comunidades, o primeiro passo seria conversar com o diretor da escola e com o nutricionista a respeito de suas preocupações. Um artigo publicado em 2002 na revista *Newsweek* descreveu o que Saralyn Myers, uma mãe de dois filhos que mora em Dobbs Ferry, no estado de Nova York, fez para modificar o cardápio da escola. "Insistimos em ter padrões acadêmicos elevados; por que não ter padrões elevados para o tipo de alimentos que comemos?" Ela criou uma comissão e convenceu a escola a usar pão de trigo integral e adicionar ao cardápio um bufê de saladas e hambúrgueres vegetarianos. Você também pode levantar a questão em uma reunião de pais e professores, e propor que seja formada uma comissão para examinar a comida que está sendo servida nas escolas da localidade. Você talvez encontre alguma resistência se máquinas de venda automática e *fast-food* financiarem alguns programas escolares. Grupos como a National School Boards Association e a National Association of Secondary School Principals foram contrários a qualquer mudança de política, preferindo, aparentemente, colocar em risco a saúde futura dos alunos, a fim de manter os atuais financiamentos. No entanto, devido à crescente conscientização da obesidade infantil e da epidemia de diabetes, ficará mais difícil justificar essa posição.

Embora leis no Congresso americano destinadas a limitar o consumo de refrigerantes não tenham alcançado sucesso em âmbito nacional, a State Assembly do estado de Nova York aprovou uma lei que restringe os alimentos e bebidas que podem ser vendidos nas máquinas de venda automática nas escolas. Embora a lei tenha sido aprovada por 139 votos a favor e cinco contra, um dos deputados estava preocupado com o fato de que "A pessoa terá de ter 21 anos para comprar um bolo recheado". Você pode informar aos deputados eleitos que não precisam se preocupar, que você estaria disposto a sacrificar o acesso de seu filho aos bolos recheados na escola. Se a escola se recusar a desistir do lucro das máquinas de venda automática, faça com que incluam lanches saudáveis como frutas, nozes e iogurte a um preço baixo, ao mesmo tempo em que aumentam o preço dos alimentos sem valor nutritivo. Uma pesquisa sobre máquinas de venda automática realizada em 12 escolas do ensino médio descobriu que a redução do preço de lanches pobres em gordura e a colocação de cartazes educacionais aumentaram a proporção de lanches com baixo teor de gordura comprados, sem reduzir o lucro das máquinas.

Se você sentir que não possui competência para desafiar a política da escola, pode discutir essa preocupação com o pediatra de seu filho. Segundo o dr. David Kessler, ex-diretor do FDA, a profissão médica "não percebeu a mais importante epidemia com que se defronta a grande maioria dos americanos", mas recentemente a American Academy of Pediatrics divulgou uma declaração de política recomendando com insistência a restrição de refrigerantes nas escolas. Seu pediatra talvez esteja familiarizado com a declaração de política e provavelmente está preocupado com o crescente número de crianças obesas que está tratando. Com um pouco de estímulo, ele poderá se mostrar disposto a se envolver. Você também pode mobilizar a sociedade dental da localidade, já que quase todos os dentistas se preocupam com o efeito dos refrigerantes nos dentes das crianças. Você encontrará mais idéias no School Foods Tools Kit [*Kit* de ferramentas da comida da escola] do *site* cspinet.org/schoolfood. do Center for Science in the Public Interest.

Além do cardápio do refeitório da escola, na condição de pai ou mãe preocupado, você certamente desejará examinar os programas de educação física da escola. Qual a freqüência das aulas de educação física, e que proporção do tempo é passada na atividade física propriamente dita, em comparação com a troca de roupa e ficar na fila para a chamada? As equipes esportivas são limitadas aos alunos atleticamente talentosos, ou todo mundo tem chance de jogar? Os esportes são excessivamente competitivos, fazendo com que os alunos com desempenho mediano se sintam desestimulados? Ganhar é bom, mas mostrar às crianças que elas podem se divertir usando o corpo é mais importante. Os programas esportivos se concentram principalmente nos meninos, ou os esportes femininos são igualmente importantes? Embora possa não haver recursos para aumentar o número de aulas de educação física, talvez seja possível modificar os programas, a fim de ampliar a quantidade efetiva de atividade nas aulas de educação física e garantir que todas as crianças sejam beneficiadas.

Pense em organizar um transporte escolar a pé. Comunidades de Chicago, Estados Unidos e Christchurch, Nova Zelândia, têm programas nos quais os adultos se revezam para acompanhar um pequeno grupo de crianças até a escola. Tipicamente, as crianças são deixadas na casa do "motorista" ou pegadas no itinerário e levadas para a escola a pé, em um grupo com a supervisão de um adulto. As crianças e o "motorista" se exercitam um pouco, enquanto outros pais evitam a frustração de lidar com os engarrafamentos nas proximidades da escola. Você pode obter mais informações sobre como dar início a esse tipo de programa em walkingbus.com.

O ideal é que os pais possam ajudar as escolas a estimularem o desenvolvimento de uma imagem corporal saudável nos alunos. Na prática, isso é mais difícil, já que as metas são menos concretas do que, digamos, remover os refrigerantes das máquinas de venda automática, mas o currículo de algumas escolas de ensino fundamental está voltado para a prevenção de problemas alimentares. Na segunda fase do ensino fundamental e já no ensino médio, as aulas de saúde e de ciências podem incluir debates sobre o desenvolvimento físico e as mudanças da puberdade, os efeitos da hereditariedade no peso e na forma do corpo e os riscos das dietas da moda. Não é irrealista esperar que as escolas tenham políticas para desencorajar a importunação e a provocação, especialmente a respeito do tamanho e das características do corpo.

O local de trabalho inteligente

Enquanto seus filhos estão na escola, você provavelmente está em um emprego que pode fazê-lo ganhar peso tanto quanto a escola faz seus filhos engordarem. Joan, uma assistente social de 44 anos, passava grande parte do tempo fazendo trabalho externo, mas detestava ficar no escritório, por causa de toda a comida e das atividades relacionadas com comida ali presentes. Ela se sentia obrigada a participar da caixinha que fornecia diariamente o café e os *donuts*. Tinha dificuldade em resistir a esse ritual cotidiano porque todas as outras pessoas participavam, de modo que tentou suavizar a culpa que sentia solicitando que pedissem para ela um brioche de farelo, em vez de um *donut* frito. Durante o dia, ela tentava evitar passar pela mesa de vários colegas que tinham bem à vista recipientes com balas de chocolate. Sempre que um de seus colegas de trabalho fazia aniversário, havia um bolo na sala do café, e freqüentemente alguém pedia uma *pizza* às sextas-feiras e oferecia um pedaço a Joan.

Se seu local de trabalho for parecido com o de Joan, você deve tomar alguma providência; você não precisará ter a força de vontade de um super-herói para evitar os sinais de alimentação externos no trabalho. Embora as coisas possam ser difíceis se você for o primeiro a levantar a questão, talvez seja útil saber que muitas empresas, preocupadas com os custos com a saúde a longo prazo dos funcionários acima do peso, estão introduzindo programas destinados a ajudá-los a perder peso. Algumas empresas, por exemplo, subvencionam reuniões dos Vigilantes do Peso para seus funcionários em suas instalações. Encorajar o condicionamento físico no local de trabalho é uma tendência crescente que também pode oferecer coordenadores que dirigem aulas de educação física e subsidiar o ingresso em academias de ginástica.

Algumas empresas instituíram recompensas para a perda de peso. Certa companhia industrial pesa os funcionários a cada trimestre e oferece uma bonificação de 25 dólares se a pessoa não engordou e concede outros 25 dólares e uma folga remunerada de um dia quando a perda de peso se mantém durante um ano. As companhias têm bons motivos para promover a boa forma física: os trabalhadores obesos apresentam índices mais elevados de absenteísmo e os gastos com o seguro-saúde desses funcionários são 38 por cento mais altos do que os de seus colegas não-obesos. A Motorola informa que economiza 3,93 dólares para cada dólar que gasta no condicionamento físico de seus empregados. Além de ser mais eficaz em termos de custo para o empregador, indícios preliminares sugerem que perder peso em um grupo no trabalho pode ser mais eficiente do que emagrecer sozinho.

O que você pode fazer

Mesmo se a empresa na qual você trabalha parecer estar alheia à epidemia de obesidade, não pressuponha que não existe nada que você possa fazer para promover o condicionamento físico. Como um número cada vez maior de empresas possui programas no local de trabalho, seu pedido no sentido de que sua empresa institua um não deverá ser considerado absurdo. Se um programa estruturado não for viável, talvez seu empregador possa efetuar mudanças menores para promover o condicionamento físico. Por exemplo, não deve ser dispendioso para o refeitório da companhia servir refeições mais saudáveis e incluir frutas e nozes nas máquinas de venda automática. As escadas de muitos prédios comerciais são sombrias e pouco convidativas. Se elas fossem repintadas, atapetadas e tivessem ao fundo uma música alto-astral, os profissionais talvez apreciassem saltar do elevador e subir os dois últimos andares de escada. Afixar uma nota perto do elevador dizendo que subir as escadas é bom para o coração e para a cintura poderá lembrar aos funcionários bem-intencionados, mas que "não têm tempo para se exercitar", que devem usar a escada. Uma pesquisa constatou que um cartaz ilustrado ("Seu coração precisa de exercício... eis sua chance") colocado perto das escadas e de uma escada rolante resultou na duplicação do uso das escadas. A empresa de telecomunicações Sprint está adotando um método diferente para estimular os funcionários a usarem as escadas: ela instalou elevadores lentos.

Se seu empregador não estiver interessado em bonificar a perda de peso, você pode propor uma competição informal de atividade entre seus colegas de trabalho. Você poderia, por exemplo, dividi-los em duas equipes e cada participante contribuiria com uma pequena quantia para o bolo. Cada membro das equipes reiniciaria seu pedômetro no início do dia e um árbitro imparcial registraria o número de passos dados no final do dia. A equipe com o total semanal mais elevado ganharia o prêmio.

Joan não conseguiu convencer seu supervisor a iniciar um programa de condicionamento físico, mas conseguiu formar um grupo com vários colegas de trabalho para caminhar diariamente na hora do almoço. Depois que essa rotina foi estabelecida, ela recebeu algum apoio quando pediu aos colegas que guardassem as balas e o chocolate nas gavetas, em vez deixá-los expostos em cima da mesa, e não foi a única a parar de contribuir para a caixinha da hora do lanche.

A comunidade inteligente

O dr. James Hill é diretor do Center for Human Nutrition do Health Sciences Center da Universidade do Colorado e especialista em relacionamento entre ambiente e obesidade. Ele afirmou:

> *É ótimo dizer a uma pessoa que ela deve comer menos e se exercitar mais, mas criamos um ambiente que dificulta seguir esse conselho (...) Nossa biologia, que funcionava bem algumas gerações atrás, não está funcionando hoje. Não foi a nossa biologia que mudou, e sim o nosso ambiente (...) Como o meio mudou, e no ambiente atual a comida está prontamente disponível, e como a tecnologia reduziu a necessidade de atividade física, menos pessoas conseguem resistir à pressão do ambiente em direção à obesidade.*

O dr. Hill estava falando em uma conferência que enfatizava os efeitos do ambiente físico (as cidades, os lares e os locais de trabalho) em nosso peso. Esta é uma nova área de estudos que poderia provocar importantes mudanças no mundo que nos cerca. Algumas das mudanças nas políticas de planejamento político, econômico e urbano seriam controvertidas, mas certamente merecem ser consideradas.

O ambiente físico

Você mora no subúrbio e vai de carro para o trabalho? Embora isso seja o que milhões de americanos fazem, grande parte do mundo industrializado não faz o mesmo. Na Europa, é comum ir a pé para o trabalho ou usar o transporte público, mas caminhando, do início ao fim da jornada. Nossos avós faziam o mesmo, desde que não vivessem e trabalhassem em uma fazenda. Embora isso possa parecer trivial, recente levantamento realizado com 10.500 residentes de Atlanta descobriu que, para cada meia hora adicional passada no percurso de carro de ida e de volta do trabalho, ocorria um aumento de três por cento na probabilidade de a pessoa ser obesa. As pessoas que moram a menos de 800m do local onde fazem compras são propensas a caminhar e apresentam uma probabilidade sete por cento menor de ser obesas. As casas no subúrbio, com gramado e garagens para três carros, ligadas aos estabelecimentos comerciais, à escola e ao trabalho por sistemas rodoviários e estacionamentos cada vez maiores, podem ser prejudiciais à saúde. Essas constatações, se confirmadas por pesquisas futuras, possuem implicações de longo alcance na maneira como projetamos nossas cidades. Se os futuros urbanistas levarem em conta as conseqüências para a saúde ao projetarem novos complexos, é provável que as habitações, os pontos de compra e os locais de trabalho estejam agrupados de uma forma que encorajem o deslocamento a pé e desestimulem o uso do carro. O complexo Stapleton em Denver é uma comunidade residencial e comercial projetada para estimular as pessoas a andarem a pé. O Transit Village no distrito no Oakland's Fruitvale representa a tentativa de revitalização de uma área decadente por meio da construção de unidades residenciais e comerciais perto da estação BART (metrô), para que os residentes possam caminhar e usar o transporte público, em vez de dirigir.

O relacionamento entre o hábito de andar de carro e a obesidade foi reconhecido em um recente editorial do *The New York Times* que critica um projeto de lei sobre transportes. O editorial enfatiza que "(...) em uma época na qual a nação se preocupa obsessivamente com a obesidade, o projeto de lei parece fazer o que estiver a seu alcance para garantir que os americanos continuem a ficar sentados no carro o maior tempo possível" e sugere que os 300 bilhões de dólares destinados à construção de estradas sejam redirecionados para a criação de pistas para pedestres e bicicletas.

O ambiente da mídia

Examinei no Capítulo 11 as formas como os pais poderiam "vacinar" os filhos para minimizar os efeitos da propaganda nos hábitos alimentares deles. Em anos mais recentes, tem havido tentativas de legalizar restrições à propaganda de alimentos dirigida às crianças para que a vacinação dos pais fosse menos necessária. O senador Tom Harkin, de Iowa, por exemplo, apresentou um projeto de lei em 2004 que permitiria à Federal Trade Commission restringir os anúncios dirigidos às crianças, e o National Advertising Review Council publicou um documento promovendo a propaganda responsável de alimentos para as crianças. Embora a lei não tenha sido aprovada e o documento de análise da propaganda tenha sido apenas orientador, são indicações de uma crescente conscientização do problema. Uma pesquisa de opinião da Roper descobriu que 85 por cento dos adultos consultados acreditavam que os programas de televisão para crianças não deveriam conter anúncios, de modo que parece que os membros do Legislativo estão sendo desnecessariamente tímidos na hora de enfrentar as indústrias de alimentos e da propaganda.

Uma alternativa para a proibição dos anúncios de alimentos direcionados para as crianças seria exigir um período igual para promover uma alimentação saudável. Essa abordagem foi adotada no caso da propaganda de cigarros na qual a Fairness Doctrine [Doutrina da Justiça], que exigia tempo igual para mensagens antitabagistas, levou as companhias de cigarro a abandonarem voluntariamente a propaganda na televisão. Para cada anúncio de Ronald McDonald, poderia haver um super-herói que extrai sua força das frutas, legumes e verduras. Talvez esteja na hora de criar uma versão atualizada do Popeye e de sua lata de espinafre, ou uma versão americana de Food Dudes.

O ambiente da mídia também inclui a glorificação do corpo alto e magro, o que contribui para uma desenfreada insatisfação com o corpo, especialmente entre as meninas e as mulheres. Encorajar a alimentação saudável e os hábitos ativos não requer a idealização da magreza. Poderia haver anúncios do serviço público dirigidos aos pais que chamassem a atenção para os perigos da obesidade infantil, que oferecessem sugestões para evitar o ganho de peso excessivo e que, ao mesmo tempo, reconhecessem e valorizassem a diversidade das formas saudáveis do corpo. É importante que as mensagens dos órgãos de saúde pública tenham o cuidado de não aumentar a estigmatização que as crianças obesas já vivenciam.

O ambiente legal e político

A legislação, a regulamentação, a educação pública e a taxação são ferramentas que têm sido usadas para diminuir os riscos para a saúde. Quem consideraria ofensivos os freqüentes lembretes para que as pessoas afivelem os cintos de segurança ou se queixaria de que as leis que obrigam o uso do cinto são uma invasão da liberdade pessoal? Vários decretos federais e estaduais têm sido regulamentados para reduzir os riscos para a saúde. Além dos cintos de segurança, as campanhas de saúde pública rotineiramente recomendam que nos vacinemos contra a gripe no inverno, os rótulos das bebidas alcoólicas contenham avisos de que o álcool prejudica a habilidade de dirigir e pode ocasionar problemas de saúde e as companhias de cigarro sejam obrigadas a incluir uma advertência do Surgeon General em toda a sua propaganda impressa.

Iniciativas semelhantes poderiam ser usadas para promover a inteligência corporal. O rótulo de informação nutricional atualmente exigido nos alimentos embalados é um bom começo, mas poderia ser aprimorado. O tamanho da porção é caracteristicamente descrito em gramas ou xícaras. O acréscimo de uma descrição mais visual, como "mais ou menos do tamanho de seu punho" (ou bola de tênis, ou baralho) ajudaria os consumidores a ajustarem o tamanho da porção. Um aviso a respeito dos riscos para a saúde como "O consumo excessivo deste alimento poderia contribuir para a obesidade infantil, o diabetes e outras doenças" poderia ser destacado de forma bem visível nos alimentos altamente calóricos, junto à informação nutricional.

Existem algumas indicações preliminares de que a preocupação com a epidemia de obesidade, aliada aos constantes desafios legais à indústria do cigarro, talvez esteja exercendo um impacto nas indústrias de alimentos. O McDonald's anunciou em 2004 que pretendia eliminar aos poucos o tamanho gigante da batata frita e das bebidas. (Embora o número de franquias que seguirão a determinação da administração central não esteja claro.) Vários fabricantes de tira-gostos eliminaram a gordura saturada e a gordura trans da batata frita. A Kraft Foods planeja reduzir o conteúdo de gordura e de açúcar de alguns dos seus produtos, mas as mudanças previstas serão provavelmente mínimas. Um porta-voz da Kraft declarou o seguinte: "Não vamos fazer nada radical (...) Não queremos prejudicar o sabor que as pessoas aprenderam a apreciar", de modo que é cedo demais para avaliar a sinceridade da iniciativa.

As regulamentações legais e a ameaça de ações judiciais não são as únicas ferramentas de política disponíveis. Os impostos são rotineiramente utilizados para desestimular a bebida e o cigarro. Uma pesquisa constatou que um aumento de dez por cento no preço do cigarro reduziu o fumo dos adultos de três a cinco por cento e teve um impacto ainda maior nos adolescentes. O dr. Kelly Brownell propôs em 1994, em uma coluna do *The New York Times*, aplicar uma sobretaxa aos alimentos ricos em gordura e com baixo valor nutritivo:

> *Os alimentos gordurosos seriam avaliados em função do seu valor nutritivo por caloria ou grama de gordura; os menos saudáveis seriam os mais taxados. O consumo de alimentos ricos em gordura cairia, e a receita bruta poderia ser usada em áreas públicas destinadas ao exercício, como pistas para bicicletas e para corridas, ou para a educação nutricional nas escolas.*

Taxar os alimentos ricos em gordura também ajudaria a reduzir o diferencial de custo com relação aos alimentos saudáveis. O jornal de domingo está repleto de cupons de desconto que podem ser usados em biscoitos e outros tira-gostos, mas você já viu um cupom oferecendo um desconto de 25 centavos em um pacote de cenouras? Na próxima vez que você for ao supermercado, percorra o corredor hortifruti e conte o número de ofertas do tipo "dois pelo preço de um" ou "compre três e leve um de graça". A seguir, caminhe pelo corredor dos tira-gostos e compare com a contagem feita no corredor anterior. Embora o preço das frutas, legumes e verduras decline durante a estação da colheita, raramente encontramos o tipo de promoções que tornam os tira-gostos comparativamente baratos.

Embora o aumento de impostos seja sempre impopular e possa prejudicar os políticos que apresentam as propostas, se as taxas atingirem apenas os alimentos desprovidos de valor nutritivo destinado a atrair as crianças, o conceito talvez se torne mais aceitável. É pouco provável que muitos adultos sentissem falta de flocos de cereais açucarados ou achassem que seus filhos estariam sendo prejudicados se comessem no lugar deles flocos de cereais mais saudáveis, com menos teor de gordura e açúcar. Tendo em vista o expressivo aumento do número de crianças obesas e do diabetes infantil na última década, talvez esteja na hora de levarmos em consideração a proposta do dr. Brownell.

Um método menos direto de controlar a epidemia de obesidade foi proposto por Michael Pollan, professor da Universidade da Califórnia, Berkeley. Ele enfatiza que quando a comida é barata, as pessoas comem uma quantidade maior dela. Desde o início da década de 1970, programas federais de subsídio à agricultura que custaram 19 bilhões de dólares por ano estimularam os agricultores a produzirem mais grãos. A coisa mais simples a ser feita com o excesso é processá-lo em formas mais compactas como adoçantes e alimentos para animais à base de milho. Posteriormente, a carne dos animais alimentados com esses alimentos é vendida sob a forma de hambúrgueres de 99 centavos. Pollan afirma que, os produtos primários sendo baratos, os produtores de alimentos reduziriam seus lucros se passassem adiante o que economizam diminuindo o preço dos produtos. Em vez disso, custa muito pouco a eles aumentar o tamanho da porção enquanto mantêm o preço e os lucros. O atual excesso de produção de grãos acaba representando 500 calorias adicionais por dia para cada americano. Pollan apregoa que se o governo parasse de subsidiar a produção de grãos, o excesso diminuiria. Com um excedente menor, haveria menos "pechinchas" de alimentos altamente calóricos.

O que você pode fazer

Embora a mudança legal e política geralmente exija um maior número de pessoas ou um significativo financiamento das operações organizadas de *lobbying*, existem casos de uma única pessoa, ou um pequeno grupo, ter efetivado uma mudança. Carole Carson, por exemplo, conseguiu reduzir seu peso de 83 para 55kg e descreveu seu progresso no jornal de sua localidade. Ela desafiou os 13 mil habitantes de sua cidade a participarem de um programa de condicionamento físico de oito semanas que se chamava Nevada County Meltdown Challenge. Estabelecimentos comerciais decidiram participar; academias de ginástica ofereceram dois meses de freqüência gratuita; restaurantes ofereceram cardápios Meltdown; e *spas* ofereceram tratamentos gratuitos como recompensa para uma perda de peso significativa. Os participantes foram organizados em grupos de cinco para oferecer apoio mútuo. No final de oito semanas, 1.061 pessoas tinham perdido cerca de quatro toneladas de peso.

Dois estudantes universitários de um bairro de Oakland, Califórnia, estão tentando aprimorar a nutrição da comunidade. De acordo com um dos alunos, Tony Douangviseth, "A *causa mortis* número 1 em Oakland não é o homicídio e sim a doença do coração (...) se você mora a cinco minutos de distância de um estabelecimento que vende *fast-food* e a 20 minutos de uma mercearia (...) Sabemos que podemos nos alimentar realmente muito mal. Como podemos ajudar a comunidade a comer melhor?" Ele e seu colega, Ed James, estão tentando oferecer uma alternativa mais saudável para a *fast-food*. Receberam um financiamento do County Public Health Department para contratar quatro alunos do ensino médio para vender refeições de sanduíches de frango com salada verde, salada de frutas e limonada preparada na hora em um mercado da vizinhança, e têm planos para expandir o programa para seis centros de recreação.

Quer seja falando com a associação de pais e professores, conversando com o diretor da escola, organizando um transporte a pé para a escola, fazendo *lobby* para um programa de condicionamento físico no trabalho ou escrevendo cartas para os vereadores e deputados, criar uma comunidade que promova a inteligência corporal vai exigir importante inversão de tendências pouco saudáveis que se desenvolveram nos últimos 50 anos. A saudade dos "bons dias de outrora" não vai conseguir muita coisa. Muito poucas pessoas estariam dispostas a abrir mão dos dispositivos automáticos de abrir a porta da garagem, do controle remoto da televisão ou da conveniência de pegar uma refeição *fast-food* na *drive-up window* de um restaurante quando temos que trabalhar até mais tarde. Em vez disso, será preciso descobrir novas maneiras de criar um ambiente que aumente a probabilidade de que iremos comer uma quantidade razoável de alimentos saudáveis e aumentar a atividade física na rotina do dia-a-dia. A cultura mudou para desestimular o fumo. As mudanças para aumentar a inteligência corporal podem ser mais complexas, mas as terríveis conseqüências de não fazer nada tornam nossa tentativa fundamental.

CAPÍTULO 13

APRIMORAR A INTELIGÊNCIA CORPORAL

A inteligência corporal pode ser complicada. É muito mais simples pensar sobre o controle de peso em função de uma dieta, ou seja, basta eliminar os carboidratos (ou a gordura) da alimentação para perder peso, ficar satisfeito e ser feliz e saudável. Contrastando com essa visão irrealista e excessivamente simplista, o processo de aumentar a inteligência corporal é mais intricado. Você precisa conhecer seus padrões específicos de pensamento e comportamento para sua alimentação, sua inteligência corporal e sua atividade física.

- Quando você conseguir identificar se está comendo motivado por estímulos externos, estimulação emocional, fome física ou prazer, poderá tomar decisões deliberadas e assumir o controle.
- Quando puder avaliar seu corpo de modo realista, levando em consideração sua constituição genética, as experiências da sua infância e adolescência e as concepções culturais de beleza preponderantes, você será capaz de definir metas realistas para perda de peso e evitar o desânimo que interfere no controle permanente do peso.
- Quando você identificar as origens do seu mal-estar com relação ao exercício, será capaz de encontrar atividades agradáveis que se encaixem em sua rotina e façam você se sentir bem a respeito de usar o corpo.

Apesar de mais complexo, pensar em função da inteligência corporal, em vez da dieta, transmite uma sensação de liberdade. Seu peso não é função do fato de você ter seguido "bem" ou "mal" sua dieta, sendo, ao contrário, determinado pela interação de sua constituição genética, do ambiente externo e de sua inteligência corporal. A partir do aumento da inteligência corporal, você reconhece os limites genéticos que afetam sua perda de peso e a forma do seu corpo. Suas metas serão realistas, possibilitando que você perca peso, melhore sua saúde e sinta-se melhor com relação a seu corpo mesmo que ele não corresponda ao físico ideal atual. Com a inteligência corporal você tem consciência das influências do ambiente, tanto no nível social quanto da rotina do dia-a-dia, de modo que você pode minimizar tanto a alimentação motivada por sinais externos quanto a emocional, ao mesmo tempo que evita a fome e se permite desfrutar o prazer que a comida pode proporcionar.

Planejamento e persistência em favor da inteligência corporal

Embora não exista um índice único de inteligência corporal semelhante a um índice de QI, depois de completar os questionários e exercícios deste livro você deverá ter uma boa idéia de seus pontos fortes e das áreas que ainda precisam ser trabalhadas. Se você é como a maioria das pessoas frustradas que fazem dieta, teve repetidas experiências frustradas quando tentou limitar a ingestão de alimentos, mas fez apenas poucas tentativas de aumentar a atividade física e não tentou melhorar a sua imagem corporal. Independentemente de suas experiências passadas, reconheça que a perda de peso permanente raramente é descomplicada. A mudança é um processo lento que pode ter muitos reveses. Inevitavelmente, surgem aborrecimentos, reversões, desânimo e retrocessos, mas as pessoas bem-sucedidas na perda de peso se caracterizam pela persistência. O que fazer para persistir, ao invés de desistir, quando estiver desanimado?

Examine os métodos utilizados por duas pessoas que conseguiram manter, com sucesso, a perda de peso. O dr. Richard Wurtman dirige o Clinical Research Center do M.I.T. Embora ele seja especialista em dietas e nutrição, e há anos esteja em excelente forma, ainda se descreve como uma “pessoa gorda no corpo de uma pessoa magra”. Ele atribui seu sucesso na conservação do peso aos exercícios aeróbicos diários e ao fato de contar mentalmente as calorias que consome por dia. Mary Litman é igualmente bem-sucedida na conservação da perda de peso. Quando um colega levou para o escritório um delicioso *cannoli* feito em casa, ela não quis sentir que estava se privando de alguma coisa, de modo que disse aos seus botões: "Vou comer", e foi o que ela fez. Mas ela fez um acordo consigo mesma de que iria a pé para casa naquele dia e comeria salada no jantar. Ela gosta de menta com cobertura de chocolate, mas em vez de comprar uma pastilha de menta tamanho gigante, ela compra uma caixa de minimentas e come algumas quando deseja algo especial. O dr. Wurtman e a sra. Litman mostram o que é a inteligência corporal. Em vez de perder peso e depois interromper a dieta, eles desenvolveram novos hábitos e estratégias para manter o comportamento mais saudável. O seu comportamento para manter o peso pode ser diferente, mas a persistência e o planejamento necessários serão os mesmos.

Lembre-se de que você leu no Capítulo 6 que o estágio de ação da mudança é o que requer mais esforço. No estágio de manutenção, você precisa fazer menos experiências com novos comportamentos alimentares e de exercícios. Você já terá desenvolvido novos hábitos que parecem mais naturais; no entanto, ainda é preciso permanecer vigilante para garantir que não voltará para o estágio da contemplação ou da preparação. Um pesquisa realizada com 714 pessoas que tinham perdido em média quase 30kg, perda essa que se manteve durante mais de cinco anos, indica que os primeiros anos são os mais difíceis. Se você conseguir manter o novo peso durante alguns anos, é mais provável que a perda se torne permanente.

Quando você entrar no estágio da manutenção, pode esperar deslizes ou interrupções; ninguém faz tudo com perfeição. O lapso é um episódio temporário no qual você abandona os novos hábitos alimentares e de exercício. Você pode se recuperar de um breve lapso e reiniciar seu progresso. Já uma recaída, ao contrário, não é temporária. Você desiste e volta ao estágio da contemplação. Felizmente, muitos de seus possíveis lapsos são previsíveis, de modo que você pode elaborar planos para eventualidades para garantir que o lapso não irá se transformar em uma recaída. Alguns dos lapsos mais comuns são comentados nas seções que se seguem.

O lapso da época das festas

Nos Estados Unidos, entre o Dia de Ação de Graças, o Natal, o Ano-novo e o fim de semana do Super Bowl, acontecem várias celebrações que giram em torno da comida. Existe, com freqüência, a expectativa de que para participar plenamente é preciso comer demais. Além disso, o número de sinais externos aumenta na época das festas. Além de nos oferecerem guloseimas e repetições nessa época, a comida aparece nos locais menos prováveis. Lembro-me de ter ido a um chaveiro em um certo dia de dezembro para fazer a cópia de uma chave. Sobre o balcão, debaixo de uma pequena árvore de Natal, havia um prato com *brownies*. Embora eu não estivesse planejando comer um *brownie* naquela manhã, fiz um acordo comigo mesmo. Eu caminharia dez minutos adicionais na esteira e me absteria de comer sobremesa mais tarde naquele dia para poder responder àquele poderoso sinal.

Quando combinamos o excesso de comida na época das festas com a temperatura do inverno que dificulta o exercício ao ar livre, é fácil recuar a antigos padrões. Para minimizar o ganho de peso na época das festas, tome a decisão de voltar temporariamente a monitorar a si mesmo. Uma pesquisa demonstrou que o auto-acompanhamento sistemático na época das festas estava associado à manutenção do peso, ao passo que pessoas que participavam de um programa de perda de peso mas que não se monitoravam sistematicamente ganharam peso.

O lapso das férias

Existem pelo menos três perigos quando você sai de férias. Em primeiro lugar, quando você está longe de casa tem menos controle do ambiente alimentar, já que fará muitas refeições em restaurantes. Segundo, muitos pacotes de férias, inclusive os cruzeiros e os *resorts* com tudo incluído, enfatizam uma grande variedade de alimentos altamente calóricos como parte da experiência. E, terceiro: as férias interferem nos hábitos alimentares e nas atividades que você estabeleceu em casa. Para reduzir esses perigos, discuta com seu companheiro de viagem, antes de partirem, como você minimizará a alimentação desnecessária. Você pode decidir, por exemplo, tomar o substancial café-da-manhã incluído no hotel em que vai se hospedar mas compensar fazendo uma refeição leve no almoço. Além disso, planeje o que fará quando voltar para casa para evitar que qualquer lapso se transforme em total recaída. Por exemplo, se você faz ginástica em uma academia ou participa de um programa de exercícios, poderia pagar antecipadamente a mensalidade antes de sair de férias para garantir que reiniciará os exercícios assim que voltar.

O lapso da mudança de vida

Se você se mudar, trocar de emprego ou simplesmente ficar doente, sua rotina normal será perturbada. Qualquer uma dessas mudanças pode desviar sua atenção e energia de seus novos padrões de alimentação e exercícios. Se você trocar de emprego, por exemplo, seu novo trajeto talvez o faça passar por uma padaria particularmente tentadora. Se você se mudar para outra cidade, poderá achar que outras responsabilidades são mais urgentes do que encontrar uma nova academia ou um novo parceiro para as caminhadas. O tempo passa enquanto você está concentrado em outras prioridades, e seus hábitos saudáveis de alimentação e exercícios são esquecidos. Em vez de permitir que as mudanças em sua vida debilitem sua inteligência corporal, pense um pouco nos efeitos dessas mudanças e a seguir planeje à frente. Antes de se mudar, visite várias academias de ginástica em seu novo bairro, matricule-se em um período de experiência e comece a freqüentar a que você escolheu poucas semanas depois de chegar.

Você não pode partir do princípio que irá automaticamente retomar os antigos hábitos de alimentação e exercícios depois que sua vida tiver sido perturbada. Em vez disso, reconheça o possível lapso e elabore um plano para recomeçar onde você parou assim que sua vida se acomodar um pouco mais.

O lapso do transtorno emocional

O Capítulo 4 descreveu o papel da alimentação emocional no ganho de peso. Além do ganho de peso, comer como reação a um estímulo emocional pode desencadear um lapso que, caso não seja revertido, pode se tornar uma recaída. Uma pesquisa realizada com participantes de um programa hospitalar de perda de peso constatou que quando as pessoas que tiveram sucesso na perda de peso desistiam e recuperavam o peso perdido, metade das vezes o responsável era um transtorno emocional. Para evitar cair nessa armadilha, reveja os métodos apresentados no Capítulo 4. Identifique o tipo de emoção que você está vivenciando, examine o pensamento subjacente para corrigir quaisquer suposições irracionais e utilize técnicas como o relaxamento e o exercício para atravessar os tempos difíceis. Se você ainda estiver tendo dificuldades, pense em obter alguma orientação psicológica que possa ajudá-lo a superar a confusão emocional antes que o lapso se transforme em recaída.

O lapso do patamar

Uma das experiências mais frustrantes para as pessoas que fazem dieta ocorre quando elas atingem um patamar. Se você já passou por esse tipo de experiência, sabe como é desanimador estar restringindo a alimentação, sentindo uma privação porque está com fome, deixando de comer seus alimentos prediletos e, ainda assim, apesar de todo esse esforço, o ponteiro da balança se recusar a se mexer. A reação típica é desistir. Se a dieta não está produzindo resultados, por que se dar ao trabalho?

Com a inteligência corporal você não permitirá que um patamar anule seu progresso. Pressupondo que você não começou tomando nenhum medicamento que tenha o aumento de peso como um efeito colateral, examine suas concepções a respeito do patamar. Você não precisa ficar desanimado, pois o patamar pode apresentar vantagens. Lembre-se de que você leu no Capítulo 7 que as pessoas obesas tendem a superestimar o tamanho do corpo delas. Depois de perder peso, você ainda poderá achar que é mais gordo do que realmente é. Um período estável de peso reduzido lhe proporcionará a oportunidade de ajustar sua imagem corporal para que ela reflita com mais precisão seu verdadeiro tamanho. Analogamente, se a família e os amigos estão acostumados a tratá-lo como uma pessoa gorda, poderá levar algum tempo para que eles mudem a maneira como pensam e reconheçam que o seu peso não o limita da maneira como fazia antes. Um patamar poderá ajudá-lo a se acostumar com o seu corpo mais magro.

O mais importante é a maneira pela qual você considera um patamar. Como você não tem feito dieta e tem se permitido sentir prazer na comida, não deveria sentir nenhuma privação. À medida que você prosseguir no Estágio de Manutenção, o novo comportamento alimentar se tornará mais natural e exigirá menos esforço. Com uma imagem corporal saudável e realista, a necessidade de alcançar um peso ideal arbitrário diminui. Se você passar algum tempo em um peso estável menor, mas que ainda não é o ideal, não se sentirá tão mal quanto se sentia antes quando atingia um patamar.

O plano de prevenção da recaída

Se você estiver passando por um momento difícil e se sentindo estressado ou deprimido, ou mesmo quando apenas se der conta de que está no meio das férias e engordou alguns quilos, será difícil parar o que estiver fazendo e se concentrar em recuperar o controle sobre sua alimentação e exercícios. Sem um planejamento prévio é mais provável que seu lapso se torne uma recaída. Em vez disso, reconheça que quase todo mundo que passa pelo estágio da mudança sofrerá alguns retrocessos, mas com expectativas realistas e um pouco de planejamento os lapsos inevitáveis não precisam abalar seus esforços. O momento de planejar é agora, quando você não está de férias nem no meio de um período especialmente estressante. Comece tentando antever circunstâncias que causariam um lapso. Reveja os cinco tipos comuns de lapso descritos e pense em suas tentativas anteriores para perder peso. O que fez você ficar desanimado e desistir? Olhando à frente, o que poderia interromper as mudanças que você vem fazendo? Anote em seu caderno várias situações que poderiam desencadear um lapso.

No caso da maioria dos lapsos, a estratégia mais eficaz é voltar a monitorar sua alimentação e suas atividades. Por meio de uma monitoração adequada, sua atenção será dirigida para as situações específicas que você negligenciou. A dificuldade é que durante um lapso você provavelmente não sentirá vontade de fazer o esforço de monitorar sua alimentação e suas atividades. É importante planejar agora para ter um mecanismo de respaldo preparado que o ajudará a fazer o auto-acompanhamento. Você poderia, por exemplo, afixar um aviso no armário dos remédios ou perto da balança indicando o peso-limite que o fará retomar o auto-acompanhamento, e ter os formulários prontos no armário para que não haja demora caso você atinja o peso-limite. Se você precisar de mais estrutura, poderia informar a um amigo ou cônjuge que costume lhe dar apoio o peso que desencadeará o auto-acompanhamento e pedir a ele para lembrá-lo se você atingir esse peso. Levando em conta suas experiências passadas com os lapsos, qual seria a melhor estratégia para minimizar o impacto de um futuro lapso? Procure pensar em um plano específico e descreva-o em seu caderno.

A inteligência corporal para a vida

No caso da inteligência acadêmica, sua herança genética define os limites do seu funcionamento intelectual. Dentro desses limites, seus pais, suas experiências escolares e o restante de seu ambiente determinarão o quanto seu potencial intelectual está realizado. A inteligência corporal funciona do mesmo jeito. Os seus genes definem os limites do seu peso. Seu ambiente, hábitos e padrões de pensamento determinam o peso que você manterá dentro desses limites.

No caso da inteligência acadêmica, você está sempre aprendendo mesmo quando não está na escola. Às vezes, o aprendizado é fácil, como quando um fã de beisebol decora a média de rebatidas dos jogadores do seu time predileto. Em outras ocasiões, como quando você está tentando entender um novo programa de computador, o aprendizado requer mais concentração, mas é pouco provável que você decidisse estudar o dia inteiro, todos os dias, para poder se tornar o próximo Bill Gates. A inteligência corporal funciona da mesma maneira. Às vezes, a boa alimentação e os hábitos de exercício tornam-se naturais, mas em outros momentos eles exigem um esforço mais deliberado. Esse esforço é diferente de "fazer dieta", que requer restrições rígidas da alimentação o dia inteiro, todos os dias, para que você possa tentar neutralizar seus limites de peso genéticos.

Se você seguiu as diretrizes apresentadas neste livro, está bem adiantado no caminho para aumentar sua inteligência corporal. À medida que continuar, atingirá um peso saudável que lhe permitirá ter uma boa aparência e se sentir melhor sem o esforço da dieta. Você superará as barreiras que causaram tanta frustração no passado e será capaz de manter permanentemente o novo peso. A persistência e o planejamento serão necessários, mas sua saúde e seu bem-estar valem o esforço.

REFERÊNCIAS BIBLIOGRÁFICAS

Capítulo 1

ANGIER, N. "Researchers link obesity in humans to flaw in gene". *The New York Times,* 1º de dezembro de 1994. pp. A-1, A-13.

ARONE, L. J. "Current pharmacological treatments for obesity". In: C. G. Fairburn e K. D. Brownell (eds.). *Eating disorders and obesity: A comprehensive handbook.* 2ª ed. Nova York: Guilford, 2002. pp. 16-21.

BARINAGA, M. "'Obese' protein slims mice". *Science,* 1995. n. 269, pp. 475-76.

BENNET, W. e Gurin, J. *The dieter's dilemma: Eating less and weighing more.* Nova York: Basic Books, 1982.

BOUCHARD, C. "Genetic influences on body weight". In: C. G. Fairburn e K. D. Brownell (eds.). *Eating disorders and obesity: A comprehensive handbook.* 2ª ed. Nova York: Guilford, 2002. pp. 16-21.

BRAY, G. A. *Contemporary diagnosis and management of obesity.* Newtown, PA: Handbooks in Healthcare, 1998.

BROWNELL, K. D. e Horgen, K. B. *Food fight: The inside story of the food industry, America's obesity crisis, and what we can do about it.* Chicago: Contemporary Books, 2004.

BROWNELL, K. D. e Wadden, T. A. "The heterogeneity of obesity: Fitting treatments to individuals". *Behavior Therapy,* 1991. n. 22, pp. 153-57.

FIELD, A. E., Barnoya, J. e Colditz, G. A. "Epidemiology and health and economic consequences of obesity". In: T. A. Wadden e A. J. Stunkard (eds.). *Handbook of obesity treatment.* Nova York: Guilford, 2002. pp. 3-18.

FLEGAL, K. M., CARROLL, M. D., OGDEN, C. L., e JOHNSON, C. L. "Prevalence and trends in obesity among U.S. adults". *Journal of the American Medical Association,* 1999-2000. n. 288, pp. 1723-27.

FREUDENHEIM, M. "Hospitals pressured by soaring demand for obesity surgery". *The New York Times,* 29 de agosto de 2003. p. A-1.

GOLEMAN, D. *Inteligência emocional: a teoria revolucionária que redefine o que é ser inteligente.* Rio de Janeiro: Objetiva, 1996.

GORMAN, B. S. e ALLISON, D. B. "Measures of restrained eating". In: D. B. Allison (ed.). *Handbook of assessment methods for eating behavior and weight related problems: Measures, theory, and research.* Thousand Oaks, CA: Sage, 1995. pp. 149-84.

GRADY, D. "Hormone linked to appetite, weight control". *The New York Times.* www.nytimes.com. Consultado em 28 de maio de 2002.

GRADY, D. "Hormone that causes full feeling is found". *The New York Times.* www.nytimes.com. Consultado em 8 de agosto de 2002.

GRADY, D. "Nasal spray's use to curb hunger is found safe in small test".*The New York Times.* www.nytimes.com. Consultado em 12 de novembro de 2003.

GRADY, D. "Operation for obesity leaves some in misery". *The New York Times.* www.nytimes.com. Consultado em 4 de maio de 2004.

GROLLMAN, A. P. "Regulation of dietary drugs is long overdue". *The New York Times.* www.nytimes.com. Consultado em 23 de fevereiro de 2003.

HELLMICH, N. "For Raechel, 'it's horrible to be heavy'". *USA Today,* 14 de agosto de 2003. p. A-2.

HERMAN, C. P. e POLIVY, J. "Restrained eating". In: A. J. Stunkard (ed.). *Obesity.* Filadélfia: Saunders, 1980. pp. 208-25.

HEYMSFIELD, S. B. *et al.* "Recombinant leptin for weight loss in obese and lean adults: a randomized, controlled-dose escalation trial". *Journal of the American Medical Association,* 1999. n. 282, pp. 1568-75.

INSTITUTE of Medicine. *Weighing the options: Criteria for evaluating weight-management programs.* Washington, D.C.: National Academy Press, 1995. p. 53.

KAHN, H.S. e VALDEX, R. "Metabolic risks identified by the combination of enlarged waist and elevated triacylglycerol concentration". *American Journal of Clinical Nutrition,* 2003. n. 78, pp. 928-34.

KATZ, D. L. "The scarlet burger". *The Wall Street Journal*, 19 de novembro de 2003. p. A-20.

PERUSSE, L., CHAGNON, Y. C., WEISNAGEL, S. J., RANKINEN, T., SNYDER, E., SANDS, J. e BOUCHARD, C. "The human obesity gene map: The 2000 update". *Obesity Research*, 2001. n. 9, pp. 135-69.

POLIVY, J. e HERNAN, C. P. "Experimental studies of dieting".In: C. G. Fairburn e K. D. Brownell (eds.). *Eating disorders and obesity: A comprehensive handbook.* 2ª ed. Nova York: Guilford, 2002. pp. 84-87.

PRICE, R. A. "Genetics and common obesities: Background, current status, strategies and future prospects". In: T. A. Wadden e J. Stunkard, (eds.). *Handbook of obesity treatment.* Nova York: Guilford, 2002. pp. 73-94.

SCHMID, R. E. "Pets putting on weight, study says". *San Francisco Chronicle*, 9 de setembro de 2003. p. A-2.

SERDULA, M. K., MOKDAD, A. H., WILLIAMSON, D. F., GALUSKA, D. A., MENDLEIN, J. M. e HEATH, G. W. "Prevalence of attempting weight loss e strategies for controlling weight". *Journal of the American Medical Association*, 1999). n. 282, pp. 1353-58.

STURM, R. "Increases in clinically severe obesity in the United States, 1986-2000". *Archives of Internal Medicine*, 2003. n. 163, pp. 2146-48.

"THE truth about dieting". *Consumer Reports*, junho de 2002, pp. 26-31.

URBSZAT, D., HERMAN, C. P. e POLIVY, J. "Eat, drink, and be merry, for tomorrow we diet: Effects of anticipated deprivation on food intake in restrained and unrestrained eaters". *Journal of Abnormal Psychology*, 2002. n. 111, pp. 396-401.

WADDEN, G. A. e FOSTER, G. D. "Behavioral assessment and treatment of markedly obese patients". In: T. A. Wadden e T. B. VanItallie (eds.). *Treatment of the seriously obese patient.* Nova York: Guilford, 1992. pp. 290-330.

Capítulo 2

ATTIE, I. e BROOKS-GUNN, J. "The development of eating problems in adolescent girls: A longitudinal study". *Developmental Psychology*, 1989. n. 25, pp. 70-79.

BARBOZA, D. "If you pitch it, they will eat". *The New York Times.* www.nytimes.com. Consultado em 3 de agosto de 2003.

BERKOWITZ, R. I. e STUNKARD, A. J. "Development of childhood obesity". In: T. A. Wadden e A. J. Stunkard (eds.). *Handbook of obesity treatment*. Nova York: Guilford, 2002. pp. 515-31.

BIRCH, L. L. "Acquisition of food preferences and eating patterns en children". In: C. G. Fairburn e K. D. Brownell (eds.). *Eating disorders and obesity: A comprehensive handbook*. 2ª ed. Nova York: Guilford, 2002. pp. 75-79.

BIRCH, L. L. e FISHER, J. O. "Development of eating behavior among children and adolescents". *Pediatrics*, 1998. n.101 (Supl.), pp. 539-49.

BIRCH, L. L. e FISHER, J. O. "'Mothers' child-feeding practices influence daughter's eating and weight". *American Journal of Clinical Nutrition*, 2000. n. 71, pp. 1054-61.

BOWMAN, S. A., GORTMAKER, S. L., EBBELING, C. B., PEREIRA, M. A. e LUDWIG, D. S. "Effects of fast-food consumption on energia intake and diet quality among children in a national household survey". *Pediatrics*, 2004. n. 113, pp. 112-18.

BROWNELL, K. D. e HORGEN, K. B. *Food fight: The inside story of the food industry, America's obesity crisis, and what we can do about it.* Chicago: Contemporary Books, 2004.

BRUCH, H. *Eating disorders: Obesity, anorexia nervosa, and the person within*. Nova York: Basic Books, 1973.

BYELY, L., ARCHIBALD, A. B., GRABER, J. e BROOKS-GUNN, J. "A prospective study of familial and social influences on girls' body image and dieting". *International Journal of Eating Disorders*, 2000. n. 26, pp. 156-64.

FISHER, J. O. e BIRCH, L. L. "Early experience with food and eating: Implications for the development of eating disorders". In: J. K. Thompson e L. Smolak (eds.). *Body image, eating disorders, and obesity in youth: Assessment, prevention, and treatment*. Washington, D.C.: American Psychological Association, 2001. pp. 23-39.

FOMON, S. J., FILER, L. J., THOMAS, L. N., ANDERSON, T. A. e NELSON, S. "Influence of formula concentration on caloric intake and growth of normal infants". *Acta Pediatrca Scandinavica*, 1975. n. 64, pp. 172-81.

GRABER, J. A., ARCHIBALD, A. B. e BROOKS-GUNN, J. "The role of parents in the emergence, maintenance, and prevention of eating problems and disorders". In: N. Piran, M. P. Levine e C. Steiner-Adair (eds.). *Preventing eating disorders: A handbook of interventionis and special challenges*. Filadélfia: Brunner/Mazel, 1999. pp. 44-62.

JOHNSON, S. L. e BIRCH, L. L. "'Parents' and children's adiposity and eating style". *Pediatrics*, 1994. n. 94, pp. 653-61.

LAWRENCE, C. e THELEN, M. "Body image, dieting, and self-concept: Their relation in African-American and Caucasian children". *Journal of Clinical Child Psychology*, 1995. n. 24, pp. 41-48.

MELLIN, L., IRVIN, C. e SCULLY, S. "Prevalence of disordered eating in girls: A survey of middle-class children". *Journal of the American Dietetic Association*, 1992. n. 92, pp. 851-53.

MOORE, L. L., LOMBARDI, D. A., WHITE, M. J., CAMPBELL, J. L., OIVERIA, S. A. e ELLISON, R. C. "Influence of parents' physical activity levels on activity levels of young children". *The Journal of Pediatrics*, 1991. n.118, pp. 215-19.

MURNEN, S. e SMOLAK, L. "The experience of sexual harassment among grade-school students: Early socialization of female subordination?" *Sex Roles*, 2000. n. 43, pp. 1-17.

RAVUSSIN, E. "Energy expenditure and body weight". In: C. G. Fairburn e K. D. Brownell (eds.). *Eating disorders and obesity: A comprehensive handbook*. 2ª ed. Nova York: Guilford, 2002. pp. 55-61.

RICHARDSON, B. L. e REHR, E. *101 ways to help your daughter love her body*. Nova York: Quill, 2001.

ROBERTS, S. B., SAVAGE, J., COWARD, W. A., CHEW, B. e LUCAS, A. "Energy expenditure and intake in infants born to lean and overweight mothers". *New England Journal of Medicine*, 1998. n. 318, pp. 461-66.

ROBINSON, T. N. "Reducing children's television to prevent obesity: A randomized controlled trial". *Journal of the American Medical Association*, 1999. n. 282, pp. 1561-67.

RYAN, J. "Planet Twinkie weighs on us". *San Francisco Chronicle*, 28 de março de 2002. p. A-17.

SEVERSON, K. e MAY, M. "Growing up too fat". *San Francisco Chronicle*, 12 de maio de 2002. pp. A-1, A-14, A-15.

SMOLAK, L. e LEVINE, M. P. "Body image in children". In: J. K. Thompson e L. Smolak (eds.). *Body image, eating disorders and obesity in youth: Assessment, prevention and treamment*. Washington, D.C.: American Psychological Association, 2001. pp. 41-66.

SMOLAK, L., LEVINE, M. P. e SCHERMER, F. "Parental input and weight concerns among elementary school children". *International Journal of Eating Disorders*, 1999. n. 25, pp. 263-72.

STICE, E. "Sociocultural influences on body image and eating disturbance". In: C. G. Fairburn e K. D. Brownell (eds.). *Eating disorders and obesity: A comprehensive handbook*. 2ª ed. Nova York: Guilford, 2002. pp. 103-07.

STICE, E., CAMRON, R. P., KILLEN, J. D., HAYWARD, C. e TAYLOR, C. B. "Naturalistic weight-reduction efforts prospectively predict growth in relative weight and onset of obesity among female adolescents". *Journal of Consulting and Clinical Psychology*, 1999. n. 67, pp. 967-74.

TAYLOR, W. C., BARANOWOSKI, T. e SALLIS, J. F. "Family determinantes of childhood physical activiy: A social-cognitive model". In: R. K. Dishman (ed.). *Advances in exercise adherence*. Champaign, IL: Human Kinetics, 1994. pp. 319-42.

U.S. Department of Health and Human Services. "National children and youth fitness study II". *Journal of Physical Education, Recreation, and Dance*, 1987. n. 58, pp. 85-96.

Capítulo 3

CANNON, W. B. *Bodily changes in pain, hunger, fear and rage*. 2ª ed. Nova York: Appleton, 1929.

DREWNOWSKI, A. "Taste, taste preferences, and body weight". In: C. G. Fairburn e K. D. Brownell (eds.). *Eating disorders and obesity: A comprehensive handbook*. 2ª ed. Nova York: Guilford, 2002. pp. 50-54.

EISENSTEIN, J. e GREENBERG, A. "Ghrelin update: 2003". *Nutrition Review*, 2003. n. 61, pp. 101-04.

GOODE, E. "Study links food desire to memory". *The New York Times*, 10 de novembro de 1998. p. F-7.

KIRSCHENBAUM, D. S. "Preventing weight gain during the holidays: The critical role of self-monitoring". Dissertação apresentada no encontro anual da Association for Advancement of Behavior Therapy. Nova York, novembro de 1996.

LOGUE, A. W. *The psychology of eating and drinking*. Nova York: Freeman, 1986.

MILLIIN, L. *The diet-free solution*. Nova York: Regan Books, 1998.

PINEL, J. P., ASSANAND, S. e LEHMAN, D. R. "Hunger, eating, and ill health". *American Psychologist*, 2000. n. 55, pp. 1105-16.

PLINER, P. e IUPPA, G. "Effects of increasing awareness on food consumption in obese and normal weight subjects". *Addictive Behaviors*, 1978. n. 3, pp. 19-24.

RODIN, J. "The externality theory today". In: A. J. Stunkard (ed.). *Obesity*. Filadélfia: Saunders, 1980. pp. 226-39.

ROLLS, B. e BARNETT, R. A. *The volumetrics weight-control plan: Feel full on fewer calories!* Nova York: HarperCollins, 2000.

ROSS, L. "Effects of manipulating the salience of food upon consumption by obese and normal eaters". In: S. Schachter e J. Rodin (eds.). *Seres humanos e ratos obesos*. Washington: Erlbaum/Halsted, 1974.

ROTH, G. *Breaking free from compulsive eating*. Nova York: Signet, 1984.

SCHACHTER, S. "Obesity and eating". *Science*, 1968. n. 161, pp. 751-56.

SCHACHTER, S. e GROSS, L. P. "Manipulated time and eating behavior". *Journal of Personality and Social Psychology*, 1968. n. 10, pp. 98-106.

VAN STRIEN, T., FRIJTERS, J. E. R., BERGERS, G. P. A. e DEFARES, P. B. "The Dutch Eating Behavior Questionnaire (DEBQ) for assessment of restrained, emotional, and external eating behavior". *International Journal of Eating Disorders*, 1986. n. 5, pp. 295-315.

WARDLE, J. "Eating style: A validation study of the Dutch Eating Behavior Questionnaire in normal subjects and women with eating disorders". *Journal of Psychosomatic Research*, 1987. n. 31, pp. 161-69.

Capítulo 4

AGRAS, W. S. e TELCH, C. F. "The effects of caloric deprivation and negative affect on binge eating in obese binge-eating disordered women". *Behavior Therapy*, 1998. n. 29, pp. 491-503.

ALBERTI, R. E. e EMMONS, M. L. *Your perfect right: A guide to assertive behavior*. San Luis Obispo, CA: Impact, 1978.

BECK, A. T. *Cognitive therapy and the emotional disorders*. Nova York: New American Library, 1976.

BURNS, D. D. *The feeling good handbook*. Nova York: Plume, 1990.

CARLSON, J. G. e HATFIELD, E. *Psychology of emotion*. Fort Worth, TX: Harcourt Brace, 1992.

DALLMAN, M. F, *et al.* "Chronic stress and obesity: A new view of 'comfort food'". *PNAS*, 30 de setembro de 2003. n. 100, pp. 11696-701.

ELLIS, A. e HARPER, R. A. *A new guide to rational living*. N. Hollywood: Wilshire Books, 1975.

GANLEY, R. M. "Emotion and eating in obesity: A review of the literature". *International Journal of Eating Disorders*, 1989. n. 8, pp. 34-361.

GRILO, C. M. "Binge eating disorder". In: C. G. Fairburn e K. D. Brownell (eds.). *Eating disorders and obesity: A comprehensive handbook*. 2ª ed. Nova York: Guilford, 2002. pp. 178-82.

LAZARUS, R. S. *Emotion & adaption*. Nova York: Oxford, 1991.

MARTINSEN, E. W. e STEPHENS, T. "Exercise and mental health in clinical and free-living populations". In: R. K. Dishman (ed.). *Advances in exercise adherence*. Champaign, IL: Human Kinetics, 1994. pp. 55-72.

MCGOWAN, K. "The science of scrumptious". *Psychology Today*, setembro/outubro de 2003. pp. 54-56, 58, 60.

POLIVY, J. e HERMAN, C. P. *Experimental studies of dieting*. In: C. G. Fairburn e K. D. Brownell (eds.). *Eating disorders and obesity: A comprehensive handbood*. 2ª ed. Nova York: Guilford, 2002. pp. 84-87.

SANFTNER, J. L. e CROWTHER, J. H. "Variability in self-esteem, moods, shame, and guilt in women who binge". *International Journal of Eating Disorders*, 1998. n. 23, pp. 391-97.

SCHAFER, W. *Stress management for wellness*. Nova York: Holt, 1987.

SPRINGEN, K. "Taking a bite out of Hershey's". *Newsweek*, 4 de novembro de 2002. p. 12.

VAN STRIEN, T., FRIJTERS, J. E., BERGERS, G. P. A e DEFARES, P. B. "The Dutch Eating Behavior Questionnaire (DEBQ) for assessment of restrained, emotional, and external eating behavior". *International Journal of Eating Disorders*, 1986. n. 5, pp. 295-315.

TAVRIS, C. *Anger: The misunderstood emotion*. Nova York: Touchstone, 1989.

WARDLE, J. "Eating style: A validation study of the Dutch Eating Behaviour Questionnaire in normal subjects and women with eating disorders". *Journal of Psychosomatic Research*, 1987. n. 31, pp. 161-69.

WILSON, G. T. "Food: Can it become addictive?" *Weight Controle Digest*, 1994. n. 4, pp. 313, 316-318.

Capítulo 5

ABRAMSON, E. *To have and to hold: How to take off the weight when puts on the the pounds*. Nova York: Kensington, 1999.

BAKER, R. C. e KIRSCHENBAUM, D. S. "Self-monitoring may be necessary for successful weight control". *Behavior Therapy*, 1993. n. 24, pp. 377-94.

BAUMEISTER, R. F. "Ego depletion and self-regulation failure: A resource model of self control".

BENNETT, W. e GURIN, J. *The dieter's dilemma: Eating less and weighing more*. Nova York: Basic Books, 1982.

BLACKBURN, G. L. "Weight loss and risk factors". In: C. G. Fairburn e K. D. Brownell (eds.). *Eating disorders and obesity: A comprehensive handbook*. 2ª ed. Nova York: Guilford, 2002. pp. 484-89.

BOUTELLE, K. N. e KIRSCHENBAUM, D. S. "Further support for consistent self-monitoring as a vital component of successful weight control". *Obesity Research*, 1998. n. 6, pp. 219-24.

BRASHER, P. "Diet heavyweights clash on best way to slim down". *San Francisco Chronicle*, 25 de fevereiro de 2000. p. A-9.

BROWNELL, K. D. e WADDEN, T. A. "Etiology and treatment of obesity: Understanding a serious, prevalent and refractory disorder". *Journal of Consulting and Clinical Psychology*, 1992. n. 60, pp. 505-17.

COOPER, Z., FAIRBURN, C. G. e HAWKER, D. M. *Cognitive-behavioral treatment of obesity: A clinician's guide*. Nova York: Guilford. 2003.

D'ADAMO, P. *Eat right 4 your type*. Nova York: Putnam, 1997.

DANSINGER, M. "One-year effectiveness of Atkins, Ornish, Weight Watchers and Zone diets in decreasing body weight and heart disease risk". Dissertação apresentada no encontro da American Heart Association. Orlando, Flórida, novembro de 2003.

DOELL, S. R. e HAWKINS, R. C. "Pleasures and pounds: An exploratory study". *Addictive Behaviors*, 1982. n. 7, pp. 65-69.

FOSTER, G. D., WADDEN, T. A., VOGT, R. A. e BREWER, G. "What is a reasonable weight loss? Patients' expectations and evalutations of obesity treatment outcomes". *Journal of Consulting and Clinical Psychology*, 1977. n. 65, pp. 79-85.

GREENE, P., WILLETT, W., DEVECIS, J. e SKAF, A. "Pilot 12-week feeding weight-loss comparison: Low-fat vs. low carbohydrate (ketogenic) diets". *Obesity Research*, 2003. n. 11, pp. A-23.

HEALTH Magazine. *The diet advisor: The complete guide to choosing the right diet for you*. Alexandria, VA: Time-Life, 2000.

HEBER, D. "Meal replacements in the treatment of obesity". In: C. G. Fairburn e K. D. Brownell (eds.). *Eating disorders and obesity: A comprehensive handbook*. 2ª ed. Nova York: Guilford, 2002. pp. 529-33.

HILL, A. J. "Prevalence and demographics of dieting". In: C. G. Fairburn e K. D. Brownell (eds.). *Eating disorders and obesity: A comprehensive handbook*. 2ª ed. Nova York: Guilford, 2002. pp. 80-83.

HILL, A. J., WEAVER, C. F. e BUNDELL, J. E. "Food craving, dietary restraint and mood". *Appetite*, 1991. n. 17, pp. 187-97.

KIRSCHENBAUM, D. S. "Preventing weight gain during the holidays: The critical role of self-monitoring". Dissertação apresentada no encontro anual da Association for Advancement of Behavior Therapy. Nova York, novembro de 1996.

KLEINFIELD, N. R. "Weight-loss guru Atkins weighed 258 at death". *San Francisco Chronicle*, 11 de fevereiro de 2004. p. A-3.

KOLATA, G. "Days off are not allowed, weight experts argue". *The New York Times*. www.nytimes.com. Consultado em 24 de dezembro de 2000.

KOLATA, G. "Vegetarian vs. Atkins: Diet wars are almost religious" *The New York Times*. www.nytimes.com. Consultado em 22 de fevereiro de 2004.

MAZEL, J. *The Beverly Hills diet*. Nova York: Berkley, 1982.

MCCORD, H. *The peanut butter diet*. Nova York: St. Martin's Press, 2001.

MCGUIRE, M. T., WING, R. R. e HILL, J. O. "The prevalence of weight loss maintenance among American adults". *International Journal of Obesity*, 1999. n. 23, pp. 1314-19.

MELANSON, K. e DWYER, J. "Popular diets for treatment of overweight and obesity". In: T. A. Wadden e A. J. Stunkard (eds.). *Handbook of obesity treatment*. Nova York: Guilford, 2002. pp. 249-82.

POLIVY, J. e HERMAN, C. P. "If at first you don't succeed: False hopes of self-change". *American Psychologist*, 2002. pp. 677-89.

PUHN, A. *The 5-day miracle diet.* Nova York: Ballantine Books, 1966.

"Rating the diets". *Consumer Reports*, junho de 1993. pp. 353-57.

RAYNOR, H. A. e EPSTEIN, L. H. "Dietary variety, energy regulation, and obesity". *Psychological Bulletin*, 2001. n. 127, pp. 325-41.

ROSS, E. "Weight watchers does well in study". *San Francisco Chronicle*, 29 de maio de 2004. p. A-6.

SQUIRES, S. "Only high-carb, modest fat diets work for long". *San Francisco Chronicle*, 10 de janeiro de 2001. p. A-2.

STACEY, M. *Consumed: Why Americans love, hate, and fear food.* Nova York: Touchstone, 1994.

STERN, L. *et al.* "The effects of low-carbohydrate versus conventional weight loss diets in severely obese adults: One-year follow-up of a randomized trial". *Annals of Internal Medicine*, 2004. n. 140, pp. 778-85.

STUNKARD, A. J. e MCLAREN-HUME, M. "The results of treatment of obesity". *Archies of Internal Medicine*, 1959. n. 103, pp. 79-85.

WADDEN, T. A. e PHELAN, S. "Behavioral assessment of the obese patient". In: T. A. Wadden e A. J. Stundard (eds.). *Handbook of obesity treatment.* Nova York: Guilford, 2002. pp. 186-226.

WELLS, M. "Life after Atkins". *Forbes*, 26 de abril de 2004. n. 174, pp. 119.

WILSON, G. T. "Behavioral and psychological predictors of treatment outcome in obesity". In: D. B. Allison e F. X. Pi-Sunyer (eds.). *Obesity treatment.* Nova York: Plenum, 1996. pp. 183-190.

YANCY, W. S., OLSEN, M. K., GUYTON, J. R., BAKST, R. P. e WESTMAN, E. C. "A low-carbohydrate, ketogenic diet versus a low-fat diet to treat obesity and hyperlipidemia: A randomized, controlled trial". *Annals of Internal Medicine*, 2004. n. 140, pp. 769-77.

ZERNIKE, K. "FATKINS". *The New York Times.* www.nytimes.com. Consultado em 26 de dezembro de 2004.

ZERNIKE, K. e BURROS, M. "Low-carb boom isn't just for dieters anymore". *The New York Times.* www.nytimes.com. Consultado em 19 de fevereiro de 2004.

Capítulo 6

BALLARD, C. "That stomach is going to make you money someday". *The New York Times*. www.nytimes.com. Consultado em 6 de dezembro de 2003.

CHO, S., DIETRICH, M., BROWN, C. J. P., CLARK, C. A. e BLOCK, G. "The effect of breakfast type on total daily energy intake and body-mass index: Results from the Third National Health and Nutrition Examination Survey (NHANES III)". *Journal of the American College of Nutrition*, 2003. n. 22, pp. 296-302.

GIBSON, E. L. e DESMOND, E. "Chocolate craving and hunger state: Implications for the acquisition and expression of appetite and food choice". *Appetite*, 1999. n. 32, pp. 219-302.

JEBB, S. A. "Energy intake and body weight". In: C. G. Fairburn e K. D. Brownell (eds.). *Eating disorders and obesity: A comprehensive handbook*. 2ª ed. Nova York: Guilford, 2002. pp. 37-42.

KATZ, D. L. *The way to eat: A six-step path to lifelong weight control*. Naperville, IL: Sourcebooks, 2002.

MELLIN, L. *The diet-free solution: 6 winning ways to permanent weight loss*. Nova York: Regan Books, 1998.

NIELSEN, S. J. e POPKIN, B. M. "Patterns and trends in food portion sizes, 1977-1998". *Journal of the American Medical Association*, 22 de janeiro de 2003. n. 289, pp. 450-53.

PEREIRA, M. A., KARTASHOV, A. I., VAN HORN, L., SLATTERY, M., JACOBS, D. R. e LUDWIG, D. S. "Eating breakfast may reduce the risk of obesity, diabetes, heart disease". Dissertação apresentada na Conference on Cardiovascular Disease Epidemiology and Prevention da American Heart Association. Miami, Flórida, março de 2003.

POLIVY, J. e HERMAN, C. P. "The effects of alcohol on eating behavior: Disinhibition or sedation?" *Addictive Behaviors*, março de 2003. n. 1, pp. 121-25.

POLIVY, J. e HERMAN, C. P. "Effects of alcohol on eating behavior: Influences on mood and perceived intoxication". *Journal of Abnormal Psychology*, 1976. n. 85, pp. 601-06.

POLLAN, J. "Fat land: Supersizing America". *The New York Times*. www.nytimes.com. Consultado em 12 de janeiro de 2003.

PROCHASKA, J. O., DICLEMENTE, C. C. e NORCROSS, J. C. "In search of how people chance". *American Psychologis*, 1992. n. 47, pp. 1102-04.

RAYNOR, H. A. e EPSTEIN, L. H. "Dietary variety, energy regulation, and obesity". *Psychological Bulletin*, 2001. n. 127, pp. 325-41.

ROLLS, B. "Salad and satiety: Do portion size and energy density of a first course affect lunch intake?" Dissertação apresentada no encontro aunal da North American Society for the Study of Obesity. Fort Lauderdale, Flórida, outubro de 2003.

ROLLS, B. e BARNETT, R. A. *The volumetrics weight-control plan*. Nova York: HarperTorch, 2003.

SMICIKLAS-WRIGHT, H., MITCHELL, D. D., MICKLE, S. J., GOLDMAN, J. O. e COOK, A. "Foods commonly eaten in the United States, 1989-1991 and 1994-1998: Are portion sizes changing?". *Journal of the American Dietetic Association*, 2003. n. 103, pp. 41-47.

SMITH, C. F., WILLIAMSON, D. A., WOMBLE, L. G., JOHNSON, J. e BURKE, L. E. "Psychometric development of a multidimensional measure of weight-related attitudes and behaviors. *Eating and Weight Disorders*, 2000. n. 5, pp. 73-86.

SPIEGEL, T. A., WADDEN, T. A. e FOSTER, G. D. "Objective measurement of eating rate during behavioral treatments of obesity". *Behavior Therapy*, 1991. n. 22, pp. 61-67.

WANSINK, B. "Environmental factors that increase the food intake and consumption volume of unknowing consumers". *Annual Review of Nutrition*, 2004. n. 24, pp. 455-79.

WANSINK, B. e SEABUM, P. "At the movies: How external cues and perceived taste impact consumption volume". *Food Quality and Preference*, 2001. n. 12, pp. 69-74.

WING, R. R. e JEFFERY, R. W. "Benefits of recruiting participants with friends and increasing social support for weight loss and maintenance". *Journal of Consulting and Clinical Psychology*, 1999. n. 67, pp. 132-38.

YOUNG, L. R. e NESTLE, M. "The contribution of expanding portion sizes to the U.S. obesity epidemic". *American Journal of Public Health*, 2002. n. 92, pp. 246-49.

Capítulo 7

ASSOCIATED Press. "Halle Berry decries nation's obsession with beauty, youthfulness". *San Francisco Chronicle*, 3 de agosto de 2004. p. E-4.

BROWNELL, K. D. "Dieting and the search for the perfect body: Where physiology and culture collide". *Behavior Therapy*, 1991. n. 22, pp. 1-12.

CASH, T. G., COUNTS, B. e HUFFINE, C. E. "Current and vestigial effects of overweight among women: Fear of fat, attitudinal body image, and eating behaviors". *Journal of Psychopathology*, 1990. n. 12, pp. 157-67.

COLLINS, J. K. "Methodology for the objective measurement of body image". *International Journal of Eating Disorders*, 1987. n. 6, pp. 393-99.

COLLINS, J. K., BEUMONT, P. J. V., TOUYZ, S. W., KRASS, J., THOMPSON, P. e PHILIPS, T. "Variability in body shape perception in anorexic, bulimic, obese, and control subjects". *International Journal of Eating Disorders*, 1987. n. 6, pp. 393-99.

DUENWALD, M. "One size definitely does not fit all". *The New York Times*. www.nytimes.com. Consultado em 22 de junho de 2003.

FISHER, S. *Development and structure of the body image*. Hillsdale, NJ: Lawrence Erlbaum, 1986.

FREEDMAN, R. *Beauty bound*. Lexington, MA: Lexington, 1986.

GARNER, D. M. "The 1997 body imagem survey results". *Psychology Today*, 1997. n. 301, pp. 30-44, 75-84.

GLASSNER, B. *Bodies: Why we look the way we do and how we fell about it*. Nova York: Putnam, 1988.

HANGEN, J. D. e CASH, T. F. "Body-image attitudes and sexual functioning in a college population". Dissertação apresentada no encontro anual da Association for Advancement of Behavior Therapy. Nova York, novembro de 1991.

KATZMARZYK, P. e DAVIS, C. "Thinness and body shape of *Playboy* centerfolds from 1978 to 1998". *International Journal of Obesity*, 2001. n. 25, pp. 590-92.

KING, T. K. e CLARK, M. M. "Improving clinical outcomes in obesity treatments". Dissertação apresentada no encontro anual da Association for Advancement of Behavior Therapy. Reno, Nevada, novembro de 2002.

MCCARTHY, M. "The thin ideal, depression and eating disorders in women". *Behavior Research and Therapy*, 1990. n. 28, pp. 205-15.

MILLER, T. B., COFFMAN, J. G. e LINKE, R. A. "Survey on body image, weight, and diet of college students". *Journal of the American Dietetic Association*, 1980. n. 77, pp. 561-66.

NAIK, G. "New obesity book in Arab countries has old ancestry". *The Wall Street Journal*, 29 de dezembro de 2004. pp. A1-A2.

PUHL, R. e BROWNELL, K. D. "Stigma, discrimination, and obesity". In: C. G. Fairburn e K. D. Brownell (eds.). *Eating disorders and obesity: A comprehensive handbook*. 2ª ed. Nova York: Guilford, 2002. pp. 108-12.

RODIN, J., SILBERSTEIN, R. e STRIEGEL-MOORE, R. H. "Women and weight: A normative discontent" In: T. B. Sondereggar (ed.). *Nebraska symposium on motivation: Psychology and gender*. Lincoln, NE: University of Nebraska Press, 1985.

ROSEN, J. C., OROSAN, P. e REITER, J. "Cognitive behavior therapy for negative body image in obese women". *Behavior Therapy*, 1995. n. 26, pp. 25-42.

SARWER, D. B. e THOMPSON, J. D. "Obesity and body imagen disturbance". In: T. A. Wadden e A. J. Stunkard (eds.). *Handbook of obesity treatment*. Nova York. Guilford, 2002. pp. 447-64.

SARWER, D. B., WADDEN, T. A. e FOSTER, G. "Assessment of body image dissatisfaction in obese women: Specificity, severity and clinical significance". *Journal of Consulting and Clinical Psychology*, 1008. n. 66, pp. 651-54.

SCHINDEHETTE, S. "Going to extremes". *People*, 16 de outubro de 1999. pp. 110-14, 116, 119-20.

SIEVER, M. D. "Sexual orientation and gender as factors in socioculturaly acquired vulnerability to body dissatisfaction and eating disorders". *Journal of Consulting and Clinical Psychology*, 1994. n. 62, pp. 252-60.

WILFLEY, D. E., SCHREIBER, G. B., PIKE, K. M., STRIGEL-MOORE, R. H. WRIGHT, D. J. e RODIN, J. "Eating disturbance and body image: A comparison of a community sample of adult black and white women". *International Journal of Eating Disorders*, 1996. n. 20, pp. 377-87.

Capítulo 8

ALLON, N. "The stigma of overweight in everyday life". In: B. B. Wolan (ed.). *Psychological aspects of obesity: A handbook.* Nova York: Van Nostrand Reinhold, 1982. pp. 130-74.

American Psychiatric Association. *Diagnostic and statistical mannual of mental disorders.* 4ª ed. revista. Washington: American Psychiatric Association, 2000.

COOPER, Z., FAIRBURN, C. G. e HAWKER, D. M. *Cognitive-behavioral treatment of obesity: A clinician's guide.* Nova York: Guilford, 2003.

GORDON, R. A. *Eating disorders: Anatomy of a social epidemic.* 2ª ed. Oxford: Blackwell, 2000.

LEON, G. R. e ROTH, L. "Obesity: Psychological causes, correlations, and especulations". *Psychological Bulletin,* 1997. n. 84, pp. 117-39.

WADDEEN, T. A. e STUNKARD, A. J. "Psychopathology and obesity". *Annals of the New York of Sciences,* 1987. n. 499, pp. 55-65.

Capítulo 9

ALLEN, M. "Bush says running clears his mind". *San Francisco Chronicle,* 23 de agosto de 2002. p. A-3.

AMERICAN Heart Association. *Fitting in fitness.* Nova York: Times Books, 1997.

ANDERSEN, R. "Conveniences: The physical activity component". *Weight Control Digest,* 1994. n. 4, pp. 369-70.

BARNES, P. M. e SCHOENBORN, C. A. "Physical activity among adults: United States, 2000". www.cdc.gov/nchs/data/ad/ad333.pdf. Consultado em 3 de novembro de 2004.

BASSETT, D. R., SCHNEIDER, P. L. e HUNTINGTON, G. "Physical activity in an Old Order Amish community". *Medicine & Science in Sports & Exercise,* 2004. n. 36, pp. 79-85.

BLAIR, S. N. e LEERMAKERS, E. A. "Exercise and weight management". In: T. A. Wadden e A. J. Stunkard (eds.). *Handbook of obesity treatment.* Nova York: Guilford, 2002. pp. 283-300.

BLAIR, S. N., WELLS, C. L., WEATHERS, R. D. e PAFFENBARGER, R. S. "Chronic disease: The physical activity dose-response controversy". In: R. K. Dishman (ed.). *Advances in exercise adherence.* Champaign, IL: Human Kinetics, 1994. pp. 31-54.

BLUNDELL, J. E. "A psychobiological system approach to appetite and weight control". In: C. G. Fairburn e K. D. Brownell (eds.). *Eating disorders and obesity: A comprehensive handbook.* 2ª ed. Nova York: Guilford, 2002. pp. 43-49.

BRODY, J. E. "Personal health: How to experience the benefits of regular exercise without working up a sweat". *The New York Times*, 8 de fevereiro de 1995. p. B-5.

DOYNE, E. J., OSSIP-KLEIN, D. J., BOWMAN, E. D., OSBORN, K. M., MCDOUGALL-WILSON, I. B. e NEIMEYER, R. A. "Running versus weight lifting in the treatment of depression". *Journal of Consulting and Clinical Psychology*, 1987. n. 55, pp. 748-54.

GREENE, B. e WINFREY, O. *Make the connection: Ten steps to a better body and a better life.* Nova York: Hyperion, 1996.

HANEY, D. Q. "Exercise seems to help fight breast câncer". *San Francisco Chronicle*, 30 de março de 2004. p. A-4.

KALB, C. "Health for life: Get up and get moving". *Newsweek*, 20 de janeiro de 2003. pp. 59-60, 62-64.

KAYMAN, S., BRUVOLD, W. e STERN, J. S. "Maintenance and relapse after weight loss in women: Behavioral aspects". *American Journal of Clinical Nutrition*, 1990. n. 52, pp. 800-07.

LEVINE, J. A., LANNINGHAM-FOSTER, L. M., MCCRADY, S. K., KRIZAN, A. C., OLSON, L. R., KANE, P. H., JENSEN, M. D. e CLARK, M. M. "Interindividual variation in posture allocation: Possible role in human obesity". *Science*, 28 de janeiro de 2005. n. 37, pp. 584-86.

MANSON, J. E., SKERRETT, P. J. e WILLET, W. C. "Epidemiology of health risks associated with obesity". In: C. G. Fairburn e K. D. Brownell (eds.). *Eating disorders and obesity: A comprehensive handbook.* 2ª ed. Nova York: Guilford, 2002. pp. 422-28.

MARTINSEN, E. W. e STEPHENS, T. "Exercise and mental heatlh in clinical and free-living populations". In: R. K. Dishman (ed.). *Advances in exercise adherence.* Champaign, IL: Human Kinetics, 1994. pp. 55-72.

MCAULEY, E., POAG, K., GLEASON, A. e WRAITH, S. "Attrition from exercise programs: Attributional and affective perspectives". *Journal of Social Behavior and Personality*, 1990. n. 5, pp. 591-602.

MCGUIRE, M. T., WING, R. R., KLEM, M. L., SEAGLE, H. M. e HILL, J. O. "Long-term maintenance of weight loss: do people who lose weight through various weight loss methods use different behaviors to maintain their weight?" *International Journal of Obesity*, 1998. n. 22, pp. 572-77.

PLANTE, T. G. "The psychological benefits of exercise: How and why does exercise make us feel so good?" *Weight Control Digest*, setembro de 1992. n. 2, pp. 194-95.

ROSS, R. *et al.* "Exercise-induced reduction in obesity and insulin resistance in women: A randomized controlled trial". *Obesity Research*, 2004. n. 12, pp. 789-98.

SARIS, W. H. "Metabolic effects of exercise in overweight individuals". In: C. G. Fairburn e K. D. Brownell (eds.). *Eating disorders and obesity: A comprehensive handbook*. 2ª ed. Nova York: Guilford, 2002. pp. 495-99.

SHAPIRO, S., WEINBLATT, E., FRANK, C. W. e SAGER, R. V. "The H.I.P. study of incidence and prognosis of coronary heart disease". *Journal of Chronic Disease*, 1965. n. 18, pp. 527-58.

THAYER, R. E. *Calm energy*. Nova York: Oxford, 2001.

"The truth about dieting". *Consumer Reports*, 2001. pp. 26-31.

WILFLEY, D. E. e BROWNELL, K. D. "Physical activity and diet in weight loss". In: R. K. Dishman (ed.). *Advances in exercise adherence*. Champaign, IL: Human Kinetics, 1994. pp. 361-93.

Capítulo 10

BUCHOWSKI, M. S. e SUN, M. "Energy expenditure, television viewing and obesity". *International Journal of Obesity*, 1996. n. 20, pp. 236-44.

COOPER, Z., FAIRBURN, C. G. e HAWKER, D. M. *Cognitive-behavioral treatment of obesity: A clinician's guide*. Nova York: Guilford, 2003.

DISHMAN, R. K. "Compliance/adherence in health-related exercise". *Health Psychology*, 1982. n. 1, pp. 237-67.

EPSTEIN, L. H., WING, R. R. KOESKE, R. e VALOSKI, A. "A comparison of lifestyle exercise, aerobic exercise, and calisthenics on weight loss in obese children". *Behavior Therapy*, 1985. n. 16, pp. 345-56.

HU, F. B., LI, T. Y., COLDITZ, G. A., WILLETT, W. C. e MANSON, J. E. "Television watching and other sedentary behaviors in relation to risk of obesity and type 2 diabetes mellitus in women". *Journal of the American Medical Association*, 9 de abril de 2003. n. 289, pp. 1785-91.

KENDZIERSKI, D. "Exercise self-schemata: Cognitive and behavioral correlates". *Health Psychology*, 1990. n. 9, pp. 69-82.

KLEM, M. L. "Lessons from successful losers". *Weight Control Digest*, 1996. n. 6, pp. 553, 561-62.

NEERGAARD, L. "U.S. rethinking the rewards of luxury". *San Francisco Chronicle*, 13 de abril de 2003. p. C-2.

PERRI, M. G., MARTIN, A. D., LEERMAKERS, E. A., SEARS, S. F. e NOTELOVITZ, M. "Effects of group- versus home-based exercise in the treatment of obesity". *Journal of Consulting and Clinical Psychology*, 1997. n. 65, pp. 278-85.

PROCHASKA, J. O. e MARCUS, B. H. "The transtheoretical model: Applications to exercise". In: R. K. Dishman (ed.). *Advances in exercise adherence*. Champaing, IL: Human Kinetics, 1994. pp. 161-80.

Capítulo 11

AMERICAN Psychiatric Association. *Diagnostic and statistical manual of mental disorders*. 4ª ed. revista. Washington, D.C.: American Psychiatric Association, 2000.

ARRIA, S. e WELCH, L. "Balancing act". *The New York Times*. www.nytimes.com. Consultado em 7 de setembro de 2003.

ASIMOV, N. "1 million kids fail fitness test". *San Francisco Chronicle*, 12 de novembro de 2003. pp. A-15, A-22.

BIRCH, L. L. "Acquisition of food preferences and eating patterns in children". In: C. G. Fairburn e K. D. Brownell (eds.). *Eating disorders and obesity: A comprehensive handbook*. 2ª ed. Nova York: Guilford, 2002. pp. 75-79.

DIETZ, W. H. "Medical consequences of obesity in children and adolescents". In: C. G. Fairburn e K. D. Brownell (eds.). *Eating disorders and obesity: A comprehensive handbook*. 2ª ed. Nova York: Guilford, 2002. pp. 473-76.

FISHER, J. O. e BIRCH, L. L. "Early experience with food and eating: Implications for the development of eating disorders". In: J. K. Thompson e L. Smolak (eds.). *Body image, eating disorders, and obesity in youth: Assessment, prevention, and treatment*. Washington, D.C.: American Psychological Association, 2001. pp. 23-39.

FREEDMAN, D. S., KAHN, L. K., DIETZ, W. H., SRINIVASAN, S. R. e BERENSON, G. S. "Relationship of childhood obesity to coronary heart disease risk factors in adulthood: The Bogalusa Heart Study". *Pediatrics*, 2001. n. 103, pp. 1175-82.

GOLDFIELD, G. S., RAYNOR, H. A. e EPSTEIN, L. H. "Treatment of pediatric obesity". In: T. A. Wadden e A. J. Stunkard (eds.). *Handbook of obesity treatment*. Nova York. Guilford, 2002. pp. 532-55.

GOODE, E. "How to talk to teenage girls about weight? Very carefully". *The New York Times*. www.nytimes.com. Consultado em 22 de junho de 2003.

HANEY, D. Q. "Inactivity, overeating mean more kids have adult diabetes". *San Francisco Chronicle*, 18 de abril de 2003. p. D-3.

HIRSCH, J. M. "Healthy meals seldom show up at many schools". *San Francisco Chronicle*, 7 de dezembro de 2003. p. A-11.

KILLEN, J. D. *et al.* "Weight concerns influence the development of eating disorders: A 4-year prospective study". *Journal of Consulting and Clinical Psychology*, 1996. n. 64, pp. 936-40.

MAYNARD, L. M., GALUSKA, D. A., BLANCK, H. M. e SERDULA, M. K. "Maternal perceptions of weight status of children". *Pediatrics*, 2003. n. 111, pp. 1226-31.

MOORE, L. L., LOMBARDI, D. A., WHITE, M. J., CAMPBELL, J. L., OLIVERIA, S. A. e ELLISON, R. C. "Influence of parents' physical activity levels on activity levels of young children". *The Journal of Pediatrics*, 1991. n. 118, pp. 215-19.

MUNTNER, P., JIANG, H., CUTLER, J. A., WILDMAN, R. P. e WHELTON, P. K. "Trends in blood pressure among children and adolescents". *Journal of the American Medical Association*, 5 de maio de 2004. n. 291, pp. 2107-13.

NAGOURNEY, E. "Regimens: When P. E. class includes exercise". *The New York Times*. www.nytimes.com. Consultado em 30 de julho de 2002.

NEUMARK-SZTAINER, D., STORY, M. e FABISCH, L. "Perceived stigmatization among overweight African American and Caucasian adolescent girls". *Journal of Adolescent Health*, 1988. n. 23, pp. 264-70.

O'CONNOR, A. e GRADY, D. "FDA moves to let drug treat obese teenagers". *The New York Times*. www.nytimes.com. Consultado em 16 de dezembro de 2003.

PISCATELLA, J. C. *Fat-proof your child*. Nova York: Workman Publishing, 1997.

RORTY, M., YAGER, J., ROSSOTTO, E. e BUSCKWALTER, G. "Parental intrusiveness in adolescence recalled by women with a history of bulimina nervosa and comparison women". *International Journal of Eating Disorders*, 2000. n. 28, pp. 202-08.

SCHWARTZ, M. B., CHEN, E. Y. e BROWNELL, K. B. "Trick, treat, or toy: Children are just as likely to choose toys as candy on Halloween". *Journal of Nutrition Education and Behavior*, 2003. n. 35, pp. 207-09.

SEVERSON, K. "Epidemic of child obesity puzzles experts". *San Francisco Chronicle*, 29 de dezembro de 2002, p. A-3.

SHUNK, J. A. e BIRCH, L. L. "Girls at risk for overweight at age 5 are at risk for dietary restraint, disinhibited overeating, weight concerns, and greater weight gain from 5 to 9 years". *Journal of American Dietetic Association*, 2004. n. 104, pp. 1120-26.

STAFFIERI, J. R. "A study of social stereotype of body image in children". *Journal of Personality and Social Psychology*, 1967. n. 7, pp. 101-04.

STICE, E., CAMERON, R. P., KILLEN, J. D., HAYWARD, C. e TAYLOR, C. B. "Naturalistic weight-reduction efforts prospectively predict growth in relative weight and onset of obesity among female adolescents". *Journal of Consulting and Clinical Psychology*, 1999. n. 67, pp. 967-74.

STICE, E., MAZOTTI, L., WEIBERL, D. e AGRAS, W. S. "Dissonance prevention program decreases thin-ideal internalization, body dissatisfaction, dieting, negative affect, and bulimic symtoms: A preliminary experiment". *International Journal of Eating Disorders*, 2000. n. 27, pp. 206-17.

STRADMEIJER, M., BOSCH, J., KOOPS, W. e SEIDELL, J. "Family functioning and psychosocial adjustment in overweight younsters". *International Journal of Eating Disorders*, 2000. n. 27, pp. 110-14.

TROIANO, R. P., FLEGAL, K. M., KUCSZMARSKI, R. J., CAMPBELL, S. M. e JOHNSON, C. L. "Overweight prevalence and trends for children and adolescentes". *Archives of Pediatrics and Adolescent Medicine*, 1995. n. 149, pp. 1085-91.

ZIMMERMAN, J. e REAVILL, G. *Raising our athletics daughters: How sports can build self-esteem and save girls' lives.* Nova York: Doubleday, 1998.

Capítulo 12

ABATE, T. "Surgeon General targets obesity". *San Francisco Chronicle*, 22 de fevereiro de 2003. p. A-5.

BARBOZA, D. "Food makers trim fat as lawsuits and regulations loom". *New York Times*. www.nytimes.com. Consultado em 3 de agosto de 2003.

BARCLAY, L. "Obesity and the built environment: A newsmaker interview with James O. Hill, Ph.D.". www.medscape.com/viewarticle/478315. Consultado em 27 de maio de 2004.

BROWNELL, K. D. "Get slim with higher taxes". *New York Times*, 15 de dezembro de 1994. p. A-23.

BROWNELL, K. D. "The environment and obesity". In: C. G. Fairburn e K. D. Brownell (eds.). *Eating disorders and obesity: A comprehensive handbook*. 2ª ed. Nova York: Guilford, 2002. pp. 433-38.

BROWNELL, K. D. e HORGEN, K. B. *Food fight: The inside story of the food industry, America's obesity crisis, and what we can do about it.* Chicago: Contemporary Books, 2004.

BROWNELL, K. D., STUNKARD, A. J. e ALBAUM, J. M. "Evaluation and modification of exercise patterns in the natural environment". *American Journal of Psychiatry*, 1980. n. 137, pp. 1540-45.

COLLIVER, V. "One business". *San Francisco Chronicle*, 23 de maio de 2004. p. A-16.

DEFAO, J. "2 youths work to cure city of fast-food habit". *San Francisco Chronicle*, 1º de agosto de 2004. p. B-2.

DURBIN, D. A. "Seat belt use cited in decline in highway deaths". *San Francisco Chronicle*, 11 de agosto de 2004. p. A-7.

"THE path to a healthier America". *The New York Times*. Editorial. www.nytimes.com. Consultado em 24 de março de 2004.

ELLIN, A. "Shed some pounds and get a bonus". *The New York Times*. www.nytimes.com. Consultado em 10 de agosto de 2004.

FRANK, L. D., ANDERSEN, M. A. e SCHMID, T. L. "Obesity relationships with community design, physical activity, and time spent in cars". *American Journal of Preventive Medicine*, 2004. n. 27, pp. 87-96.

FRENCH, S. A., JEFFERY, R. W., STORY, M., BREITLOW, K. K., BAXTER, J. S., HANNAN, P. e SNYDER, M. P. "Pricing and promotion effects on low fat vending snack purchases: The CHIPS study". *American Journal of Public Health*, 2001. n. 91, pp. 112-17.

HOLLAND, J. "'Cheeseburger bill' expected to pass". *San Francisco Chronicle*, 7 de março de 2004. p. A-7.

IVES, N. "Obesity and National Geographic". *The New York Times*. www.nytimes.com. Consultado em 21 de julho de 2004.

JOHNSON, L. A. "More businesses tackling obesity". *San Francisco Chronicle*, 2 de setembro de 2003. pp. B-1, B-4.

KNIGHT, H. "One nutricionist". *San Francisco Chronicle*, 23 de maio de 2004. p. A-17.

KRISBERG, K. "Unhealthy foods bulk of school vending machines choices". www.medscape.com/viewarticle/479970. Consultado em 23 de junho de 2003.

LUCAS, G. "One quest". *San Francisco Chronicle*, 23 de maio de 2004. p. A-17.

MARKEL, H. "Soft drinks, schools, and obesity". www.medscape.com/viewarticle/470344. Consultado em 17 de março de 2004.

NATIONAL Cancer Institute. *The impact of cigarette excise taxes on smoking among children and adults: Summary report of a National Cancer Institute expert panel*. Bethesda, MD: National Cancer Institute, Division of Cancer Prevention and Control, Cancer Control Science Program, 1993.

POLLAN, M. "The agricultural contradictions of obesity". *The New York Times*. www.nytimes.com. Consultado em 12 de outubro de 2003.

ROTHSTEIN, R. "School's chosen cure for money ills". *The New York Times*. www.nytimes.com. Consultado em 21 de agosto de 2002.

SANTORA, M. "Taking candy from pupils? School vending bill says yes". *The New York Times*. www.nytimes.com. Consultado em 2 de junho de 2004.

SCHLOSSER, E. *Fast food nation: The dark side of the all-American meal.* Nova York: Harper Perennial, 2002.

SMOLAK, L. "Elementary school curricula for the primary prevention of eating problemas". In: N. Piran, M. P. Levine e C. Steiner-Adair (eds.). *Preventing eating disorders: A handbook of intervention and special challenges.* Nova York: Brunner/Mazel, 1999. pp. 85-104.

TAHMINCIOGLU, E. "Paths to better health on the boss's nickel". www.nytimes.com. Consultado em 23 de maio de 2004.

TAPPER, K., HORNE, P. J. e LOWE, C. F. "The food dudes to the rescue!" *The Psychologist*, 2003. n. 16, pp. 18-21.

TYRE, P. "Fightinign 'big fat'". *Newsweek*, 5 de agosto de 2002, pp. 38-40.

ZERNIKE, K. "Companies force employee fitness". *San Francisco Chronicle*, 12 de outubro de 2004. p. A-20.

Capítulo 13

GRILO, C. M., SCHIFFMAN, S. e WING, R. R. "Relapse crises and coping among dieters". *Journal of Consulting and Clinical Psychology*, 1989. n. 57, pp. 488-95.

KISCHENBAUM, D. S. "Preventing weight gain during the holidays: The critical role of self-monitoring". Dissertação apresentada no encontro anual da Association for Advancement of Behavior Therapy. Nova York, novembro de 1996.

KOLATA, G. "Days off are not allowed, weight experts argue". www.nytimes.com. Consultado em 24 de dezembro de 2000.

MCGUIRE, M. T., WING, R. R., KLEM, M. L., LANG, W. e HILL, J. O. "What predicts weight regain in a group os successful weight losers". *Journal of Consulting and Clinical Psychology*, 1999. n. 67, pp. 177-85.

ÍNDICE REMISSIVO

Visite a *home page*:
www.editorabestseller.com.br

Você pode adquirir os títulos da Editora Best*Seller*
por Reembolso Postal e se cadastrar para
receber nossos informativos de lançamentos
e promoções. Entre em contato conosco:

mdireto@record.com.br

Tel.: (21) 2585-2002
Fax: (21) 2585-2085
De segunda a sexta-feira,
das 8h30 às 18h.

Caixa Postal 23.052
Rio de Janeiro, RJ
CEP 20922-970

Válido somente no Brasil.

Este livro foi composto na tipologia Minion, em corpo 11,5/15,
e impresso em papel off-white 80g/m² pelo Sistema Cameron
da Divisão Gráfica da Distribuidora Record.